临床执业（含助理）医师资格考试实践技能

历年考官判分标准

金英杰医学教育研究院　编

编委会成员

张　伟	王冬竹	冯桂灵
文　墨	李　晨	叶　凡
刘　越	王　康	刘一燃
康　康	李柏毅	何　悦
王文秀		

上海交通大学出版社
SHANGHAI JIAO TONG UNIVERSITY PRESS

内容提要

本书结合了新版技能考试大纲和历年考题,再此基础上,又参照判分标准,浓缩考官手册内容,力求简洁精确。在编写内容时,本书真实模拟了考官判分标准,并对试题得分点进行剖析,让考生充分了解命题思路、得分要领,最终达到步骤不混乱,细节不丢分,得分要领全掌握的目的,轻松应对实践技能考试。

本书可作为临床执业(含助理)医师资格考试的参考书。

图书在版编目(CIP)数据

临床执业(含助理)医师资格考试实践技能历年考官判分标准/金英杰医学
教育研究院编.--上海:上海交通大学出版社,2020
ISBN 978-7-313-22869-7

Ⅰ.①临… Ⅱ.①金… Ⅲ.①临床医学—资格考试—自学参考资料
Ⅳ.①R4

中国版本图书馆 CIP 数据核字(2020)第 018708 号

临床执业(含助理)医师资格考试实践技能历年考官判分标准
LINCHUANG ZHIYE(HANZHULI)YISHI ZIGE KAOSHI SHIJIAN JINENG
LINIAN KAOGUAN PANFEN BIAOZHUN

编 者: 金英杰医学教育研究院		
出版发行: 上海交通大学出版社	地 址: 上海市番禺路 951 号
邮政编码: 200030	电 话: 021-64071208
印 制: 廊坊市长岭印务有限公司	经 销: 全国新华书店
开 本: 787mm×1092mm 1/16	印 张: 17
字 数: 463 千字	
版 次: 2020 年 5 月第 1 版	印 次: 2020 年 5 月第 1 次印刷
书 号: ISBN 978-7-313-22869-7	ISBN 978-7-88941-373-2
定 价: 68.00 元	

编 写 说 明

随着国家技能考试基地的实施,技能考试愈来愈规范化,同时代表着技能考试也愈来愈严格,针对于此,金英杰医学教育临床研究院权威打造这本《临床执业(含助理)医师资格考试实践技能历年考官判分标准》,助力学员有效提高分数,顺利通过技能考试。

本书结合了新版技能考试大纲和历年考题,在此基础上,又参照判分标准,浓缩考官手册内容,力求简洁精确。在编写内容方面,本书真实模拟了考官判分标准,并对试题得分点进行剖析,让考生充分了解命题思路、得分要领,最终达到步骤不混乱,细节不丢分,得分要领全掌握的目的,轻松应对实践技能考试。

金英杰医学教育研究院

2020 年 5 月

目　　录

临床类别实践技能考试方案一览表

考站	考试项目	考试时间(分钟)	分值(分)		考试方式
第一考站	心肺听诊	40	8	60	试题计算机呈现，考生计算机作答
	影像诊断		6		
	心电图诊断		7		
	医德医风		2		
	病史采集		15		试题计算机呈现，考生纸笔作答
	病例分析		22		
第二考站	体格检查	15	20		操作考试
第三考站	基本操作	10	20		操作考试
合计		65	100		—

第一考站　临床思维能力

第一部分　病史采集

试题编号1

简要病史:男性,58岁。因咳嗽、咳痰伴发热8天。胸痛3天于门诊就诊。		
要求:您作为住院医生,请围绕上述简短病史,将应该询问的患者现病史及相关病史的内容写在答题纸上。		
考试时间:11分钟		
判分标准	总分15分	
一、问诊内容	13分	
(一)现病史	10分	
1.根据主诉及相关鉴别进行询问		
(1)发病诱因:如有无受凉、劳累、误吸、淋雨等。		1分
(2)咳嗽:程度、性质、音色,咳嗽发生的时间和规律,加重及缓解的因素。		1.5分
(3)咳痰:痰的形状和量,有无异味。		1.5分
(4)发热:程度和热型,有无寒战。		1分
(5)胸痛:具体部位、性质、程度,加重及缓解的因素。		1分
(6)伴随症状:如有无咯血、呼吸困难,有无盗汗、乏力等。		1分
2.诊疗经过		
(1)是否曾到医院就诊,做过哪些检查:血常规、痰病原学检查、胸部X线片(或胸部CT)。		1分
(2)治疗情况:是否用过抗菌药物治疗,其疗效如何。		1分
3.一般情况		
近期饮食、睡眠、大小便及体重变化情况。		1分
(二)其他相关病史	3分	
(1)有无药物过敏史。		0.5分
(2)与该病有关的其他病史:有无鼻窦炎、牙周脓肿等感染灶,有无支气管扩张、肺结核病史,有无长期卧床史,有无皮肤化脓性感染。有无烟酒嗜好。		2.5分
二、问诊技巧	2分	
①条理性强,能抓住重点。		1分
②能够围绕病情询问。		1分

试题编号 2

简要病史:女性,53 岁。因间断咳痰、痰中带血 3 年,咯血 2 天急诊就诊。		
要求:您作为住院医生,请围绕上述简短病史,将应该询问的患者现病史及相关病史的内容写在答题纸上。		
考试时间:11 分钟		
判分标准	总分 15 分	
一、问诊内容	13 分	
(一)现病史	10 分	
1.根据主诉及相关鉴别进行询问		
(1)发病诱因:如有无受凉、劳累、淋雨、上呼吸道感染等。		1 分
(2)咯血:痰中带血的量和颜色。此次咯血的急缓、性状和量。		2 分
(3)咳痰:痰的性状和量,有无异味。有无季节性,加重及缓解的因素。		2 分
(4)伴随症状:有无发热、盗汗,有无心悸、晕厥、呼吸困难,有无其他部位出血,有无双下肢水肿。		2 分
2.诊疗经过		
(1)是否曾到医院就诊,做过哪些检查:血常规、胸部 X 线片(或胸部 CT)、支气管镜。		1 分
(2)治疗情况:是否用过抗菌药物、止咳、祛痰及止血药物治疗,其疗效如何。		1 分
3.一般情况		
发病以来饮食、睡眠、大小便及体重变化情况。		1 分
(二)其他相关病史	3 分	
(1)有无药物过敏史。		0.5 分
(2)与该病有关的其他病史:有无幼年呼吸道感染病史(麻疹肺炎、百日咳等),有无肺结核、心脏病、肝病、肾病及血液病病史,有无烟酒嗜好,月经史与婚育史。		2.5 分
二、问诊技巧	2 分	
①条理性强,能抓住重点。		1 分
②能够围绕病情询问。		1 分

试题编号 3

简要病史:男性,19 岁。因发热 5 天,咽痛 2 天于门诊就诊。		
要求:您作为住院医生,请围绕上述简短病史,将应该询问的患者现病史及相关病史的内容写在答题纸上。		
考试时间:11 分钟		
判分标准	总分 15 分	
一、问诊内容	13 分	
(一)现病史	10 分	
1.根据主诉及相关鉴别进行询问		
(1)发病诱因:如有无受凉、劳累、淋雨等。		1 分
(2)发热:程度和热型,有无畏寒或寒战。		2 分
(3)咽痛:性质、程度,加重及缓解的因素(与吞咽的关系)。		2 分
(4)伴随症状:有无鼻塞、流涕、喷嚏,有无咳嗽、咳痰、咯血、呼吸困难,有无心悸、头痛。		2 分
2.诊疗经过		
(1)是否曾到医院就诊,做过哪些检查:血常规、胸部 X 线片。		1 分
(2)治疗情况:是否用过抗菌药物治疗,其疗效如何。		1 分
3.一般情况		
近期饮食、睡眠、大小便及体重变化情况。		1 分
(二)其他相关病史	3 分	
(1)有无药物过敏史。		0.5 分
(2)与该病有关的其他病史:有无鼻炎、鼻窦炎及慢性肺部疾病史,有无传染病患者接触史,有无烟酒嗜好。		2.5 分
二、问诊技巧	2 分	
①条理性强,能抓住重点。		1 分
②能够围绕病情询问。		1 分

试题编号 4

简要病史:男性,21 岁。因间断咳嗽、咳痰 10 年,加重伴呼吸困难 3 天于门诊就诊。		
要求:您作为住院医生,请围绕上述简短病史,将应该询问的患者现病史及相关病史的内容写在答题纸上。		
考试时间:11 分钟		
判分标准	总分 15 分	
一、问诊内容	13 分	
(一)现病史	10 分	
1.根据主诉及相关鉴别进行询问		
(1)发病诱因:如有无受凉、劳累、淋雨、上呼吸道感染。		1 分
(2)咳嗽:性质、音色、程度,发生的时间和规律,加重及缓解的因素。		1.5 分
(3)咳痰:痰的性状和量,有无异味,有无季节性,加重及缓解的因素。		1.5 分
(4)呼吸困难:程度,有无夜间呼吸困难,加重及缓解的因素(与活动和体位的关系)。		1.5 分
(5)伴随症状:有无发热、乏力、盗汗,有无胸痛、咯血,有无心悸、双下肢水肿。		1.5 分
2.诊疗经过		
(1)是否曾到医院就诊,做过哪些检查:血常规、胸部 X 线片(或胸部 CT)、肺功能、痰病原学检查。		1 分
(2)治疗情况:是否用过抗菌药物及止咳、祛痰药物治疗,其疗效如何。		1 分
3.一般情况		
发病以来饮食、睡眠、大小便及体重变化情况。		1 分
(二)其他相关病史	3 分	
(1)有无药物过敏史。		0.5 分
(2)与该病有关的其他病史:幼年时期是否患过麻疹、支气管炎,有无肺结核、慢性鼻炎病史,有无心脏病病史,有无烟酒嗜好。		2.5 分
二、问诊技巧	2 分	
①条理性强,能抓住重点。		1 分
②能够围绕病情询问。		1 分

试题编号 5

简要病史:男性,23 岁。因反复喘息 3 年、加重 3 天于门诊就诊。		
要求:您作为住院医生,请围绕上述简短病史,将应该询问的患者现病史及相关病史的内容写在答题纸上。		
考试时间:11 分钟		
判分标准	总分 15 分	
一、问诊内容	13 分	
(一)现病史	10 分	
1.根据主诉及相关鉴别进行询问		
(1)发病诱因:如有无接触过敏史、受凉、淋雨、上呼吸道感染、运动、服用药物。		1 分
(2)喘息:程度、持续时间和发作频率,有无季节性,有无夜间发作,有无喘鸣,加重及缓解的因素(与活动和体位的关系)。		3 分
(3)伴随症状:有无发热、咳嗽、咳痰、咯血、胸痛,有无心悸、双下肢水肿,有无大汗、意识障碍。		3 分
2.诊疗经过		
(1)是否曾到医院就诊,做过哪些检查:血常规、胸部 X 线片、支气管舒张试验、心电图、过敏原实验。		1 分
(2)治疗情况:是否用过抗菌药物、糖皮质激素和支气管扩张药物治疗,其疗效如何。		1 分
3.一般情况		
发病以来饮食、睡眠、大小便及体重变化情况。		1 分
(二)其他相关病史	3 分	
(1)有无药物过敏史。		0.5 分
(2)与该病有关的其他病史:有无过敏性鼻炎病史、有无慢性肺部疾病、心脏病史,有无烟酒嗜好,有无过敏性疾病家族史。		2.5 分
二、问诊技巧	2 分	
①条理性强,能抓住重点。		1 分
②能够围绕病情询问。		1 分

试题编号6

简要病史:男性,35岁。因反复咳嗽、咳痰6年,咯血3天于门诊就诊。		
要求:您作为住院医生,请围绕上述简短病史,将应该询问的患者现病史及相关病史的内容写在答题纸上。		
考试时间:11分钟		
判分标准	总分15分	
一、问诊内容	13分	
(一)现病史	10分	
1.根据主诉及相关鉴别进行询问		
(1)发病诱因:如有无接触过敏史、受凉、淋雨、上呼吸道感染。		1分
(2)咯血:急缓、性状和量。		1分
(3)咳嗽:性质、音色、程度,发生的时间和规律,加重及缓解的因素。		1.5分
(4)咳痰:痰的性状和量,有无异味,有无季节性,加重及缓解的因素。		1.5分
(5)伴随症状:有无发热、盗汗,有无胸痛、有无心悸、晕厥、呼吸困难,有无其他部位出血,有无双下肢水肿。		2分
2.诊疗经过		
(1)是否曾到医院就诊,做过哪些检查:血常规、胸部X线片(或胸部CT)、支气管镜。		1分
(2)治疗情况:是否用过抗菌药物、止咳、祛痰及止血药物治疗,其疗效如何。		1分
3.一般情况		
发病以来饮食、睡眠、大小便及体重变化情况。		1分
(二)其他相关病史	3分	
(1)有无药物过敏史。		0.5分
(2)与该病有关的其他病史:有无幼年呼吸道感染病史(麻疹肺炎、百日咳等),有无肺结核、心脏病、肝病、肾病及血液病病史,工作性质及环境,有无烟酒嗜好。		2.5分
二、问诊技巧	2分	
①条理性强,能抓住重点。		1分
②能够围绕病情询问。		1分

试题编号 7

简要病史:女性,37 岁。因反复喘息、咳嗽 5 年,再发 3 天于门诊就诊。		
要求:您作为住院医生,请围绕上述简短病史,将应该询问的患者现病史及相关病史的内容写在答题纸上。		
考试时间:11 分钟		
判分标准	总分 15 分	
一、问诊内容	13 分	
(一)现病史	10 分	
1.根据主诉及相关鉴别进行询问		
(1)发病诱因:如有无接触过敏原、受凉、淋雨、上呼吸道感染、运动、服用药物。		1 分
(2)喘息:程度、持续时间和发作频率,有无季节性,有无夜间发作,有无喘鸣,加重及缓解的因素(与活动和体位的关系)。		2 分
(3)咳嗽:程度、性质、音色,发生的时间和规律,加重及缓解的因素。		2 分
(4)伴随症状:有无发热、咳嗽、咳痰、咯血,有无心悸、双下肢水肿,有无大汗、意识障碍。		2 分
2.诊疗经过		
(1)是否曾到医院就诊,做过哪些检查:血常规、胸部 X 线片(或胸部 CT)、支气管舒张试验、心电图、过敏原实验。		1 分
(2)治疗情况:是否用过抗菌药物、糖皮质激素和支气管扩张药物进行治疗,其疗效如何。		1 分
3.一般情况		
发病以来饮食、睡眠、大小便及体重变化情况。		1 分
(二)其他相关病史	3 分	
(1)有无药物过敏史。		0.5 分
(2)与该病有关的其他病史:有无过敏性鼻炎病史、有无慢性肺部疾病、心脏病史,工作性质及环境,有无烟酒嗜好,月经史与婚育史,有无过敏性疾病家族史。		2.5 分
二、问诊技巧	2 分	
①条理性强,能抓住重点。		1 分
②能够围绕病情询问。		1 分

试题编号 8

简要病史:男性,54 岁。因干咳、胸痛 3 周,伴咯血 1 天于门诊就诊。		
要求:您作为住院医生,请围绕上述简短病史,将应该询问的患者现病史及相关病史的内容写在答题纸上。		
考试时间:11 分钟		
判分标准	总分 15 分	
一、问诊内容	13 分	
(一)现病史	10 分	
1.根据主诉及相关鉴别进行询问		
(1)发病诱因:如有无劳累、受凉、淋雨、上呼吸道感染。		1 分
(2)咳嗽:性质、音色、程度,加重及缓解的因素。		1.5 分
(3)咯血:性状和量及急缓。		1.5 分
(4)胸痛:具体部位、性质、程度,有无放射,加重及缓解的因素(与呼吸、体位和活动的关系)		1.5 分
(5)伴随症状:如有无呼吸困难,有无发热、乏力、盗汗,有无关节痛,有无其他部位出血。		1.5 分
2.诊疗经过		
(1)是否曾到医院就诊,做过哪些检查:胸部 X 线片(或胸部 CT)、肿瘤标志物、支气管镜。		1 分
(2)治疗情况:是否用过抗菌药物、祛痰、止血药物进行治疗,其疗效如何。		1 分
3.一般情况		
发病以来饮食、睡眠、大小便及体重变化情况。		1 分
(二)其他相关病史	3 分	
(1)有无药物过敏史。		0.5 分
(2)与该病有关的其他病史:有无肺结核、支气管扩张等慢性呼吸系统疾病病史,有无高血压、心脏病、糖尿病及血液病病史,工作性质及环境,有无烟酒嗜好。		2.5 分
二、问诊技巧	2 分	
①条理性强,能抓住重点。		1 分
②能够围绕病情询问。		1 分

试题编号9

简要病史:女性,35岁。发热、胸痛5天,呼吸困难2天,胸部X线片示"左侧中等量胸腔积液"。		
要求:您作为住院医生,请围绕上述简短病史,将应该询问的患者现病史及相关病史的内容写在答题纸上。		
考试时间:11分钟		
判分标准	总分15分	
一、问诊内容	13分	
(一)现病史	10分	
1.根据主诉及相关鉴别进行询问		
(1)发病诱因:如有无劳累、受凉、淋雨、上呼吸道感染。		1分
(2)发热:程度和热型,有无畏寒或寒战。		1分
(3)胸痛:具体部位、性质、程度,有无放射,加重及缓解的因素(与呼吸、体位和活动的关系)		2分
(4)呼吸困难:程度,有无夜间呼吸困难,加重及缓解的因素(与活动和体位的关系)。		1分
(5)伴随症状:有无咳嗽、咳痰、咯血,有无盗汗,有无心悸、双下肢水肿。		2分
2.诊疗经过		
(1)是否曾到医院就诊,做过哪些检查:血常规、胸部X线片(或胸部CT)、PPD试验、胸腔积液检查。		1分
(2)治疗情况:是否行胸腔穿刺抽液,抽液次数及量,是否用过抗感染或抗结核药物治疗,其疗效如何。		1分
3.一般情况		
发病以来饮食、睡眠、大小便及体重变化情况。		1分
(二)其他相关病史	3分	
(1)有无药物过敏史。		0.5分
(2)与该病有关的其他病史:有无慢性肺部疾病、心脏病病史。有无肺结核患者接触史,卡介苗接种史,工作性质及环境,有无烟酒嗜好,月经史与婚育史。		2.5分
二、问诊技巧	2分	
①条理性强,能抓住重点。		1分
②能够围绕病情询问。		1分

试题编号 10

简要病史:男性,62 岁。因咳嗽半月余,间断咯血 3 天于门诊就诊。		
要求:您作为住院医生,请围绕上述简短病史,将应该询问的患者现病史及相关病史的内容写在答题纸上。		
考试时间:11 分钟		
判分标准	总分 15 分	
一、问诊内容	13 分	
(一)现病史	10 分	
1.根据主诉及相关鉴别进行询问		
(1)发病诱因:如有无受凉、劳累、淋雨、上呼吸道感染。		1 分
(2)咳嗽:如性质、音色、程度,发生的时间和规律,加重及缓解的因素,有无咳痰,痰的形状和量。		2.5 分
(3)咯血:性状和量及急缓。		0.5 分
(4)伴随症状:有无声音嘶哑,有无发热、胸痛、呼吸困难,有无头晕、头痛、晕厥,有无双下肢水肿,有无其他部位出血。		2 分
2.诊疗经过		
(1)是否曾到医院就诊,做过哪些检查:胸部 X 线片(或胸部 CT)、痰病原学检查、支气管镜。		1 分
(2)治疗情况:是否用过抗菌、止咳、止血药物治疗,其疗效如何。		1 分
3.一般情况		
近期饮食、睡眠、大小便及体重变化情况。		1 分
(二)其他相关病史	3 分	
(1)有无药物过敏史。		0.5 分
(2)与该病有关的其他病史:有无鼻窦炎、牙周脓肿等感染灶,有无支气管扩张、肺结核病史,有无长期卧床史,有无皮肤化脓性感染,有无烟酒嗜好。		2.5 分
二、问诊技巧	2 分	
①条理性强,能抓住重点。		1 分
②能够围绕病情询问。		1 分

试题编号 11

简要病史:女性,28 岁。因消瘦伴怕热、多汗及手颤 5 个月于门诊就诊。		
要求:您作为住院医生,请围绕上述简短病史,将应该询问的患者现病史及相关病史的内容写在答题纸上。		
考试时间:11 分钟		
判分标准	总分 15 分	
一、问诊内容	13 分	
(一)现病史	10 分	
1.根据主诉及相关鉴别进行询问		
(1)发病诱因:如有无受凉、生活不规律、精神紧张,有无服用药物。		1 分
(2)消瘦:体重下降的程度与速度。		1 分
(3)怕热:有无多汗,程度,多汗的部位及发生时间。		1 分
(4)手颤:手颤时间、程度及加重因素。		1 分
(5)伴随症状:有无多食、易饥、心悸、颈部变粗、眼部不适或突眼,有无情绪改变,有无月经量改变,有无口渴、多饮、多尿。		3 分
2.诊疗经过		
(1)是否曾到医院就诊,做过哪些检查:甲状腺功能、血糖、甲状腺 B 超。		1 分
(2)治疗情况:是否用过抗甲状腺药物治疗,其疗效如何。		1 分
3.一般情况		
发病以来睡眠及大便情况。		1 分
(二)其他相关病史	3 分	
(1)有无药物过敏史。		0.5 分
(2)与该病有关的其他病史:有无结核病、糖尿病、肿瘤、慢性腹泻病史。有无甲状腺功能亢进家族史。		2.5 分
二、问诊技巧	2 分	
①条理性强,能抓住重点。		1 分
②能够围绕病情询问。		1 分

试题编号 12

简要病史:男性,18岁。因消瘦伴多食及心悸2个月于门诊就诊。		
要求:您作为住院医生,请围绕上述简短病史,将应该询问的患者现病史及相关病史的内容写在答题纸上。		
考试时间:11分钟		
判分标准	总分15分	
一、问诊内容	13分	
(一)现病史	10分	
1.根据主诉及相关鉴别进行询问		
(1)发病诱因:如有无受凉、淋雨、精神紧张、生活不规律,有无服用药物。		1分
(2)消瘦:体重下降的程度及速度。		1.5分
(3)心悸:发生的时间,脉率快慢,是否规整,加重及缓解的因素。		1.5分
(4)多食:食量增加具体情况,有无易饥。		1分
(5)伴随症状:有无怕热、多汗、手颤、颈部变粗、眼部不适或突眼,有无情绪改变,有无口渴、多饮、多尿。		2分
2.诊疗经过		
(1)是否曾到医院就诊,做过哪些检查:甲状腺功能、血糖、心电图、甲状腺B超。		1分
(2)治疗情况:是否用过抗甲状腺药物治疗,其疗效如何。		1分
3.一般情况		
发病以来睡眠及大便情况。		1分
(二)其他相关病史	3分	
(1)有无药物过敏史。		0.5分
(2)与该病有关的其他病史:有无结核病、糖尿病、慢性腹泻、心脏病病史,有无甲状腺功能亢进家族史。		2.5分
二、问诊技巧	2分	
①条理性强,能抓住重点。		1分
②能够围绕病情询问。		1分

试题编号 13

简要病史:女性,60岁。因神志不清伴全身出汗 1 小时家人送来急诊就诊。既往有"糖尿病"病史8年。		
要求:您作为住院医生,请围绕上述简短病史,将应该询问的患者现病史及相关病史的内容写在答题纸上。		
考试时间:11分钟		
判分标准	总分15分	
一、问诊内容	13分	
(一)现病史	10分	
1.根据主诉及相关鉴别进行询问		
(1)发病诱因:如降糖药物使用变化情况,有无服用镇静安眠药物,有无饮食不当(不洁饮食、进食刺激性食物),有无过度运动,有无受惊等。		2分
(2)意识障碍:发生程度、急缓、持续时间及进展情况。		2分
(3)出汗:部位、程度、发生前有无饥饿感。		1分
(4)伴随症状:有无头痛、头晕、呼吸困难、胸闷、心悸,呼气时有无烂苹果或大蒜味,有无恶心、呕吐。		2分
2.诊疗经过		
(1)是否曾到医院就诊,做过哪些检查:血糖、尿糖、心电图。		1分
(2)治疗情况:是否用过抗甲状腺药物治疗,其疗效如何。		1分
3.一般情况		
发病以来大小便及体重变化情况。		1分
(二)其他相关病史	3分	
(1)有无药物过敏史。		0.5分
(2)糖尿病治疗情况,血糖监测情况。		0.5分
(3)与该病有关的其他病史:有无心脏病、高血压、脑血管疾病、肝病、内分泌系统疾病史,月经史与婚育史。		2分
二、问诊技巧	2分	
①条理性强,能抓住重点。		1分
②能够围绕病情询问。		1分

试题编号 14

简要病史:男性,32 岁。因腹痛伴恶心 6 小时,手扶右下腹于急诊门诊。		
要求:您作为住院医生,请围绕上述简短病史,将应该询问的患者现病史及相关病史的内容写在答题纸上。		
考试时间:11 分钟		
判分标准	总分 15 分	
一、问诊内容	13 分	
(一)现病史	10 分	
1.根据主诉及相关鉴别进行询问		
(1)发病诱因:如有无饮食不当(不洁饮食、进食刺激性食物)、剧烈运动、服用药物。		1 分
(2)腹痛:如具体部位、性质、程度,有无放射,与体位的关系,加重及缓解的因素。		3 分
(3)恶心:程度,与腹痛的关系。		1 分
(4)伴随症状:有无发热,有无胸闷、胸痛,有无呕吐、腹泻、腹胀。		2 分
2.诊疗经过		
(1)是否曾到医院就诊,做过哪些检查:血常规、腹部 B 超、腹部 X 线平片。		1 分
(2)治疗情况:是否用过抗菌药物治疗,其疗效如何。		1 分
3.一般情况		
近期饮食、睡眠及小便情况。		1 分
(二)其他相关病史	3 分	
(1)有无药物过敏史。		0.5 分
(2)与该病有关的其他病史:有无类似发作史,有无泌尿系统结石或胃肠道疾病史,有无腹部手术史。		2.5 分
二、问诊技巧	2 分	
①条理性强,能抓住重点。		1 分
②能够围绕病情询问。		1 分

试题编号 15

简要病史:女性,60岁。因阵发性腹痛伴呕吐 8 小时于急诊就诊。		
要求:您作为住院医生,请围绕上述简短病史,将应该询问的患者现病史及相关病史的内容写在答题纸上。		
考试时间:11 分钟		
判分标准	总分 15 分	
一、问诊内容	13 分	
(一)现病史	10 分	
1.根据主诉及相关鉴别进行询问		
(1)发病诱因:如有无饮食不当(不洁饮食、进食刺激性食物)、体位突然变动、服用药物。		1 分
(2)腹痛:具体部位、程度、性质,有无放射,与体位的关系,加重及缓解的因素。		1 分
(3)呕吐:次数、性质,有无恶心,呕吐物形状和量,有无胆汁,有无粪臭味。		2 分
(4)伴随症状:是否已停止排气、排便,有无腹泻或黏液血便,有无发热、出汗、口渴。		3 分
2.诊疗经过		
(1)是否曾到医院就诊,做过哪些检查:血常规、粪常规及隐血,腹部 B 超、腹部 X 线片、肿瘤标志物。		1 分
(2)治疗情况:是否用过抗菌药物及止吐药物治疗,其疗效如何。		1 分
3.一般情况		
发病以来饮食、睡眠、小便及体重变化情况。		1 分
(二)其他相关病史	3 分	
(1)有无药物过敏史。		0.5 分
(2)与该病有关的其他病史:有无类似发作史,有无妇科疾病史,有无腹部手术史,月经史与婚育史。		2.5 分
二、问诊技巧	2 分	
①条理性强,能抓住重点。		1 分
②能够围绕病情询问。		1 分

试题编号 16

简要病史:女性,52岁。因阵发性腹痛伴呕吐10小时于急诊就诊。		
要求:您作为住院医生,请围绕上述简短病史,将应该询问的患者现病史及相关病史的内容写在答题纸上。		
考试时间:11分钟		
判分标准	总分15分	
一、问诊内容	13分	
(一)现病史	10分	
1.根据主诉及相关鉴别进行询问		
(1)发病诱因:如有无进食油腻食物、饱餐、饮酒、服用药物等。		2分
(2)腹痛:具体部位、性质、程度、持续时间,有无放射及转移,加重及缓解的因素(与进食和体位关系)。		2分
(3)腹胀:程度、加重及缓解的因素。		1分
(4)伴随症状:有无寒战、发热、胸闷、胸痛,有无反酸、烧心、恶心、呕吐、腹泻,有无头晕、心悸。		2分
2.诊疗经过		
(1)是否曾到医院就诊,做过哪些检查:血、尿淀粉酶检查,心电图,腹部B超或CT。		1分
(2)治疗情况:是否禁饮食、用过止痛药物治疗,其疗效如何。		1分
3.一般情况		
发病以来小便、肛门排气情况及近期饮食、体重变化情况。		1分
(二)其他相关病史	3分	
(1)有无药物过敏史。		0.5分
(2)与该病有关的其他病史:有无心血管疾病、消化性溃疡、胆囊炎、肾结石病史,有无外伤、手术史。		2.5分
二、问诊技巧	2分	
①条理性强,能抓住重点。		1分
②能够围绕病情询问。		1分

试题编号 17

简要病史:男性,75 岁。因全腹胀满 5 天,间歇呕吐 8 小时于急诊就诊		
要求:您作为住院医生,请围绕上述简短病史,将应该询问的患者现病史及相关病史的内容写在答题纸上。		
考试时间:11 分钟		
判分标准	总分 15 分	
一、问诊内容	13 分	
(一)现病史	10 分	
1.根据主诉及相关鉴别进行询问		
(1)发病诱因:如有无饮食不当(不洁饮食、进食刺激性食物)、体位突然变动、服用药物等。		1 分
(2)腹胀:程度、加重及缓解的因素,是否停止排气、排便。		2.5 分
(3)呕吐:次数,呕吐物形状和量,与进食的关系,有无胆汁,有无粪臭味。		1.5 分
(4)伴随症状:有发热、头晕、乏力,有无腹痛、腹泻、黏液便血,排便习惯有无发生改变。		2 分
2.诊疗经过		
(1)是否曾到医院就诊,做过哪些检查:腹部 X 线平片、腹部 B 超或 CT、粪常规及隐血、肿瘤标志物。		1 分
(2)治疗情况:有无胃肠减压和输液治疗,其疗效如何。		1 分
3.一般情况		
发病以来饮食、睡眠、小便及近期体重变化情况。		1 分
(二)其他相关病史	3 分	
(1)有无药物过敏史。		0.5 分
(2)与该病有关的其他病史:有无类似发作史,有无肿瘤、胃肠道疾病、慢性肝病、腹外疝病史,有无腹部手术史,有无肿瘤家族史。		2.5 分
二、问诊技巧	2 分	
①条理性强,能抓住重点。		1 分
②能够围绕病情询问。		1 分

试题编号 18

简要病史:男性,72 岁。因尿色深伴皮肤瘙痒 3 周于门诊就诊		
要求:您作为住院医生,请围绕上述简短病史,将应该询问的患者现病史及相关病史的内容写在答题纸上。		
考试时间:11 分钟		
判分标准		总分 15 分
一、问诊内容	13 分	
(一)现病史	10 分	
1.根据主诉及相关鉴别进行询问		
(1)发病诱因:如有无进食油腻食物、饮酒、劳累、服用药物等。		1 分
(2)小便:颜色、尿量。		1 分
(3)皮肤瘙痒:部位、程度,有无皮肤、巩膜黄染等。		2 分
(4)伴随症状:有无恶心、呕吐、食欲减退、腹痛、腹泻,有无发热,畏寒、头晕、心悸,有无皮肤黏膜出血。		3 分
2.诊疗经过		
(1)是否曾到医院就诊,做过哪些检查:血常规、尿常规、粪常规、肝肾功能、肿瘤标志物、腹部 B 超。		1 分
(2)治疗情况:有无用过保肝、利胆类药物,其疗效如何。		1 分
3.一般情况		
发病以来食欲、睡眠、大便(需询问粪便颜色有无变浅或呈白陶土样)及体重变化情况。		1 分
(二)其他相关病史	3 分	
(1)有无药物过敏史。		0.5 分
(2)与该病有关的其他病史:有无肝胆疾病、胰腺疾病、血液病、寄生虫病、肿瘤及遗传性疾病史,有无输血史,有无病毒性肝炎患者接触史,有无肿瘤家族史。		2.5 分
二、问诊技巧	2 分	
①条理性强,能抓住重点。		1 分
②能够围绕病情询问。		1 分

试题编号 19

简要病史:女性,56 岁。因间断左下腹痛、腹泻伴消瘦 1 个月于门诊就诊		
要求:您作为住院医生,请围绕上述简短病史,将应该询问的患者现病史及相关病史的内容写在答题纸上。		
考试时间:11 分钟		
判分标准	总分 15 分	
一、问诊内容	13 分	
(一)现病史	10 分	
1.根据主诉及相关鉴别进行询问		
(1)发病诱因:如有无进食油腻食物、饮酒、劳累、服用药物。		1 分
(2)腹痛:具体部位、性质、程度与排便的关系,有无放射痛及放射部位,加重及缓解的因素。		1.5 分
(3)腹泻:每日排便次数、粪便量及性状(需询问有无形状改变、便血及脓液),有无里急后重。		2 分
(4)消瘦:体重下降程度和速度。		1 分
(5)伴随症状:有无发热、盗汗、头晕、乏力,有无恶心、腹胀、呕吐。		1.5 分
2.诊疗经过		
(1)是否曾到医院就诊,做过哪些检查:血常规、粪常规及隐血、肿瘤标志物,结肠镜或结肠钡剂造影。		1 分
(2)治疗情况:有无用过抗菌药物治疗,其疗效如何。		1 分
3.一般情况		
发病以来饮食、睡眠、小便情况。		1 分
(二)其他相关病史	3 分	
(1)有无药物过敏史。		0.5 分
(2)与该病有关的其他病史:有无结核病、炎症性肠病、细菌性或阿米巴痢疾、肠道肿瘤病史,有无妇科疾病病史,有无疫区居住史,有无手术史,外伤史。有无肿瘤家族史。		2.5 分
二、问诊技巧	2 分	
①条理性强,能抓住重点。		1 分
②能够围绕病情询问。		1 分

试题编号 20

简要病史:女性,48 岁。因反复发作上腹痛 2 年,加重伴呕吐 3 天于门诊就诊。既往有"十二指肠球部溃疡"病史。		
要求:您作为住院医生,请围绕上述简短病史,将应该询问的患者现病史及相关病史的内容写在答题纸上。		
考试时间:11 分钟		
判分标准	总分 15 分	
一、问诊内容	13 分	
(一)现病史	10 分	
1.根据主诉及相关鉴别进行询问		
(1)发病诱因:如有无劳累、季节性变化、精神紧张、饮食不当(不洁饮食、进食刺激性食物)及服用药物。		1 分
(2)腹痛:具体部位、性质、程度、发作频率及规律,有无放射及转移,加重及缓解的因素(与进食和体位关系)。		2 分
(3)呕吐:次数,呕吐物形状和量,与进食的关系,有无胆汁,有无粪臭味。		2 分
(4)伴随症状:有无发热、腹胀、便血、大便性状及规律改变。		2 分
2.诊疗经过		
(1)是否曾到医院就诊,做过哪些检查:肝功能、肾功能、血电解质、胃镜或上消化道钡餐造影。		1 分
(2)治疗情况:有无用过抑酸剂或黏膜保护剂治疗,其疗效如何。		1 分
3.一般情况		
发病以来饮食、睡眠、小便及体重变化情况。		1 分
(二)其他相关病史	3 分	
(1)有无药物过敏史。		0.5 分
(2)十二指肠球部溃疡诊疗情况。		0.5 分
(3)与该病有关的其他病史:肠道疾病、胆胰疾病病史,有无手术史,外伤史,月经史与婚育史,有无肿瘤家族史。		2.5 分
二、问诊技巧	2 分	
①条理性强,能抓住重点。		1 分
②能够围绕病情询问。		1 分

试题编号 21

简要病史:男性,38 岁。因间歇性上腹痛 3 年,突发上腹痛剧痛并迅速波及全腹 1 小时于急诊就诊。		
要求:您作为住院医生,请围绕上述简短病史,将应该询问的患者现病史及相关病史的内容写在答题纸上。		
考试时间:11 分钟		
判分标准	总分 15 分	
一、问诊内容	13 分	
(一)现病史	10 分	
1.根据主诉及相关鉴别进行询问		
(1)发病诱因:如有无劳累、精神紧张、饮酒、饮食不当(不洁饮食、进食刺激性食物)、服用药物。		2 分
(2)腹痛:慢性上腹痛的性质、程度、发作频率,加重及缓解的因素。突发腹痛的具体部位及转移、放射情况,腹痛性质,与呼吸及体位的关系。		3 分
(3)伴随症状:有无反酸、烧心、恶心、呕吐,有无腹泻、腹胀、便血、停止排气与排便、发热。		2 分
2.诊疗经过		
(1)是否曾到医院就诊,做过哪些检查:血常规、立位腹部 X 线片、腹部 B 超。本次发作前是否曾进行胃镜或上消化道钡餐造影检查。		1 分
(2)治疗情况:有无用过抑酸剂或黏膜保护剂治疗,其疗效如何。		1 分
3.一般情况		
发病以来饮食、睡眠、小便及体重变化情况。		1 分
(二)其他相关病史	3 分	
(1)有无药物过敏史。		0.5 分
(2)与该病有关的其他病史:有无类似发作史,有无胃肠道疾病、胆胰及心肺疾病病史,有无肿瘤家族史。		2.5 分
二、问诊技巧	2 分	
①条理性强,能抓住重点。		1 分
②能够围绕病情询问。		1 分

试题编号 22

简要病史:女性,52 岁。因阵发性头晕伴呕吐 8 年,加重 2 小时于急诊就诊。		
要求:您作为住院医生,请围绕上述简短病史,将应该询问的患者现病史及相关病史的内容写在答题纸上。		
考试时间:11 分钟		
判分标准	总分 15 分	
一、问诊内容	13 分	
(一)现病史	10 分	
1.根据主诉及相关鉴别进行询问		
(1)发病诱因:如有无劳累、淋雨、精神因素、服用药物及外伤。		1 分
(2)头晕:发作时间、频率、性质及持续时间,加重及缓解的因素。		2 分
(3)呕吐:次数,呕吐物性状和量,与头晕的关系。		2 分
(4)伴随症状:有无耳鸣、听力减退、视物旋转、站立或行走不稳,有无心悸、发热、出汗、口周及四肢麻木、视力改变。		2 分
2.诊疗经过		
(1)是否曾到医院就诊,做过哪些检查:血常规、血生化、头颅 CT、颈椎 X 线片。		1 分
(2)治疗情况:有无用过抑酸剂或黏膜保护剂治疗,其疗效如何。		1 分
3.一般情况		
发病以来饮食、睡眠、大小便及体重变化情况。		1 分
(二)其他相关病史	3 分	
(1)有无药物过敏史。		0.5 分
(2)与该病有关的其他病史:有无晕车、晕船、中耳炎及高血压、冠心病、严重肝肾疾病、糖尿病病史,月经史与婚育史。		2.5 分
二、问诊技巧	2 分	
①条理性强,能抓住重点。		1 分
②能够围绕病情询问。		1 分

试题编号 23

简要病史:男性,58岁。因头部撞击后短暂神志不清、失忆2小时于急诊就诊。		
要求:您作为住院医生,请围绕上述简短病史,将应该询问的患者现病史及相关病史的内容写在答题纸上。		
考试时间:11分钟		
判分标准	总分15分	
一、问诊内容	13分	
(一)现病史	10分	
1.根据主诉及相关鉴别进行询问		
(1)受伤情况:如受伤过程及具体部位。		1分
(2)神志不清:发生时间、程度和持续时间。		2分
(3)失忆:是顺行性还是逆行性遗忘。		2分
(4)伴随症状:有无头痛,有无恶心、呕吐(是否为喷射性呕吐),有无四肢麻木和活动障碍。		2分
2.诊疗经过		
(1)是否曾到医院就诊,做过哪些检查:头颅CT或头颅X线片。		1分
(2)治疗情况:是否接受治疗,其疗效如何。		1分
3.一般情况		
发病以来饮食、睡眠、大小便及体重变化情况。		1分
(二)其他相关病史	3分	
(1)有无药物过敏史。		0.5分
(2)与该病有关的其他病史:有无癫痫、高血压及心脏病史,有无精神神经系统疾病家族史。		2.5分
二、问诊技巧	2分	
①条理性强,能抓住重点。		1分
②能够围绕病情询问。		1分

试题编号 24

简要病史:女性,52岁。因阵发性头痛2年,右侧头痛2小时于门诊就诊。		
要求:您作为住院医生,请围绕上述简短病史,将应该询问的患者现病史及相关病史的内容写在答题纸上。		
考试时间:11分钟		
判分标准	总分15分	
一、问诊内容	13分	
(一)现病史	10分	
1.根据主诉及相关鉴别进行询问		
(1)发病诱因:如有无劳累、紧张、饮食不当(不洁饮食、进食刺激性食物)或服用药物,是否与月经周期相关。		1分
(2)头痛:具体部位、程度、性质、发作频率、每次持续时间,加重及缓解的因素。		3分
(3)伴随症状:有无畏光、恶心、呕吐,有无视力减阻、肢体活动障碍、抽搐、发热。		3分
2.诊疗经过		
(1)是否曾到医院就诊,做过哪些检查:血常规、头颅CT或MRI		1分
(2)治疗情况:是否用过止痛药物治疗,其疗效如何。		1分
3.一般情况		
近期饮食、睡眠、大小便及体重变化情况。		1分
(二)其他相关病史	3分	
(1)有无药物过敏史。		0.5分
(2)与该病有关的其他病史:有无上呼吸道感染、高血压病史,有无烟酒嗜好,月经史与婚育史,有无遗传性疾病家族史。		2.5分
二、问诊技巧	2分	
①条理性强,能抓住重点。		1分
②能够围绕病情询问。		1分

试题编号 25

简要病史:女性,32 岁。因突发性头痛 6 小时,神志不清 2 小时由家属送来于急诊就诊。		
要求:您作为住院医生,请围绕上述简短病史,将应该询问的患者现病史及相关病史的内容写在答题纸上。		
考试时间:11 分钟		
判分标准	总分 15 分	
一、问诊内容	13 分	
(一)现病史	10 分	
1.根据主诉及相关鉴别进行询问		
(1)发病诱因:如有无剧烈运动、咳嗽、用力排便、外伤、情绪激动等。		1 分
(2)头痛:具体部位、程度、性质、持续时间,加重及缓解的因素。		2 分
(3)神志不清:程度及其演变过程。		1.5 分
(4)伴随症状:有无发热、恶心、呕吐(是否为喷射性呕吐),有无语言障碍、呼吸困难,有无颈强直、肢体活动障碍。		2.5 分
2.诊疗经过		
(1)是否曾到医院就诊,做过哪些检查:头颅 CT 或 MRI、脑脊液检查。		1 分
(2)治疗情况:是否用过止痛药物治疗,其疗效如何。		1 分
3.一般情况		
近期饮食、睡眠、大小便及体重变化情况。		1 分
(二)其他相关病史	3 分	
(1)有无药物过敏史。		0.5 分
(2)与该病有关的其他病史:有无类似发作史,有无脑动脉瘤或脑血管畸形、脑外伤、高血压病史,有无烟酒嗜好,有无精神神经系统疾病家族史。		2.5 分
二、问诊技巧	2 分	
①条理性强,能抓住重点。		1 分
②能够围绕病情询问。		1 分

试题编号 26

简要病史:女性,42 岁。因尿频、尿痛 5 天,肉眼血尿 2 天于门诊就诊。		
要求:您作为住院医生,请围绕上述简短病史,将应该询问的患者现病史及相关病史的内容写在答题纸上。		
考试时间:11 分钟		
判分标准	总分 15 分	
一、问诊内容	13 分	
(一)现病史	10 分	
1.根据主诉及相关鉴别进行询问		
(1)发病诱因:如有无劳累、受凉或憋尿,有无接受导尿、尿道器械检查。		1.5 分
(2)尿频:排尿频率,每次排尿量。		1 分
(3)尿痛:性质、程度和出现时间、加重及缓解的因素。		1 分
(4)血尿:尿色,有无血凝块,是否为全程血尿,呈间歇性或持续性。		2 分
(5)伴随症状:有无尿急、排尿困难,有无发热、盗汗,有无腰痛、腹痛及放射痛,有无其他部位出血。		1.5 分
2.诊疗经过		
(1)是否曾到医院就诊,做过哪些检查:尿常规、血常规、尿培养、腹部及泌尿系统 B 超。		1 分
(2)治疗情况:是否用过抗菌药物治疗,其疗效如何。		1 分
3.一般情况		
近期饮食、睡眠、大便及体重变化情况。		1 分
(二)其他相关病史	3 分	
(1)有无药物过敏史。		0.5 分
(2)有无尿路感染反复发作史。		0.5 分
(3)与该病有关的其他病史:有无结核病、糖尿病、尿路结石、出血性疾病、盆腔疾病病史,有无外伤史、手术史、月经史与婚育史。		2 分
二、问诊技巧	2 分	
①条理性强,能抓住重点。		1 分
②能够围绕病情询问。		1 分

试题编号 27

简要病史:男性,72 岁。因全身进行性水肿半个月于门诊就诊。		
要求:您作为住院医生,请围绕上述简短病史,将应该询问的患者现病史及相关病史的内容写在答题纸上。		
考试时间:11 分钟		
判分标准	总分 15 分	
一、问诊内容	13 分	
(一)现病史	10 分	
1.根据主诉及相关鉴别进行询问		
(1)发病诱因:如有无劳累、淋雨、感染、服用药物等。		1 分
(2)水肿:首发部位、发展顺序、发展速度,是否为凹陷性及对称性。		2.5 分
(3)伴随症状:有无尿量、尿色改变,有无泡沫尿,有无尿频、尿急、尿痛及排尿困难,有无咳嗽、咳痰、心悸、呼吸困难,有无恶心、纳差、黄染、腹胀,有无怕冷、反应迟钝。		3.5 分
2.诊疗经过		
(1)是否曾到医院就诊,做过哪些检查:尿常规、肝肾功能、腹部 B 超。		1 分
(2)治疗情况:是否用过利尿剂治疗,其疗效如何。		1 分
3.一般情况		
发病以来饮食、睡眠、大便及体重变化情况。		1 分
(二)其他相关病史	3 分	
(1)有无药物过敏史。		0.5 分
(2)与该病有关的其他病史:有无心脏病、肺病、肝病、肾病、甲状腺疾病病史,有无糖尿病、肿瘤、营养不良。		2 分
二、问诊技巧	2 分	
①条理性强,能抓住重点。		1 分
②能够围绕病情询问。		1 分

试题编号 28

简要病史:男性,32 岁。因肉眼血尿伴尿量减少 3 天于门诊就诊。		
要求:您作为住院医生,请围绕上述简短病史,将应该询问的患者现病史及相关病史的内容写在答题纸上。		
考试时间:11 分钟		
判分标准	总分 15 分	
一、问诊内容	13 分	
(一)现病史	10 分	
1.根据主诉及相关鉴别进行询问		
(1)发病诱因:如有无感染、外伤、剧烈运动、服用药物等。		1.5 分
(2)血尿:尿色,有无血凝块,是否为全程血尿,呈间歇性或持续性。		2 分
(3)排尿情况:尿量减少速度及具体尿量,有无泡沫尿,有无尿频、尿急、尿痛及排尿困难。		1.5 分
(4)伴随症状:有无发热、咯血、腰痛、皮疹、关节痛,有无其他部位出血,有无恶心、呕吐、水肿、心悸、呼吸困难。		2 分
2.诊疗经过		
(1)是否曾到医院就诊,做过哪些检查:尿常规、血常规、肝肾功能、腹部 B 超。		1 分
(2)治疗情况:是否用过利尿剂及止血药治疗,其疗效如何。		1 分
3.一般情况		
发病以来饮食、睡眠、大便及体重变化情况。		1 分
(二)其他相关病史	3 分	
(1)有无药物过敏史。		0.5 分
(2)与该病有关的其他病史:有无心脏病、肝病、肾病病史,有无出血性疾病及结缔组织病病史,有无肿瘤家族史。		2 分
二、问诊技巧	2 分	
①条理性强,能抓住重点。		1 分
②能够围绕病情询问。		1 分

试题编号 29

简要病史:男性,29 岁。因左侧腹痛 3 天于门诊就诊。		
要求:您作为住院医生,请围绕上述简短病史,将应该询问的患者现病史及相关病史的内容写在答题纸上。		
考试时间:11 分钟		
判分标准	总分 15 分	
一、问诊内容	13 分	
(一)现病史	10 分	
1.根据主诉及相关鉴别进行询问		
(1)发病诱因:如有无劳累、剧烈运动、外伤、感染。		2 分
(2)腹痛:起病缓急,具体部位、性质、程度、有无放射,呈持续性或阵发性,加重及缓解的因素(与呼吸及活动的关系)。		3 分
(3)伴随症状:有无发热、活动受限、血尿、尿频、尿急、尿痛,有无腹痛。		2 分
2.诊疗经过		
(1)是否曾到医院就诊,做过哪些检查:尿常规、腹部及泌尿系统 B 超、腰椎 X 线片。		1 分
(2)治疗情况:是否用过止痛药物治疗,其疗效如何。		1 分
3.一般情况		
发病以来饮食、睡眠、大便及体重变化情况。		1 分
(二)其他相关病史	3 分	
(1)有无药物过敏史。		0.5 分
(2)与该病有关的其他病史:有无腹部手术史,有无肾病疾病、尿路结石、腰椎疾病、肿瘤病史,职业特点及生活习惯。		2 分
二、问诊技巧	2 分	
①条理性强,能抓住重点。		1 分
②能够围绕病情询问。		1 分

试题编号 30

简要病史:女性,48 岁。因尿频、尿痛 3 天于门诊就诊。		
要求:您作为住院医生,请围绕上述简短病史,将应该询问的患者现病史及相关病史的内容写在答题纸上。		
考试时间:11 分钟		
判分标准	总分 15 分	
一、问诊内容	13 分	
(一)现病史	10 分	
1.根据主诉及相关鉴别进行询问		
(1)发病诱因:如有无劳累、受凉或憋尿、淋雨等。		1 分
(2)尿频:排尿频率,每次排尿量,有无尿急。		2 分
(3)尿痛:具体部位、性质、程度和出现时间。		2 分
(4)伴随症状:有无尿色改变、排尿困难,有无寒战、发热、盗汗,有无腰痛、腹痛及放射痛。		2 分
2.诊疗经过		
(1)是否曾到医院就诊,做过哪些检查:尿常规、血常规、尿培养、肾功能。		1 分
(2)治疗情况:是否用过抗菌药物治疗,其疗效如何。		1 分
3.一般情况		
发病以来饮食、睡眠、大便及体重变化情况。		1 分
(二)其他相关病史	3 分	
(1)有无药物过敏史。		0.5 分
(2)有无尿路感染反复发作史。		0.5 分
(3)与该病有关的其他病史:有无结核病、糖尿病、尿路结石、出血性疾病、盆腔疾病病史,有无外伤史、手术史、月经史与婚育史。		2 分
二、问诊技巧	2 分	
①条理性强,能抓住重点。		1 分
②能够围绕病情询问。		1 分

试题编号 31

简要病史:男性,25 岁。因水肿伴血尿 2 天于门诊就诊。		
要求:您作为住院医生,请围绕上述简短病史,将应该询问的患者现病史及相关病史的内容写在答题纸上。		
考试时间:11 分钟		
判分标准	总分 15 分	
一、问诊内容	13 分	
(一)现病史	10 分	
1.根据主诉及相关鉴别进行询问		
(1)发病诱因:如有无感染、剧烈运动、外伤、接受泌尿道器械检查、服用药物或进食特殊食物。		1 分
(2)水肿:首发部位、发展顺序及速度,是否为凹陷性及对称性,加重及缓解的因素。		2 分
(3)血尿:具体尿色,有无血凝块,是否为全程血尿,呈间歇性或持续性。		2 分
(4)伴随症状:有无泡沫尿、尿量改变,有无尿频、尿急、尿痛及排尿困难。		1 分
有无发热、腰痛,有无皮疹、关节痛,有无其他部位出血,有无呼吸困难、腹胀。		1 分
2.诊疗经过		
(1)是否曾到医院就诊,做过哪些检查:尿常规、血常规、肾功能,腹部及泌尿系统 B 超。		1 分
(2)治疗情况:是否用过止血、利尿剂治疗,其疗效如何。		1 分
3.一般情况		
发病以来饮食、睡眠、大便及体重变化情况。		1 分
(二)其他相关病史	3 分	
(1)有无药物过敏史。		0.5 分
(2)与该病有关的其他病史:有无结核病、肾脏疾病、尿路结石、出血性疾病和结缔组织病病史,有无遗传性疾病家族史。		2.5 分
二、问诊技巧	2 分	
①条理性强,能抓住重点。		1 分
②能够围绕病情询问。		1 分

试题编号 32

简要病史:女性,67 岁。因间断腹泻、黏液血便 5 年于门诊就诊。		
要求:您作为住院医生,请围绕上述简短病史,将应该询问的患者现病史及相关病史的内容写在答题纸上。		
考试时间:11 分钟		
判分标准	总分 15 分	
一、问诊内容	13 分	
(一)现病史	10 分	
1.根据主诉及相关鉴别进行询问		
(1)发病诱因:如有无饮酒、饮食不当(不洁饮食、进食刺激性食物)、服用药物、季节性及精神因素。		1 分
(2)腹泻:发作时每日腹泻及黏液血便的次数、量、性状,有无里急后重,发作频率及持续时间。		3 分
(3)伴随症状:有无恶心、呕吐、腹痛及其情况。		1.5 分
有无发热、盗汗、乏力、心悸、关节痛、皮疹及眼部症状。		1.5 分
2.诊疗经过		
(1)是否曾到医院就诊,做过哪些检查:粪常规及隐血、血常规、粪便培养,内镜检查或钡剂灌肠检查。		1 分
(2)治疗情况:是否用过抗菌药物治疗,其疗效如何。		1 分
3.一般情况		
发病以来饮食、睡眠、小便及体重变化情况。		1 分
(二)其他相关病史	3 分	
(1)有无药物过敏史。		0.5 分
(2)与该病有关的其他病史:有无感染性肠炎、痔、炎症性肠病、结核病、心血管疾病、肿瘤病史,有无地方病和流行病区居住史,有无肿瘤家族史。		2.5 分
二、问诊技巧	2 分	
①条理性强,能抓住重点。		1 分
②能够围绕病情询问。		1 分

试题编号 33

简要病史:女性,36 岁。因间断便血 2 年,加重 3 周于门诊就诊。		
要求:您作为住院医生,请围绕上述简短病史,将应该询问的患者现病史及相关病史的内容写在答题纸上。		
考试时间:11 分钟		
判分标准	总分 15 分	
一、问诊内容	13 分	
(一)现病史	10 分	
1.根据主诉及相关鉴别进行询问		
(1)发病诱因:如有无劳累、精神紧张,有无进食不洁、刺激性食物,有无饮酒、服用药物。		1 分
(2)便血:发生频率及持续时间、颜色、量,血中是否混有黏液、脓液和粪便。		3 分
(3)伴随症状:有无腹痛及其程度、部位,有无腹胀、腹泻、便秘,有无里急后重。		2 分
有无发热、头晕、心悸、恶心、呕吐。		1 分
2.诊疗经过		
(1)是否曾到医院就诊,做过哪些检查:血常规、粪常规及培养、粪便查找病原体、结肠镜检查。		1 分
(2)治疗情况:是否用过抗菌药物治疗,其疗效如何。		1 分
3.一般情况		
发病以来饮食、睡眠、小便及体重变化情况。		1 分
(二)其他相关病史	3 分	
(1)有无药物过敏史。		0.5 分
(2)与该病有关的其他病史:有无细菌性或阿米巴痢疾、结核病、炎症性肠病、痔、肠息肉病史。月经史,有无结肠癌家族史。		2.5 分
二、问诊技巧	2 分	
①条理性强,能抓住重点。		1 分
②能够围绕病情询问。		1 分

试题编号 34

简要病史:男性,52岁。因间断腹泻伴腹部不适3年于门诊就诊。		
要求:您作为住院医生,请围绕上述简短病史,将应该询问的患者现病史及相关病史的内容写在答题纸上。		
考试时间:11分钟		
判分标准	总分15分	
一、问诊内容	13分	
(一)现病史	10分	
1.根据主诉及相关鉴别进行询问		
(1)发病诱因:如有无饮酒、饮食不当(不洁饮食、进食刺激性食物)、季节因素、精神因素。		1分
(2)腹泻:发作时大便次数、量、性状(需询问有无脓血或黏液便),有无里急后重,发作频率及持续时间。		2分
(3)腹部不适:具体部位、程度、规律性(如与进餐及排便的关系),有无腹痛及其他具体情况。		2分
(4)伴随症状:有无发热、盗汗、乏力、呕吐、皮疹、关节痛及眼部症状。		2分
2.诊疗经过		
(1)是否曾到医院就诊,做过哪些检查:粪常规及隐血、血常规、结肠镜或钡剂灌肠检查。		1分
(2)治疗情况:是否用过抗菌药物、止泻药物治疗,其疗效如何。		1分
3.一般情况		
发病以来饮食、睡眠、小便及体重变化情况。		1分
(二)其他相关病史	3分	
(1)有无药物过敏史。		0.5分
(2)与该病有关的其他病史:有无细菌性痢疾、阑尾炎、结核病、炎症性肠病、寄生虫病、肿瘤及精神神经系统疾病病史,有无烟酒嗜好,有无肿瘤家族史。		2.5分
二、问诊技巧	2分	
①条理性强,能抓住重点。		1分
②能够围绕病情询问。		1分

试题编号 35

简要病史:女性,67 岁。因乏力、腹胀 2 年,呕血、黑便 1 小时于急诊就诊。既往有反复肝功能异常 10 年。		
要求:您作为住院医生,请围绕上述简短病史,将应该询问的患者现病史及相关病史的内容写在答题纸上。		
考试时间:11 分钟		
判分标准	总分 15 分	
一、问诊内容	13 分	
(一)现病史	10 分	
1.根据主诉及相关鉴别进行询问		
(1)发病诱因:如有无饮酒、进食粗糙或刺激性食物、服用药物、劳累或剧烈呕吐。		1 分
(2)腹胀:具体部位、程度,乏力的程度。		1 分
(3)呕血:次数、量、具体颜色,是否混有食物。		2 分
(4)黑便:次数、量、具体性状。		2 分
(5)伴随症状:有无腹痛(性质,加重及缓解的因素),有无发热、头晕、心悸、其他部位出血及意识障碍。		1 分
2.诊疗经过		
(1)是否曾到医院就诊,做过哪些检查:血常规、粪常规及隐血、肝肾功能、腹部 B 超、胃镜检查。		1 分
(2)治疗情况:是否禁食、输液、应用抑酸剂、输血、内镜治疗,其疗效如何。		1 分
3.一般情况		
发病以来饮食、睡眠、小便及近期体重变化情况。		1 分
(二)其他相关病史	3 分	
(1)有无药物过敏史。		0.5 分
(2)肝功能异常诊治情况。		0.5 分
(3)与该病有关的其他病史:有无消化性溃疡、肝硬化、血液系统疾病及肿瘤病史,有无输血史,有无地方病和流行病区居住史,有无肿瘤家族史。		2 分
二、问诊技巧	2 分	
①条理性强,能抓住重点。		1 分
②能够围绕病情询问。		1 分

试题编号 36

简要病史:女性,35 岁。因低热、腹泻 3 个月于门诊就诊。		
要求:您作为住院医生,请围绕上述简短病史,将应该询问的患者现病史及相关病史的内容写在答题纸上。		
考试时间:11 分钟		
判分标准	总分 15 分	
一、问诊内容	13 分	
(一)现病史	10 分	
1.根据主诉及相关鉴别进行询问		
(1)发病诱因:如有无劳累、淋雨、营养摄入不足、饮食不当(不洁饮食、进食刺激性食物)、服用药物、精神因素。		1分
(2)发热:每日体温变化规律,有无盗汗。		2分
(3)腹泻:每日大便次数、量、性状,加重及缓解的因素。		2分
(4)伴随症状:有无腹痛、腹胀、里急后重、恶心、呕吐,有无乏力、皮疹、关节痛。		2分
2.诊疗经过		
(1)是否曾到医院就诊,做过哪些检查:血常规、粪常规及隐血、结肠或钡剂灌肠。		1分
(2)治疗情况:是否用过抗菌药物及抗结核药物治疗,其疗效如何。		1分
3.一般情况		
发病以来饮食、睡眠、小便及体重变化情况。		1分
(二)其他相关病史	3 分	
(1)有无药物过敏史。		0.5分
(2)与该病有关的其他病史:有无结核病史,有无胃肠道疾病病史,有无患者接触史,有无疫区居住史,月经史与婚育史,有无肿瘤家族史。		2分
二、问诊技巧	2 分	
①条理性强,能抓住重点。		1分
②能够围绕病情询问。		1分

试题编号 37

简要病史:女性,32 岁。因上腹痛、呕吐 6 小时于急诊就诊。		
要求:您作为住院医生,请围绕上述简短病史,将应该询问的患者现病史及相关病史的内容写在答题纸上。		
考试时间:11 分钟		
判分标准	总分 15 分	
一、问诊内容	13 分	
(一)现病史	10 分	
1.根据主诉及相关鉴别进行询问		
(1)发病诱因:如有无饮食不当(不洁饮食、进食刺激性食物)、饮酒、服用药物、精神因素。		2 分
(2)腹痛:性质、程度、具体部位,有无规律性,有无放射及转移,加重及缓解的因素,腹痛与呕吐的关系。		2 分
(3)呕吐:发生时间、频率、呕吐物气味、性状、量,加重及缓解的因素。		2 分
(4)伴随症状:有无反酸、烧心,有无烧心、头痛、头晕、心悸、腹泻,有无皮肤黄染。		1 分
2.诊疗经过		
(1)是否曾到医院就诊,做过哪些检查:血常规、肝功能、腹部 B 超。		1 分
(2)治疗情况:是否用过止吐及胃黏膜保护剂治疗,其疗效如何。		1 分
3.一般情况		
近期饮食及大小便情况。		1 分
(二)其他相关病史	3 分	
(1)有无药物过敏史。		0.5 分
(2)与该病有关的其他病史:有无类似发作史,有无胃炎、消化性溃疡、肝胆疾病病史,有无手术史,月经史与婚育史。		2.5 分
二、问诊技巧	2 分	
①条理性强,能抓住重点。		1 分
②能够围绕病情询问。		1 分

试题编号 38

简要病史:男性,42 岁。因剑突下疼痛半个月伴呕血、黑便 2 天于急诊就诊。		
要求:您作为住院医生,请围绕上述简短病史,将应该询问的患者现病史及相关病史的内容写在答题纸上。		
考试时间:11 分钟		
判分标准	总分 15 分	
一、问诊内容	13 分	
(一)现病史	10 分	
1.根据主诉及相关鉴别进行询问		
(1)发病诱因:如有无受凉、淋雨、饮食不当(不洁饮食、进食刺激性食物)、饮酒、劳累、精神因素及服用药物。		1 分
(2)腹痛:具体部位、性质、程度、规律、持续时间,有无放射及转移,加重及缓解的因素。		2 分
(3)呕血:次数及量,呕吐物的颜色。是否混有食物。		1.5 分
(4)黑便:次数、量、具体性状。		1.5 分
(5)伴随症状:有无发热、头晕、心悸、出汗、反酸。		1 分
2.诊疗经过		
(1)是否曾到医院就诊,做过哪些检查:血常规、粪常规及隐血、胃镜。		1 分
(2)治疗情况:是否用过抑酸剂、抗酸剂、黏膜保护剂治疗,其疗效如何。		1 分
3.一般情况		
发病以来饮食、睡眠、小便及体重变化情况。		1 分
(二)其他相关病史	3 分	
(1)有无药物过敏史。		0.5 分
(2)与该病有关的其他病史:有无类似发作史,有无消化性溃疡、肿瘤、慢性肝病病史,有无肿瘤家族史。		2.5 分
二、问诊技巧	2 分	
①条理性强,能抓住重点。		1 分
②能够围绕病情询问。		1 分

试题编号 39

简要病史:女性,28 岁。因皮肤黄染 5 天于门诊就诊。		
要求:您作为住院医生,请围绕上述简短病史,将应该询问的患者现病史及相关病史的内容写在答题纸上。		
考试时间:11 分钟		
判分标准	总分 15 分	
一、问诊内容	13 分	
(一)现病史	10 分	
1.根据主诉及相关鉴别进行询问		
(1)发病诱因:如有无不洁饮食、劳累、饮酒、服用药物、进食特殊食物。		1 分
(2)皮肤黄染:发生部位、颜色,有无巩膜黄染、皮肤瘙痒及皮肤黏膜出血。		2 分
(3)大小便:尿色、尿量,粪便性状(如有无白陶土样便)。		2 分
(4)伴随症状:有无发热、寒战,有无腹痛、腹胀、腰背痛、食欲不振、厌油腻食物,有无恶心、呕吐、腹泻、乏力。		2 分
2.诊疗经过		
(1)是否曾到医院就诊,做过哪些检查:血常规、肝炎病毒标志物检查、肝功能、腹部 B 超。		1 分
(2)治疗情况:是否用过保肝、利胆类药物治疗,其疗效如何。		1 分
3.一般情况		
发病以来睡眠及近期体重变化情况。		1 分
(二)其他相关病史	3 分	
(1)有无药物过敏史。		0.5 分
(2)与该病有关的其他病史:有无肝胆疾病、胰腺疾病、血液病病史,有无传染病患者接触史,有无输血史及手术史,有无疫区居住史,有无烟酒嗜好。月经史,有无遗传性疾病家族史。		2.5 分
二、问诊技巧	2 分	
①条理性强,能抓住重点。		1 分
②能够围绕病情询问。		1 分

试题编号 40

简要病史:男性,38 岁。因间断上腹痛 2 年,黑便 3 天于门诊就诊。		
要求:您作为住院医生,请围绕上述简短病史,将应该询问的患者现病史及相关病史的内容写在答题纸上。		
考试时间:11 分钟		
判分标准	总分 15 分	
一、问诊内容	13 分	
(一)现病史	10 分	
1.根据主诉及相关鉴别进行询问		
(1)发病诱因:如有无饮酒、淋雨、饮食不当(不洁饮食、进食刺激性食物)、精神因素、劳累、季节因素及服用药物。		1 分
(2))腹痛:具体部位、程度、性质,有无周期性及规律性,有无放射痛,加重及缓解的因素。发作频度及持续时间。		2 分
(3)黑便:性状、次数和量。		2 分
(4)伴随症状:有无恶心、呕吐、呕血,有无反酸、烧心、腹泻,有无头晕、心悸、多汗。		2 分
2.诊疗经过		
(1)是否曾到医院就诊,做过哪些检查:血常规、粪常规及隐血、胃镜。		1 分
(2)治疗情况:是否用过抑酸剂、抗酸剂、黏膜保护剂治疗,其疗效如何。		1 分
3.一般情况		
近期饮食、睡眠、小便及体重变化情况。		1 分
(二)其他相关病史	3 分	
(1)有无药物过敏史。		0.5 分
(2)与该病有关的其他病史:有无胃炎、消化性溃疡、慢性肝病、肿瘤病史,有无手术史,有无烟酒嗜好,有无肿瘤家族史。		2.5 分
二、问诊技巧	2 分	
①条理性强,能抓住重点。		1 分
②能够围绕病情询问。		1 分

试题编号 41

简要病史:女性,52 岁。因上腹部剧痛 6 小时于急诊就诊。既往有"胆石病"病史 1 年。		
要求:您作为住院医生,请围绕上述简短病史,将应该询问的患者现病史及相关病史的内容写在答题纸上。		
考试时间:11 分钟		
判分标准	总分 15 分	
一、问诊内容	13 分	
(一)现病史	10 分	
1.根据主诉及相关鉴别进行询问		
(1)发病诱因:如有无进食油腻食物、暴饮暴食、饮酒、服用药物、劳累及精神因素。		1 分
(2))腹痛:具体部位、性质、持续时间,有无放射及转移,加重及缓解的因素。		2 分
(3)伴随症状:有无发热、寒战、胸痛、胸闷,有无心悸、头晕、多汗。		2 分
有无腹胀、呕吐、腹泻或停止排气、排便,有无尿痛,有无尿色及尿量改变。		2 分
2.诊疗经过		
(1)是否曾到医院就诊,做过哪些检查:血常规、血淀粉酶、尿淀粉酶、腹部 B 超、心电图。		1 分
(2)治疗情况:是否用过解痉止痛、抑酸剂治疗,其疗效如何。		1 分
3.一般情况		
发病以来饮食情况。		1 分
(二)其他相关病史	3 分	
(1)有无药物过敏史。		0.5 分
(2)胆石病治疗史。		0.5 分
(3)与该病有关的其他病史:有无类似发作史,有无心血管疾病、消化性溃疡、肝病、胰腺疾病、肾脏疾病病史,有无手术史。		2 分
二、问诊技巧	2 分	
①条理性强,能抓住重点。		1 分
②能够围绕病情询问。		1 分

试题编号 42

简要病史:男性,28 岁。因发作性心悸 1 年,加重 2 小时于急诊就诊。		
要求:您作为住院医生,请围绕上述简短病史,将应该询问的患者现病史及相关病史的内容写在答题纸上。		
考试时间:11 分钟		
判分标准	总分 15 分	
一、问诊内容	13 分	
(一)现病史	10 分	
1.根据主诉及相关鉴别进行询问		
(1)发病诱因:如有无剧烈劳动、劳累、精神紧张、饮酒、喝浓茶或咖啡。		1 分
(2)心悸:发作方式、持续时间、频率、加重及缓解的因素。		2.5 分
(3)伴随症状:有无头晕、晕厥,有无胸痛、出汗,有无胸闷、咳嗽、呼吸困难、咯血、发热,有无双下肢水肿。		2.5 分
有无易饥、消瘦、多汗、焦虑。		1 分
2.诊疗经过		
(1)是否曾到医院就诊,做过哪些检查:心电图、动态心电图、胸部 X 线片、超声心动图。		1 分
(2)治疗情况:是否用过抗心率失常药物治疗,其疗效如何。		1 分
3.一般情况		
发病以来饮食、睡眠、大小便及体重变化情况。		1 分
(二)其他相关病史	3 分	
(1)有无药物过敏史。		0.5 分
(2)与该病有关的其他病史:有无心脏病病史,有无甲状腺功能亢进症、贫血史,有无支气管哮喘病史,有无神经系统疾病病史,有无烟酒嗜好,有无相关疾病家族史。		2.5 分
二、问诊技巧	2 分	
①条理性强,能抓住重点。		1 分
②能够围绕病情询问。		1 分

试题编号 43

简要病史:男性,65 岁。因反复心前区疼痛 2 年,加重伴呼吸困难 6 小时于门诊就诊。		
要求:您作为住院医生,请围绕上述简短病史,将应该询问的患者现病史及相关病史的内容写在答题纸上。		
考试时间:11 分钟		
判分标准	总分 15 分	
一、问诊内容	13 分	
(一)现病史	10 分	
1.根据主诉及相关鉴别进行询问		
(1)发病诱因:如有无劳动、劳累、淋雨、精神紧张、感染。		1 分
(2))胸痛:程度、性质、持续时间、发作频率、有无放射,加重及缓解的因素(与活动、体位及呼吸的关系)		2 分
(3)呼吸困难:发生的缓急、持续时间,是吸气性还是呼气性,加重及缓解的因素(与胸痛的关系)。		2 分
(3)伴随症状:有无心悸、头晕、头痛,有无咳嗽、咳痰、咯血,有无反酸、嗳气、腹胀。		1.5 分
有无少尿、双下肢水肿。		0.5 分
2.诊疗经过		
(1)是否曾到医院就诊,做过哪些检查:胸部 X 线片、心电图、心肌坏死标记物。		1 分
(2)治疗情况:是否用过硝酸甘油治疗,其疗效如何。		1 分
3.一般情况		
发病以来饮食、睡眠、大便及体重变化情况。		1 分
(二)其他相关病史	3 分	
(1)有无药物过敏史。		0.5 分
(2)与该病有关的其他病史:有无高血压、血脂异常、糖尿病病史,有无贫血史,有无慢性阻塞性肺疾病或支气管哮喘病史,有无烟酒嗜好,有无冠心病家族史。		2.5 分
二、问诊技巧	2 分	
①条理性强,能抓住重点。		1 分
②能够围绕病情询问。		1 分

试题编号 44

简要病史:女性,62岁。因间断胸痛3年,活动后气短1个月于门诊就诊。		
要求:您作为住院医生,请围绕上述简短病史,将应该询问的患者现病史及相关病史的内容写在答题纸上。		
考试时间:11分钟		
判分标准	总分15分	
一、问诊内容	13分	
(一)现病史	10分	
1.根据主诉及相关鉴别进行询问		
(1)发病诱因:如有无劳累、饱餐、情绪激动、外伤。		1分
(2)胸痛:具体部位、程度、性质、有无放射、发作频率、持续时间,加重及缓解的因素(与活动、体位与呼吸的关系)		2分
(3)呼吸困难:出现的时间及程度,是吸气性还是呼气性,与胸痛的关系,有无夜间发作,加重及缓解的因素。		2分
(4)伴随症状:有无发热、咳嗽、咳痰、咯血,有无心悸、大汗,有无反酸嗳气。		2分
2.诊疗经过		
(1)是否曾到医院就诊,做过哪些检查:心电图、胸部X线片、心肌坏死标记物。		1分
(2)治疗情况:是否用过硝酸甘油等药物治疗,其疗效如何。		1分
3.一般情况		
近期饮食、睡眠、大小便及体重变化情况。		1分
(二)其他相关病史	3分	
(1)有无药物过敏史。		0.5分
(2)与该病有关的其他病史:有无高血压、血脂异常、糖尿病病史,有无胃食管疾病、慢性呼吸系统疾病病史,有无烟酒嗜好,月经史与婚育史,有无冠心病家族史。		2.5分
二、问诊技巧	2分	
①条理性强,能抓住重点。		1分
②能够围绕病情询问。		1分

试题编号 45

简要病史:男性,58 岁。因发作性胸痛伴心悸 3 年、加重 2 小时于急诊就诊。		
要求:您作为住院医生,请围绕上述简短病史,将应该询问的患者现病史及相关病史的内容写在答题纸上。		
考试时间:11 分钟		
判分标准	总分 15 分	
一、问诊内容	13 分	
(一)现病史	10 分	
1.根据主诉及相关鉴别进行询问		
(1)发病诱因:如有无剧烈运动、精神紧张、感染、劳累等。		1分
(2)胸痛:具体部位、程度、性质,有无放射,发作频率、持续时间,加重及缓解的因素(与活动、体位及呼吸的关系)		2分
(3)心悸:发作方式、发作频率与持续时间,与胸痛的关系,发作时的脉率和节律,加重及缓解的因素。		2分
(4)伴随症状:有无头晕、晕厥,有无发热、咳嗽、咯血、呼吸困难,有无双下肢水肿,有无易饥、消瘦、多汗、焦虑。		2分
2.诊疗经过		
(1)是否曾到医院就诊,做过哪些检查:心电图、胸部 X 线片、动态心电图、超声心动图。		1分
(2)治疗情况:是否用过抗心率失常药物治疗,其疗效如何。		1分
3.一般情况		
发病以来饮食、睡眠、大小便及体重变化情况。		1分
(二)其他相关病史	3 分	
(1)有无药物过敏史。		0.5 分
(2)与该病有关的其他病史:有无高血压、心脏病、糖尿病、血脂异常、甲状腺功能亢进症病史,有无烟酒嗜好,有无冠心病家族史。		2.5 分
二、问诊技巧	2 分	
①条理性强,能抓住重点。		1分
②能够围绕病情询问。		1分

试题编号 46

简要病史:男性,72 岁。因心悸、气促 5 年,加重 2 天于急诊就诊。既往有"冠心病冠状动脉支架植入手术后"3 年。		
要求:您作为住院医生,请围绕上述简短病史,将应该询问的患者现病史及相关病史的内容写在答题纸上。		
考试时间:11 分钟		
判分标准	总分 15 分	
一、问诊内容	13 分	
(一)现病史	10 分	
1.根据主诉及相关鉴别进行询问		
(1)发病诱因:如有无劳累、情绪激动、感染以及睡眠障碍等。		1 分
(2)心悸:是否突发突止,持续时间,频率变化,发作时脉率和节律,加重及缓解的因素。		2 分
(3)呼吸困难:出现的时间及程度,是吸气性还是呼气性,与心悸的关系,加重及缓解的因素,有无夜间发作。		2 分
(4)伴随症状:有无头晕、晕厥,有无胸痛、胸闷,有无发热、咳嗽、咯血,有无双下肢水肿,有无易饥、消瘦、多汗、焦虑。		2 分
2.诊疗经过		
(1)是否曾到医院就诊,做过哪些检查:胸部 X 线片、心电图、超声心动图及动态心电图。		1 分
(2)治疗情况:是否用过硝酸脂类、抗心率失常药物治疗,其疗效如何。		1 分
3.一般情况		
发病以来饮食、睡眠、大小便及体重变化情况。		1 分
(二)其他相关病史	3 分	
(1)有无药物过敏史。		0.5 分
(2)冠心病治疗情况。		0.5 分
(3)与该病有关的其他病史:有无高血压、糖尿病、血脂异常、甲状腺功能亢进症、慢性肺部疾病病史,有无烟酒嗜好,有无冠心病家族史。		2 分
二、问诊技巧	2 分	
①条理性强,能抓住重点。		1 分
②能够围绕病情询问。		1 分

试题编号 47

简要病史:男性,52岁。因双下肢水肿8个月,气短3周于门诊就诊。既往有"心脏瓣膜病"病史5年。		
要求:您作为住院医生,请围绕上述简短病史,将应该询问的患者现病史及相关病史的内容写在答题纸上。		
考试时间:11分钟		
判分标准	总分15分	
一、问诊内容	13分	
(一)现病史	10分	
1.根据主诉及相关鉴别进行询问		
(1)发病诱因:如有无劳累、情绪激动、感染、脓药史。		1分
(2)水肿:发生的缓急、程度,是否为凹陷型及对称性,有无颜面部水肿,加重及缓解的因素。		2分
(3)呼吸困难:程度,是吸气性还是呼气性,有无夜间阵发性呼吸困难,加重及缓解的因素(与活动、体位的关系)。		2分
(4)伴随症状:有无发热、胸痛、咳嗽、咯血,有无胸闷、心悸,有无昏厥,有无少尿。		2分
2.诊疗经过		
(1)是否曾到医院就诊,做过哪些检查:胸部X线片、心电图、超声心动图。		1分
(2)治疗情况:是否用过利尿剂治疗,其疗效如何。		1分
3.一般情况		
发病以来饮食、睡眠、大便及体重变化情况。		1分
(二)其他相关病史	3分	
(1)有无药物过敏史。		0.5分
(2)心脏瓣膜病诊治情况。		0.5分
(3)与该病有关的其他病史:有无高血压、反复上呼吸道感染、心率失常病史,有无外伤及手术史。		2分
二、问诊技巧	2分	
①条理性强,能抓住重点。		1分
②能够围绕病情询问。		1分

试题编号 48

简要病史:男性,78岁。因头痛30年,夜间憋气1天于急诊就诊。既往有"高血压"30年,间断服药治疗。		
要求:您作为住院医生,请围绕上述简短病史,将应该询问的患者现病史及相关病史的内容写在答题纸上。		
考试时间:11分钟		
判分标准	总分15分	
一、问诊内容	13分	
(一)现病史	10分	
1.根据主诉及相关鉴别进行询问		
(1)发病诱因:如有无劳累、受凉、淋雨、精神紧张及睡眠障碍等。		1分
(2)头痛:具体部位、性质、程度,出现的缓急及持续时间,与血压的关系,加重及缓解的因素。		2分
(3)呼吸困难:程度,发病缓急,是吸气性还是呼气性,加重及缓解的因素(与活动及体位的关系)。		2分
(4)伴随症状:有无咳嗽、咯血、咳粉红色泡沫痰,有无乏力、头晕、意识改变及肢体活动障碍。		1.5分
有无心悸、胸痛,有无双下肢水肿。		0.5分
2.诊疗经过		
(1)是否曾到医院就诊,做过哪些检查:心电图、胸部X线片、肝肾功能。		1分
(2)治疗情况:是否用过降压药物治疗,其疗效如何。		1分
3.一般情况		
发病以来饮食、睡眠、大小便及体重变化情况。		1分
(二)其他相关病史	3分	
(1)有无药物过敏史。		0.5分
(2)高血压诊治情况,有无高钠盐饮食。		0.5分
(3)与该病有关的其他病史:有无慢性肺部疾病、心脏病病史,有无慢性肾病、糖尿病病史,有无烟酒嗜好,有无高血压家族史。		2分
二、问诊技巧	2分	
①条理性强,能抓住重点。		1分
②能够围绕病情询问。		1分

试题编号 49

简要病史:女性,48岁。因双下肢水肿5个月,心悸1小时于急诊就诊。		
要求:您作为住院医生,请围绕上述简短病史,将应该询问的患者现病史及相关病史的内容写在答题纸上。		
考试时间:11分钟		
判分标准	总分15分	
一、问诊内容	13分	
(一)现病史	10分	
1.根据主诉及相关鉴别进行询问		
(1)发病诱因:如有无剧烈运动、劳累、精神紧张、感染。		1分
(2)水肿:发生的缓急、程度,开始水肿部位,与体位的关系,是否为凹陷型及对称性,有无颜面部水肿,加重及缓解的因素。		2分
(3)心悸:发作方式,是阵发性还是持续性,加重及缓解的因素。		2分
(4)伴随症状:有无咳嗽、咳泡沫痰,有无胸痛,有无头痛,有无腹胀、少尿,有无消瘦、多汗、易饥。		2分
2.诊疗经过		
(1)是否曾到医院就诊,做过哪些检查:胸部X线片、心电图、动态心电图、超声心动图。		1分
(2)治疗情况:是否用过利尿剂治疗,其疗效如何。		1分
3.一般情况		
发病以来饮食、睡眠、大便及体重变化情况。		1分
(二)其他相关病史	3分	
(1)有无药物过敏史。		0.5分
(2)与该病有关的其他病史:有无高血压、心脏病、糖尿病、慢性肾病、肝病病史,有无肺部疾病、营养不良性疾病病史,有无烟酒嗜好,月经史与婚育史,有无心脏病家族史。		2.5分
二、问诊技巧	2分	
①条理性强,能抓住重点。		1分
②能够围绕病情询问。		1分

试题编号 50

简要病史:女性,28 岁。因心悸半年,消瘦 1 个月于门诊就诊。		
要求:您作为住院医生,请围绕上述简短病史,将应该询问的患者现病史及相关病史的内容写在答题纸上。		
考试时间:11 分钟		
判分标准	总分 15 分	
一、问诊内容	13 分	
(一)现病史	10 分	
1.根据主诉及相关鉴别进行询问		
(1)发病诱因:如有无劳累、剧烈运动、情绪激动、感染,有无饮浓茶、咖啡易饥服用药物。		1 分
(2)心悸:是否突发突止,发作频率及持续时间,加重及缓解的因素(与活动及体位的关系)。		2 分
(3)消瘦:发生的缓急,体重变化程度,是否与饮食相关。		1 分
(4)伴随症状:有无胸痛、呼吸困难,有无头晕、黑蒙、晕厥,有无发热,有无怕热、乏力,有无易饥、多食、出汗,有无腹泻。		3 分
2.诊疗经过		
(1)是否曾到医院就诊,做过哪些检查:心电图、胸部 X 线片及甲状腺功能测定。		1 分
(2)治疗情况:是否用过抗心率失常药物治疗,其疗效如何。		1 分
3.一般情况		
发病以来睡眠、小便情况。		1 分
(二)其他相关病史	3 分	
(1)有无药物过敏史。		0.5 分
(2)与该病有关的其他病史:有无贫血史,有无慢性呼吸系统疾病、心脏病、糖尿病、甲状腺功能亢进症病史,月经史与婚育史,有无糖尿病家族史。		2.5 分
二、问诊技巧	2 分	
①条理性强,能抓住重点。		1 分
②能够围绕病情询问。		1 分

试题编号 51

简要病史:女性,32 岁。因高处坠落后,右胸痛伴呼吸困难 1 小时于急诊就诊。		
要求:您作为住院医生,请围绕上述简短病史,将应该询问的患者现病史及相关病史的内容写在答题纸上。		
考试时间:11 分钟		
判分标准	总分 15 分	
一、问诊内容	13 分	
(一)现病史	10 分	
1.根据主诉及相关鉴别进行询问		
(1)发病诱因:如具体受伤部位和受伤经过(如坠落高度及发生坠落的原因,着地部位及身体姿势)。		1 分
(2)胸痛:具体部位、程度、性质,有无放射,加重及缓解的因素(与呼吸、体位、活动的关系)。		2 分
(3)呼吸困难:程度、性质,加重及缓解的因素(与体位及活动的关系)		2 分
(4)伴随症状:有无心悸,有无头晕、头痛、意识障碍,有无咳嗽、咯血,有无腹痛及其他具体部位疼痛,有无肢体感觉、运动障碍。		2 分
2.诊疗经过		
(1)是否曾到医院就诊,做过哪些检查:血常规、胸部 X 线片或 CT、心电图。		1 分
(2)治疗情况:是否接受过吸氧及胸部固定治疗,其疗效如何。		1 分
3.一般情况		
近期饮食、睡眠、大小便情况。		1 分
(二)其他相关病史	3 分	
(1)有无药物过敏史。		0.5 分
(2)与该病有关的其他病史:有无慢性肺部疾病病史,有无心血管疾病病史,有无烟酒嗜好。		2.5 分
二、问诊技巧	2 分	
①条理性强,能抓住重点。		1 分
②能够围绕病情询问。		1 分

试题编号 52

简要病史:女性,32 岁。因高处坠落后,发热伴面颊部红斑 8 天于门诊就诊。		
要求:您作为住院医生,请围绕上述简短病史,将应该询问的患者现病史及相关病史的内容写在答题纸上。		
考试时间:11 分钟		
判分标准	总分 15 分	
一、问诊内容	13 分	
(一)现病史	10 分	
1.根据主诉及相关鉴别进行询问		
(1)发病诱因:如有无外伤、感染、服用药物、日光照射及接触化学试剂。		1 分
(2)发热:程度、热型、有无寒战。		2 分
(3)面颊部红斑:外形、大小、两边是否对称,局部有无不适(如疼痛、瘙痒),与日晒的关系。其他部位有无皮疹。		2.5 分
(4)伴随症状:有无口腔溃疡、脱发,有无关节痛、口干和腿干,有无皮肤黏膜出血。		1.5 分
2.诊疗经过		
(1)是否曾到医院就诊,做过哪些检查:血常规、尿常规、抗核抗体、皮肤科检查。		1 分
(2)治疗情况:是否用过退热药物和激素类药物治疗,其疗效如何。		1 分
3.一般情况		
发病以来饮食、睡眠、大小便及体重变化情况。		1 分
(二)其他相关病史	3 分	
(1)有无药物过敏史。		1 分
(2)与该病有关的其他病史:有无心脏病、肾病和出血性疾病、风湿性疾病病史,有无皮肤病病史,月经史与婚育史,有无遗传性疾病家族史。		2 分
二、问诊技巧	2 分	
①条理性强,能抓住重点。		1 分
②能够围绕病情询问。		1 分

试题编号 53

简要病史:女性,21 岁。因高处坠落后,四肢皮肤发现紫癜 2 天于门诊就诊。		
要求:您作为住院医生,请围绕上述简短病史,将应该询问的患者现病史及相关病史的内容写在答题纸上。		
考试时间:11 分钟		
判分标准	总分 15 分	
一、问诊内容	13 分	
(一)现病史	10 分	
1.根据主诉及相关鉴别进行询问		
(1)发病诱因:如有无感染(特别是呼吸道感染),有无进食鱼、虾、蛋等异性蛋白食物及服用某些药物、有无虫咬、受凉。		1 分
(2)皮肤紫癜:颜色、数量,有无瘙痒、是否高出皮面。除四肢外,其他部位皮肤有无类似情况。		3 分
(3)伴随症状:有无腹痛、便血和血尿、关节痛,有无发热、面色苍白、乏力、鼻出血、牙龈出血。		3 分
2.诊疗经过		
(1)是否曾到医院就诊,做过哪些检查:血常规、尿常规、粪常规及隐血。		1 分
(2)治疗情况:是否用过止血药物治疗,其疗效如何。		1 分
3.一般情况		
发病以来饮食、睡眠和体重变化情况。		1 分
(二)其他相关病史	3 分	
(1)有无药物过敏史。		0.5 分
(2)与该病有关的其他病史:有无类似发作史,有无出血性疾病、过敏性疾病病史,月经史(近期月经有无增多),有无出血性疾病家族史。		2.5 分
二、问诊技巧	2 分	
①条理性强,能抓住重点。		1 分
②能够围绕病情询问。		1 分

试题编号 54

简要病史:男性,42 岁。因皮肤出血点、瘀斑伴乏力、胸骨压痛 5 天于门诊就诊。		
要求:您作为住院医生,请围绕上述简短病史,将应该询问的患者现病史及相关病史的内容写在答题纸上。		
考试时间:11 分钟		
判分标准	总分 15 分	
一、问诊内容	13 分	
(一)现病史	10 分	
1.根据主诉及相关鉴别进行询问		
(1)发病诱因:如有无劳累、淋雨、皮肤外伤和服用药物等。		0.5 分
(2)出血情况:皮肤出血点和瘀斑的颜色、部位、数量,是否高出皮面,有无瘙痒,有无其他部位出血(如便血和尿血、鼻出血、牙龈出血)。		3 分
(3)乏力、胸骨压痛情况,有无头晕、面色苍白。		2 分
(4)伴随症状:有无发热、骨骼疼痛、关节痛。		1.5 分
2.诊疗经过		
(1)是否曾到医院就诊,做过哪些检查:血常规、尿常规、粪常规及隐血、骨髓检查。		1 分
(2)治疗情况:是否用过止血药物及其他治疗,其疗效如何。		1 分
3.一般情况		
发病以来饮食、睡眠、二便和体重变化情况。		1 分
(二)其他相关病史	3 分	
(1)有无药物过敏史。		0.5 分
(2)与该病有关的其他病史:有无心脏病、肝病、肾病和出血性疾病及肿瘤病史。职业和生活、工作环境情况,有无相关疾病家族史。		2.5 分
二、问诊技巧	2 分	
①条理性强,能抓住重点。		1 分
②能够围绕病情询问。		1 分

试题编号 55

简要病史:男性,25 岁。因发热伴双侧颈部和腋窝淋巴结肿大 5 天于门诊就诊。		
要求:您作为住院医生,请围绕上述简短病史,将应该询问的患者现病史及相关病史的内容写在答题纸上。		
考试时间:11 分钟		
判分标准	总分 15 分	
一、问诊内容	13 分	
(一)现病史	10 分	
1.根据主诉及相关鉴别进行询问		
(1)发病诱因:如有无劳累、淋雨,有无头面部、上肢外伤和感染。		1 分
(2)发热:程度、热型,有无畏寒或寒战。		2 分
(3)双侧颈部和腋窝淋巴结肿大:如何发现,是否伴有疼痛,是否呈进行性肿大,其他部位淋巴结有无肿大。		2 分
(4)伴随症状:有无牙龈肿痛、咽痛、流涕和咳嗽,有无盗汗和消瘦,有无皮肤黏膜苍白、出血、皮疹。		2 分
2.诊疗经过		
(1)是否曾到医院就诊,做过哪些检查:血常规、胸部 X 线片或 CT、腹部 B 超及淋巴结活检、骨髓检查。		1 分
(2)治疗情况:是否用过抗菌药物及其他治疗,其疗效如何。		1 分
3.一般情况		
发病以来饮食、睡眠、二便和体重变化情况。		1 分
(二)其他相关病史	3 分	
(1)有无药物过敏史。		0.5 分
(2)与该病有关的其他病史:有无血液病、肿瘤、结缔组织病病史,有无结核病史。职业和生活、工作环境情况,有无相关疾病家族史。		2.5 分
二、问诊技巧	2 分	
①条理性强,能抓住重点。		1 分
②能够围绕病情询问。		1 分

试题编号 56

简要病史:女性,35 岁。因争吵后被发现意识不清伴呕吐 3 小时,呕吐物有大蒜气味急诊入院。		
要求:您作为住院医生,请围绕上述简短病史,将应该询问的患者现病史及相关病史的内容写在答题纸上。		
考试时间:11 分钟		
判分标准	总分 15 分	
一、问诊内容	13 分	
(一)现病史	10 分	
1.根据主诉及相关鉴别进行询问		
(1)发病诱因:如近期有无精神和行为异常,有无大量饮酒,有无接触毒物及服用特殊药物。		1 分
(2)周围环境:有无毒物、空药瓶、遗书。		1 分
(3)意识障碍:程度、发生的经过及变化情况。		2 分
(4)呕吐:次数、量,呕吐与进食的关系,有无恶心,是否为喷射性呕吐,呕吐物的性状及有无其他气味。		2 分
(5)伴随症状:有无流涎、多汗、腹泻,有无肌肉震颤,有无大小便失禁,有无头部受伤。		1 分
2.诊疗经过		
(1)是否曾到医院就诊,做过哪些检查:血常规、肝肾功能、血糖、留血或呕吐物送毒理检查。		1 分
(2)治疗情况:是否用过阿托品、胆碱酯酶复活药物治疗,其疗效如何。		1 分
3.一般情况		
近期饮食、睡眠情况。		1 分
(二)其他相关病史	3 分	
(1)有无药物过敏史。		0.5 分
(2)与该病有关的其他病史:有无心血管疾病、肝肾疾病、糖尿病病史,有无外伤史,生活状况,有无烟酒嗜好,有无精神疾病病史。		2.5 分
二、问诊技巧	2 分	
①条理性强,能抓住重点。		1 分
②能够围绕病情询问。		1 分

试题编号 57

简要病史:女性,36 岁。因发热、腹痛、脓血便 2 天于急诊就诊。		
要求:您作为住院医生,请围绕上述简短病史,将应该询问的患者现病史及相关病史的内容写在答题纸上。		
考试时间:11 分钟		
判分标准	总分 15 分	
一、问诊内容	13 分	
(一)现病史	10 分	
1.根据主诉及相关鉴别进行询问		
(1)发病诱因:如有无不洁饮食、淋雨、劳累、饮酒,有无服用药物。		1 分
(2)发热:程度、热型,有无畏寒或寒战。		1 分
(3)腹痛:具体部位、性质、程度,有无放射痛,与排便的关系,加重及缓解的因素。		1.5 分
(4)脓血便:大便次数、量、性状、气味,有无黏液,有无里急后重。		1.5 分
(5)伴随症状:有无恶心、呕吐、腹胀、皮疹,有无口干等脱水症状。		2 分
2.诊疗经过		
(1)是否曾到医院就诊,做过哪些检查:血常规、粪常规、腹部 B 超。		1 分
(2)治疗情况:是否用过抗菌药物和止痛、止泻治疗,其疗效如何。		1 分
3.一般情况		
发病以来饮食、睡眠、小便及近期体重变化情况。		1 分
(二)其他相关病史	3 分	
(1)有无药物过敏史。		0.5 分
(2)与该病有关的其他病史:有无类似发作史,有无消化系统疾病病史,有无疫区旅行、居住史,有无感染性腹泻患者接触史。		2.5 分
二、问诊技巧	2 分	
①条理性强,能抓住重点。		1 分
②能够围绕病情询问。		1 分

试题编号 58

简要病史:男孩,1岁3个月。因发热1天,惊厥1次急诊入院。		
要求:您作为住院医生,请围绕上述简短病史,将应该询问的患者现病史及相关病史的内容写在答题纸上。		
考试时间:11分钟		
判分标准	总分 15 分	
一、问诊内容	13 分	
(一)现病史	10 分	
1.根据主诉及相关鉴别进行询问		
(1)发病诱因:如有无外伤、受凉、淋雨、上呼吸道感染。		1分
(2)发热:发热的程度、体温变化情况,有无寒战。		1分
(3)惊厥:肢体抽动部位和抽动次数,持续时间,发作时有无意识障碍、大小便失禁、发绀。		2分
(4)发热与惊厥的关系,惊厥出现时间,惊厥时体温,发作后意识状态。		2分
(5)伴随症状:有无咳嗽、流涕,有无呕吐、腹泻,有无哭闹、烦躁,有无皮疹。		1分
2.诊疗经过		
(1)是否曾到医院就诊,做过哪些检查:血常规。		1分
(2)治疗情况:是否用过退热及止惊药物治疗,其疗效如何。		1分
3.一般情况		
近期精神状况、饮食、睡眠及小便情况。		1分
(二)其他相关病史	3 分	
(1)出生时有无窒息,喂养史,生长发育情况。		1分
(2)有无药物过敏史。预防接种史。		1分
(3)与该病有关的其他病史:有无类似发作史,有无传染病患者接触史,有无发热惊厥家族史。		1分
二、问诊技巧	2 分	
①条理性强,能抓住重点。		1分
②能够围绕病情询问。		1分

试题编号 59

简要病史:男孩,6 岁 2 个月。因发热 3 天,皮疹 1 天门诊入院。		
要求:您作为住院医生,请围绕上述简短病史,将应该询问的患者现病史及相关病史的内容写在答题纸上。		
考试时间:11 分钟		
判分标准	总分 15 分	
一、问诊内容	13 分	
(一)现病史	10 分	
1.根据主诉及相关鉴别进行询问		
(1)发病诱因:如有无受凉、淋雨、上呼吸道感染。		1 分
(2)发热:程度、体温变化情况,有无寒战。		2 分
(3)皮疹:具体部位、形状、颜色、发疹顺序,有无瘙痒,与体温的关系。		2 分
(4)伴随症状:有无咳嗽、流涕、咽痛,有无头痛、呕吐、腹泻。		2 分
2.诊疗经过		
(1)是否曾到医院就诊,做过哪些检查:血常规。		1 分
(2)治疗情况:是否用过抗菌药物或退热药物治疗,其疗效如何。		1 分
3.一般情况		
发病以来精神、饮食、睡眠及小便情况。		1 分
(二)其他相关病史	3 分	
(1)生长发育情况。		0.5 分
(2)有无药物过敏史,预防接种史。		1 分
(3)与该病有关的其他病史:既往有无类似发作史,有无传染病患者接触史。		1.5 分
二、问诊技巧	2 分	
①条理性强,能抓住重点。		1 分
②能够围绕病情询问。		1 分

试题编号 60

简要病史:男婴,8个月。发热2天伴惊厥1次于急诊就诊。		
要求:您作为住院医生,请围绕上述简短病史,将应该询问的患者现病史及相关病史的内容写在答题纸上。		
考试时间:11分钟		
判分标准	总分15分	
一、问诊内容	13分	
(一)现病史	10分	
1.根据主诉及相关鉴别进行询问		
(1)发病诱因:如有无外伤、受凉、淋雨、上呼吸道感染。		1分
(2)发热:程度、体温变化情况,有无寒战。		1分
(3)惊厥:肢体抽动部位和抽动次数,持续时间,发作时有无意识障碍、大小便失禁、发绀。		2分
(4)发热与惊厥的关系,惊厥出现时间,惊厥时体温,发作后意识状态。		2分
(5)伴随症状:有无咳嗽、流涕,有无腹泻、呕吐,有无皮疹。		1分
2.诊疗经过		
(1)是否曾到医院就诊,做过哪些检查:血常规、粪常规。		1分
(2)治疗情况:是否用过止惊及退热药物治疗,其疗效如何。		1分
3.一般情况		
近期精神状况、饮食、睡眠及小便情况。		1分
(二)其他相关病史	3分	
(1)出生时有无窒息,喂养史,生长发育情况。		1分
(2)有无药物过敏史。预防接种史。		1分
(3)与该病有关的其他病史:有无类似发作史,有无传染病患者接触史,有无发热惊厥家族史。		1分
二、问诊技巧	2分	
①条理性强,能抓住重点。		1分
②能够围绕病情询问。		1分

试题编号 61

简要病史:女孩,8 岁。因发热 3 天,咳嗽 2 天于门诊就诊。		
要求:您作为住院医生,请围绕上述简短病史,将应该询问的患者现病史及相关病史的内容写在答题纸上。		
考试时间:11 分钟		
判分标准	总分 15 分	
一、问诊内容	13 分	
(一)现病史	10 分	
1.根据主诉及相关鉴别进行询问		
(1)发病诱因:如有无受凉、淋雨、劳累、上呼吸道感染。		1 分
(2)发热:程度、体温变化情况,有无畏寒或寒战。		2 分
(3)咳嗽:性质、程度,加重及缓解的因素,有无咳痰,痰的性状。		2 分
(4)伴随症状:有无流涕、咽痛、呕吐,有无喘息、胸痛,有无皮疹,有无惊厥。		2 分
2.诊疗经过		
(1)是否曾到医院就诊,做过哪些检查:血常规、胸部 X 线片。		1 分
(2)治疗情况:是否用过抗菌药物、退热药物、止咳化痰药物治疗,其疗效如何。		1 分
3.一般情况		
发病以来精神状况、饮食、睡眠及大小便情况。		1 分
(二)其他相关病史	3 分	
(1)生长发育情况。		0.5 分
(2)有无药物过敏史。预防接种史。		1 分
(3)与该病有关的其他病史:有无反复发热、咳嗽病史,有无传染病患者接触史。		1.5 分
二、问诊技巧	2 分	
①条理性强,能抓住重点。		1 分
②能够围绕病情询问。		1 分

试题编号 62

简要病史:女性,53 岁。因双手关节间断疼痛伴左肘部皮下结节 5 个月于门诊就诊。		
要求:您作为住院医生,请围绕上述简短病史,将应该询问的患者现病史及相关病史的内容写在答题纸上。		
考试时间:11 分钟		
判分标准	总分 15 分	
一、问诊内容	13 分	
(一)现病史	10 分	
1.根据主诉及相关鉴别进行询问		
(1)发病诱因:如有无感染、劳累、外伤、受凉及接触有毒物质。		1 分
(2)双手关节疼痛:性质、程度,发生频度及持续的时间,加重及缓解的因素。发病关节部位、个数,有无关节红肿、变形、运动障碍。		2 分
(3)皮下结节:性质、数量、发生的时间,有无压痛,皮肤有无红肿。		2 分
(4)伴随症状:其他关节有无受累,有无皮疹、晨僵、发热、乏力、胸闷。		2 分
2.诊疗经过		
(1)是否曾到医院就诊,做过哪些检查:血常规、类风湿因子、血沉、抗 CCP 抗体,双手及左肘关节 X 线片。		1 分
(2)治疗情况:是否用过非甾体抗炎药和改变病情抗风湿药治疗,其疗效如何。		1 分
3.一般情况		
发病以来饮食、睡眠、大小便及体重变化情况。		1 分
(二)其他相关病史	3 分	
(1)有无药物过敏史。		0.5 分
(2)与该病有关的其他病史:有无其他风湿性疾病(如银屑病关节炎、系统性红斑狼疮、骨关节炎)、甲状腺疾病病史,月经史与婚育史,有无相关疾病家族史。		2.5 分
二、问诊技巧	2 分	
①条理性强,能抓住重点。		1 分
②能够围绕病情询问。		1 分

试题编号 63

简要病史:女性,25 岁。因停经 52 天,恶心、呕吐 8 天于门诊就诊。		
要求:您作为住院医生,请围绕上述简短病史,将应该询问的患者现病史及相关病史的内容写在答题纸上。		
考试时间:11 分钟		
判分标准	总分 15 分	
一、问诊内容	13 分	
(一)现病史	10 分	
1.根据主诉及相关鉴别进行询问		
(1)发病诱因:如有无饮食不当(不洁饮食、进食刺激性食物)、精神因素		1 分
(2)停经与恶心、呕吐发生的关系。月经周期、量,有无痛经。		2 分
(3)呕吐:起病缓急,发生的时间、频率,是否为喷射性,呕吐物的气味、性状和量,加重及缓解的因素。		3 分
(4)伴随症状:有无咽痛、发热,有无乏力、头晕、头痛、心悸,有无腹痛、腹泻。		1 分
2.诊疗经过		
(1)是否曾到医院就诊,做过哪些检查:尿妊娠试验,腹部及妇科 B 超。		1 分
(2)治疗情况:是否用过止吐药治疗,其疗效如何。		1 分
3.一般情况		
发病以来饮食、睡眠、大小便及近期体重变化情况。		1 分
(二)其他相关病史	3 分	
(1)有无药物过敏史。		0.5 分
(2)与该病有关的其他病史:有无胃肠道疾病病史,有无精神神经系统疾病病史。		1.5 分
3.婚育史、性生活史。		1 分
二、问诊技巧	2 分	
①条理性强,能抓住重点。		1 分
②能够围绕病情询问。		1 分

试题编号 64

简要病史:女性,42 岁。因突发右下腹痛伴恶心、呕吐 1 小时于急诊就诊。曾有"妇科良性肿瘤"病史。		
要求:您作为住院医生,请围绕上述简短病史,将应该询问的患者现病史及相关病史的内容写在答题纸上。		
考试时间:11 分钟		
判分标准	总分 15 分	
一、问诊内容	13 分	
(一)现病史	10 分	
1.根据主诉及相关鉴别进行询问		
(1)发病诱因:如有无剧烈运动、突然改变体位、用力排便、服药史。		2 分
(2)腹痛:具体部位、性质、程度、持续时间,有无放射,与体位的关系,加重及缓解的因素。		2 分
(3)呕吐:次数、量,呕吐物性状、气味,呕吐与恶心的关系。		1 分
(4)伴随症状:有无寒战、发热、头晕、心悸、大汗、腹泻,有无阴道出血。		2 分
2.诊疗经过		
(1)是否曾到医院就诊,做过哪些检查:腹部及妇科 B 超、血常规。		1 分
(2)治疗情况:是否用过止痛药、止吐药治疗,其疗效如何。		1 分
3.一般情况		
发病以来精神状态、饮食、及小便情况。		1 分
(二)其他相关病史	3 分	
(1)有无药物过敏史。		0.5 分
(2)与该病有关的其他病史:有无盆腔包块病史,有无盆腔炎病史,有无胃肠道疾病病史,有无腹部手术史。妇科肿瘤诊治情况。		1.5 分
3.月经是否规律,有无停经史。		1 分
二、问诊技巧	2 分	
①条理性强,能抓住重点。		1 分
②能够围绕病情询问。		1 分

试题编号 65

简要病史:女性,15 岁。因腰痛伴低热、盗汗 5 个月于门诊就诊。		
要求:您作为住院医生,请围绕上述简短病史,将应该询问的患者现病史及相关病史的内容写在答题纸上。		
考试时间:11 分钟		
判分标准	总分 15 分	
一、问诊内容	13 分	
(一)现病史	10 分	
1.根据主诉及相关鉴别进行询问		
(1)发病诱因:如有无腰部外伤、手术、过度劳累、淋雨,有无呼吸道等其他部位感染。		1 分
(2)腰痛:具体部位、性质、程度、起病缓急、发作频率,有无放射,是否进行性加重,加重及缓解的因素。		2 分
(3)低热、盗汗:体温变化规律,盗汗特点。		2 分
(4)伴随症状:有无乏力,有无间歇性跛行、下肢麻木、无力,有无尿频、尿急、尿痛、血尿。		2 分
2.诊疗经过		
(1)是否曾到医院就诊,做过哪些检查:血常规、尿常规、血沉、结核菌素试验、腰椎 X 线片(或 CT、MRI)。		1 分
(2)治疗情况:是否用过止痛及退热药物治疗,其疗效如何。		1 分
3.一般情况		
发病以来饮食、睡眠、大便及体重变化情况。		1 分
(二)其他相关病史	3 分	
(1)有无药物过敏史。		0.5 分
(2)与该病有关的其他病史:有无尿路感染、结石、肿瘤病史,有无结核病史或结核病患者接触史,月经史。		2.5 分
二、问诊技巧	2 分	
①条理性强,能抓住重点。		1 分
②能够围绕病情询问。		1 分

试题编号 66

简要病史:女性,15 岁,因反复腰痛 4 年,加重伴左下肢放射痛 2 个月于门诊就诊。		
要求:您作为住院医生,请围绕上述简短病史,将应该询问的患者现病史及相关病史的内容写在答题纸上。		
考试时间:11 分钟		
判分标准	总分 15 分	
一、问诊内容	13 分	
(一)现病史	10 分	
1.根据主诉及相关鉴别进行询问		
(1)发病诱因:如有无剧烈运动、负重、久坐、受凉、淋雨、咳嗽、用力排便。		1 分
(2)腰痛:具体部位、性质、程度、起病缓急、演变过程,加重及缓解的因素。		2 分
(3)左下肢放射痛:具体部位、性质、程度、范围,加重及缓解的因素。		2 分
(4)伴随症状:有无发热、盗汗,有无下肢麻木、无力、间歇性跛行。		2 分
2.诊疗经过		
(1)是否曾到医院就诊,做过哪些检查:血常规、尿常规、血沉、结核菌素试验、腰椎 X 线片(或 CT、MRI)。		1 分
(2)治疗情况:是否用过抗菌药物及退热、止痛药物治疗,其疗效如何。		1 分
3.一般情况		
近期饮食、睡眠、大小便及体重变化情况。		1 分
(二)其他相关病史	3 分	
(1)有无药物过敏史。		0.5 分
(2)与该病有关的其他病史:有无其他感染性疾病病史,有无风湿性关节炎和类风湿关节炎病史,有无结核病史或结核病患者接触史。		2.5 分
二、问诊技巧	2 分	
①条理性强,能抓住重点。		1 分
②能够围绕病情询问。		1 分

试题编号 67

简要病史:女性,58 岁,寒战、高热伴左膝关节红肿热痛 2 天于急诊就诊。		
要求:您作为住院医生,请围绕上述简短病史,将应该询问的患者现病史及相关病史的内容写在答题纸上。		
考试时间:11 分钟		
判分标准	总分 15 分	
一、问诊内容	13 分	
(一)现病史	10 分	
1.根据主诉及相关鉴别进行询问		
(1)发病诱因:如有无左膝外伤、手术、过度劳累、淋雨,有无呼吸道等其他部位感染。		1 分
(2)寒战、高热:寒战与高热的关系,发热有无规律、热型。		2 分
(3)左膝关节肿痛、红热的顺序,发展情况,有无功能障碍。		2 分
(4)伴随症状:有无乏力、心悸、呼吸急促,有无皮肤红斑,有无其他关节肿痛,有无手指关节晨僵。		2 分
2.诊疗经过		
(1)是否曾到医院就诊,做过哪些检查:腰椎 X 线片(或 CT、MRI)。		1 分
(2)治疗情况:是否用过止痛药物或牵引按摩治疗,其疗效如何。		1 分
3.一般情况		
发病以来饮食、睡眠、大小便及体重变化情况。		1 分
(二)其他相关病史	3 分	
(1)有无药物过敏史。		0.5 分
(2)与该病有关的其他病史:有无结核、外伤、肿瘤病史,有无手术史。职业特点及生活习惯,月经史与婚育史。		2.5 分
二、问诊技巧	2 分	
①条理性强,能抓住重点。		1 分
②能够围绕病情询问。		1 分

第二部分　病例分析

试题编号 1

病例摘要		
男性,57 岁。间断咳嗽、咳痰 8 余年,发热伴呼吸困难 3 天。 　　患者 8 年余前开始出现咳嗽、咳痰,多以冬季明显。病情严重时咳脓性痰,并伴气短,一般经抗感染、祛痰及口服"茶碱缓释片"等治疗症状可好转。3 天前受凉后出现发热、寒战、咳嗽加重、咳痰增多,呈脓性,并出现憋气,夜间仅能半卧位休息。本次发病以来食欲正常,大小便正常,睡眠差。否认高血压病史及药物过敏史。吸烟 35 年,每日 15 支,戒烟 2 年。否认遗传病家族史。 　　查体:T 37.8 ℃,P 105 次/分,BP 138/80 mmHg,神志清楚,半卧位,喘息状。口唇发绀,颈静脉无怒张。双肺叩诊呈过清音,双肺可闻及散在哮鸣音,右下肺可闻及湿性啰音。心界不大,心率 105 次/分,律齐,未闻及杂音及附加音。腹平软,无压痛,肝脾肋下未触及,移动性浊音(-),双下肢无水肿。 　　实验室检查:血常规:Hb 140 g/L,WBC $12.5×10^9$/L,N 0.80,Plt $280×10^9$/L。动脉血气分析(鼻导管吸氧 1 L/min)示:pH 7.025,$PaCO_2$ 58 mmHg,PaO_2 59 mmHg,HCO_3^- 27 mmol/L 　　胸部 X 线片:右下肺可见斑片状渗出影,双肺透亮度增高,隔肌低平。		
要求:根据以上病例摘要,请将初步诊断、诊断依据(两个以上诊断,影分别列出各自诊断依据,未分别列出扣分)、鉴别诊断、进一步检查与治疗原则写在答题纸上。		
考试时间:15 分钟		
判分标准	总分 22 分	
一、初步诊断	4 分	
1.右下肺肺炎		1 分
2.慢性阻塞性肺疾病(COPD)		1.5 分
3.Ⅱ 型呼吸衰竭		1.5 分
二、诊断依据(初步诊断错误,诊断依据不得分;未分别列出各自诊断依据,扣 1 分)	6 分	
1.右下肺肺炎		2 分
(1)发热、寒战、咳嗽、脓性痰。		0.5 分
(2)查体:右下肺湿性啰音。		0.5 分
(3)血常规:白细胞总数及中性粒比例增加。		0.5 分
(4)胸部 X 线片:右下肺渗出性病变。		0.5 分
2.慢性阻塞性肺疾病(COPD)		2 分
(1)长期吸烟病史		0.5 分
(2)间断咳嗽、咳痰 8 余年		0.5 分
(3)叩诊肺部过清音		0.5 分
(4)X 线:双肺透亮度增高,隔肌低平。		0.5 分
3.Ⅱ 型呼吸衰竭		2 分
慢性肺部疾病病史,血气分析:氧分压低,二氧化碳分压高。		2 分
三、鉴别诊断	4 分	
1.肺心病		1 分

（续表）

2.支气管扩张症		1分
3.支气管哮喘		1分
4.支气管肺癌		1分
四、进一步检查	4分	
1.肝、肾功能、血电解质		1分
2.心电图、超声心动图		1分
3.痰病原菌培养及药敏		1分
4.肺功能检查（治疗后）		1分
五、治疗原则	4分	
1.休息，持续低流量吸氧，止咳、祛痰		1分
2.静脉滴注广谱抗生素		1分
3.使用支气管舒张剂，短期使用糖皮质激素		1.5分
4.必要时机械通气		0.5分

试题编号2

病例摘要
女性，29岁，反复喘息伴咳嗽、咳痰2年，再发3天。
患者2年来反复发作喘息，多与气候变化、接触油烟等刺激性气味有关。伴咳嗽，咳少许白痰。无胸闷、胸痛、心悸，无发热、盗汗，在避开刺激性气味后症状可自行缓解。喘息持续发作时，曾在当地诊所按"上呼吸道感染"症状可逐渐缓解。缓解期间无不适症状。2年前患者逛宠物市场后喘息再次发作，轻微活动即感胸闷、气促。夜间症状严重，需高枕卧位。发病以来，精神、食欲、睡眠差，大小便正常。否认过敏史。无烟酒嗜好。月经正常。否认遗传病家族史。
查体：T 36.5 ℃，P 90次/分，BP 120/70 mmHg。坐位，喘息状，表情焦虑，精神差。口唇无明显发绀。皮肤湿润。全身浅表淋巴结未触及肿大。胸廓外形正常，双侧触觉震感减弱，双肺叩诊呈过清音，可闻及中量呼气相哮鸣音，未闻及湿性啰音和胸膜摩擦音。心界不大，心率90次/分，律齐，未闻心脏杂音。双下肢无水肿。
实验室检查：动脉血气分析：pH 7.41，PaO_2 35 mmHg，HCO_3^- 23.2 mmol/L，SaO_2 91%。

要求：根据以上病例摘要，请将初步诊断、诊断依据（两个以上诊断，应分别列出各自诊断依据，未分别列出扣分）、鉴别诊断、进一步检查与治疗原则写在答题纸上。

考试时间：15分钟		
判分标准	总分22分	
一、初步诊断	3分	
支气管哮喘急性发作期（仅答出"支气管哮喘"或"哮喘"得2分）		3分
二、诊断依据（初步诊断错误，诊断依据不得分）	4分	
1.青年女性，反复发作喘息伴咳嗽，3天来再发伴胸闷、气促		1分
2.与气候变化、接触刺激性气味等有关，可自行缓解，缓解期无不适症状		2分
3.查体：坐位，喘息状，双肺触觉震感减弱、叩诊过清音，可闻及中量哮鸣音		1分

（续表）

三、鉴别诊断	4分	
1.急性左心衰竭		1.5分
2.慢性阻塞性肺疾病	4分	
3.气道阻塞		0.5分
四、进一步检查	5分	
1.血常规(嗜酸性粒细胞计数+百分比)		0.5分
2.胸部X线片		1分
3.心电图,必要时超声心动图		0.5分
4.肺功能检查(支气管舒张实验)		02分
5.皮肤变应原检测(病情控制后)		1分
五、治疗原则	6分	
1.休息、吸氧。脱离变应原		1分
2.联合使用支气管舒张剂,静脉或口服糖皮质激素缓解症状		2分
3.吸入糖皮质激素+支气管舒张剂预防发作		2分
4.必要时机械通气治疗		0.5分
5.哮喘的健康教育与管理		0.5分

试题编号3

病例摘要

男性,72岁,反复咳嗽、咳痰、痰中带血30年,加重伴发热3天。

患者20年前"感冒"后出现发热、咳嗽。咳黄黏痰,量约40~50 ml/d,伴痰中带血,无胸闷、胸痛。胸部X线提示"肺部感染",按"肺炎"治疗后好转,此后,多次出现上述症状,经"抗感染、止血"等治疗后可缓解,3天前受凉后咳嗽,咳痰再次加重,痰量增多,量约70~100 ml/d,黄浓痰,有臭味,伴发热,气喘,体温38.2 ℃。无痰中带血。自行口服"青霉素V钾、复方甘草片",疗效欠佳。本次发病以来精神状态差,食欲、睡眠尚可,大小便正常,体重无明显变化。否认肺结核、心脏病史。无药物过敏史。吸烟35年,15支/日,已戒烟18年饮少量白酒无遗传病家族史。

查体:T 38.5 ℃,P 90次/分,R 22次/分,BP 128/80 mmHg。消瘦,精神差。口唇无明显发绀。叩诊呈清音,双肺下可闻及散在湿性啰音及哮鸣音,未闻及胸膜摩擦音,心界不大,心率90次/分,律齐,未闻及心脏杂音,双手可见杵状指。

实验室检查:血常规:Hb 150 g/L,RBC 4.6×10^{12}/L,WBC 11.8×10^9/L,N 0.78,Plt 255×10^9/L,

胸部CT:右肺中叶及双肺下叶多发囊肿阴影,可见"双轨症",双下肺散在斑片状模糊影。

要求:根据以上病例摘要,请将初步诊断、诊断依据(两个以上诊断,应分别列出各自诊断依据,未分别列出扣分)、鉴别诊断、进一步检查与治疗原则写在答题纸上。

考试时间:15分钟		
判分标准		总分22分
一、初步诊断	3分	
1.支气管扩张		2分

（续表）

2.双下肺肺炎		1分
二、**诊断依据**(初步诊断错误,诊断依据不得分未分别列出各自诊断依据,扣1分)	5分	
1.支气管扩张	2分	
(1)老年男性,慢性病程,反复咳嗽、咳浓痰,伴痰中带血。		0.5分
(2)查体:双下肺湿性啰音,杵状指。		0.5分
(3)胸部CT:双肺多发囊肿状、柱状影。		1分
2.双下肺肺炎	3分	
(1)发热,痰量增加、脓性痰。		1分
(2)查体:双下肺湿性啰音。		1分
(3)血常规:白细胞总数及中性粒细胞比例明显增高。		0.5分
(4)胸部CT:双下肺斑片状阴影。		0.5
三、**鉴别诊断**	4分	
1.慢性阻塞性肺疾病		1.5分
2.肺结核		1.5分
3.支气管肺癌		1分
四、**进一步检查**	5分	
1.肝、肾功能,肿瘤标志物		1分
2.疾病原学检查(细菌培养+药敏、痰涂片抗酸染色)		1分
3.动脉血气分析		1分
4.肺功能检查(病情控制后)		1.5分
5.必要时支气管镜检查		0.5分
五、**治疗原则**	5分	
1.休息、吸氧、营养支持		1.5分
2.应用广谱抗生药+抗厌氧菌药物		1.5分
3.应用支气管舒张剂、祛痰药物		1分
4.病情缓解后行肺炎球菌疫苗,流感疫苗		1分

试题编号4

病例摘要

男性,38岁,间断咳嗽、咳痰、痰中带血2年,咯血5小时。

患者2年前受凉后出现咳嗽,咳少许脓性痰,伴痰中带血,为黏痰和脓性痰,约8~10 ml/d。无发热、胸闷、胸痛,数天后血痰自行消失。后上述症状曾间断出现3次,均自好转。1周前淋雨后再次咳嗽、咳黄脓痰,量约25~30 ml/d,伴痰中带血,口服"抗生素"(具体不详)后病情无明显改善,5小时前用力大便后咳整口鲜血,量约210 ml,伴心悸、头晕。本次发病以来精神、饮食可,睡眠及大小便正常,体重无明显变化。幼年时曾患"麻疹肺炎",否认肺结核、心脏病病史,无药物过敏史,无烟酒嗜好。否认遗传病家族史。

(续表)

查体:T 37.7 ℃,P 95 次/分,R 25 次/分,BP 100/70 mmHg。消瘦,口唇无发绀,胸廓无畸形,双肺叩诊呈清音,双下肺可闻及少许细湿啰音,心界无扩张,心率 95 次/分,律齐,未闻及心脏杂音,腹平软,肝脾肋下未触及。双下肢无水肿。

实验室检查:血常规:Hb 120 g/L,RBC 4.2×10^{12}/L,WBC 11.8×10^9/L,N 0.75,杆状核 0.06,Plt 255×10^9/L。

胸部 X 线片:双下肺纹理增粗紊乱,左下肺可见小囊状透亮区,其内可见液平,双下肺多发斑片状影。

要求:根据以上病例摘要,请将初步诊断、诊断依据(两个以上诊断,应分别列出各自诊断依据,未分别列出扣分)、鉴别诊断、进一步检查与治疗原则写在答题纸上。

考试时间:15 分钟

判分标准	总分 22 分	
一、初步诊断	3 分	
1.支气管扩张		2 分
2.双下肺肺炎		1 分
二、诊断依据(初步诊断错误,诊断依据不得分未分别列出各自诊断依据,扣 1 分)	5 分	
1.支气管扩张		
(1)青年男性,反复咳嗽,可脓性痰,伴痰中带血,本次大咯血。		1 分
(2)"麻疹肺炎"病史。		0.5 分
(3)查体:双下肺细湿啰音。		0.5 分
(4)胸部 X 线片:左下肺囊肿透亮区,其见液平。		1 分
2.双下肺肺炎		
(1)发热,咳嗽,咳浓痰。		0.5 分
(2)查体:双下肺细湿啰音。		0.5 分
(3)血白细胞总数及中性粒细胞比例显著升高。		0.5 分
(4)胸片:双下肺斑片状影。		0.5 分
三、鉴别诊断	4 分	
1.慢性阻塞性肺疾病		1 分
2.肺结核		1 分
3.先天性肺囊肿		1 分
4.支气管肿瘤		1 分
四、进一步检查	5 分	
1.肝、肾功能、血型、肿瘤标志物		1 分
2.疾病原学检查(细菌培养+药物、痰涂片抗酸染色)		1.5 分
3.胸部高分辨率 CT 检查		1.5 分
4.必要时支气管镜检查		1 分
五、治疗原则	5 分	

（续表）

1.休息、吸氧、营养支持,必要时输血	1分
2.应用广谱抗生药+抗厌氧菌药物	1.5分
3.体位引流,应用祛痰药、支气管舒张药	1.5分
4.垂体后叶素、氨基乙酸等药物止血治疗	0.5分
5.必要时手术或支气管动脉栓塞	0.5分

试题编号5

病例摘要

　　男性,42岁,间断咳嗽、咳痰、痰中带血6年,咯血3小时。

　　患者6年前开始间断出现咳嗽。咳痰、痰量不多,为黏痰和脓性痰,有时痰中带血。2年前曾行胸部X线片检查示:"右上肺尖纤维素影及硬结灶,可见透亮区。"多次查痰抗酸杆菌阴性。给予抗感染及止血治疗的症状可好转。3小时前突然咯鲜红色血液,量约180ml,无发热、胸痛及呼吸困难,于急诊就诊。发病以来食欲、大小便及睡眠正常,体重无明显变化。8年前患右上肺结核,抗结核治疗1年后痊愈。否认高血压、心脏病、糖尿病史。无药物过敏史,无烟酒嗜好,否认遗传病家族史。

　　查体:T 36.8 ℃,P 80次/分,R 21次/分,BP 140/80 mmHg。脸结膜无苍白,浅表淋巴结未触及肿大,颈静脉无怒张,右上肺可闻及湿性啰音,心界不大,心率80次/分,律齐,未闻及心脏杂音,腹平软,肝脾肋下未触及,未见杵状指。

　　实验室检查:血常规 Hb 120 g/L,RBC 4.2×10^{12}/L,WBC 7.5×10^9/L,N 0.70,杆状核 0.05,Plt 255×10^9/L,胸部X线片:右上肺尖纤维素条影及硬结灶,可见数个囊状阴影,与3年前胸片比较无明显变化。

要求:根据以上病例摘要,请将初步诊断、诊断依据(两个以上诊断,应分别列出各自诊断依据,未分别列出扣分)、鉴别诊断、进一步检查与治疗原则写在答题纸上。

考试时间:15分钟

判分标准	总分22分	
一、初步诊断	3分	
1.支气管扩张		2分
2.右上肺陈旧性肺结核		1分
二、诊断依据(初步诊断错误,诊断依据不得分)	5分	
1.支气管扩张		3分
(1)间断咳嗽/咳痰,伴痰中带血。		1分
(2)本次大咯血。		0.5分
(3)查体:右上肺湿性啰音。		0.5分
(4)胸部X线片:右上肺尖纤维索条影及硬结灶,可见数个囊肿阴影。		1分
2.右上肺陈旧性肺结核		2分
(1)胸部X线片示右上肺尖纤维条影及硬结灶,较前无明显变化。		0.5分
(2)肺结核病史,多次痰查找抗酸杆菌阴性。		0.5分
三、鉴别诊断	4分	
1.支气管肺癌		2分

(续表)

2.肺脓肿(或特殊类型肺部感染)		2分
四、进一步检查	5分	
1.肝、肾功能,血糖,电解质,肿瘤标志物,血型		1分
2.胸部高分辨率CT。		1.5分
3.疾病原学检查(细菌培养+药敏、痰涂片抗酸染色)		1.5分
4.必要时支气管镜检查		1分
五、治疗原则	5分	
1.休息、吸氧、营养支持、必要时输血		1分
2.应用广谱抗生药+抗厌氧菌药物		1.5分
3.体位引流,应用祛痰药,支气管舒张药		1.5分
4.垂体后叶素、氨基乙酸等药物止血治疗		0.5分
5.必要时手术或支气管动脉栓塞		0.5分

试题编号6

病例摘要
男性,42岁,间断咳嗽、咳痰、痰中带血3年,咯血1小时。
患者2天前冲凉水澡后出现发热,体温最高达38.8 ℃。伴咳嗽,咳少量脓性痰。口服"感冒药"效果欠佳。2天前,上述症状加重,伴体寒、左侧胸痛,胸痛于咳嗽及深呼吸时加剧。自发病以来,精神。食欲较差,睡眠可,大小便正常,平素体健。否认传染病接触史。吸烟18年(6~10支/日),少量饮酒。否认遗传病家族史。
查体:T 39.5 ℃,P 98次/分,R 26次/分,BP 120/80 mmHg。急性热病容,口唇无发绀,左侧呼吸动度差,左下肺触觉震颤减弱,叩诊呈浊音。呼吸音减弱,余肺呼吸音清晰,双肺未闻及干湿性啰音和胸膜擦音。心界不大,心率98次/分,律齐,未闻及杂音,肝脾肋下未触及,双下肢无水肿。
实验室检查:血常规 Hb 145 g/L,RBC $5.0×10^{12}$/L,WBC $15.5×10^9$/L,N 0.90,Plt $269×10^9$/L,
胸部X线片:左下肺斑片状密度增高影,左侧肋膈角消失,上外呈外高内低弧形。

要求:根据以上病例摘要,请将初步诊断、诊断依据(两个以上诊断,应分别列出各自诊断依据,未分别列出扣分)、鉴别诊断、进一步检查与治疗原则写在答题纸上。

考试时间:15分钟		
判分标准	**总分22分**	
一、初步诊断	3分	
1.左下肺肺炎(仅答"肺炎"得1分)		2分
2.左侧类肺炎性胸腔积液		1分
二、诊断依据(初步诊断错误,诊断依据不得分)	5分	
1.左下肺肺炎		3分
(1)青年男性,急性起病,咳嗽,咳浓痰,伴发热。		1分
(2)白细胞总数和中性粒细胞比例明显增高。		1分

（续表）

（3）胸部 X 线片示左下肺片状密度增高影。		1分
2.左侧类肺炎性胸腔积液		2分
（1）左侧肺炎,伴胸痛(胸膜性胸痛)。		1分
（2）查体:左下胸腔积液体征(左侧呼吸运动度差,左下肺触觉震颤减弱,叩诊呈浊音,呼吸音减弱)。		0.5分
（3）胸部 X 线片示左侧胸腔积液。		0.5分
三、鉴别诊断	4分	
1.肺结核		1.5
2.肺囊肿		1.5分
3.脓胸		1分
四、进一步检查	5分	
1.病原学检查(痰培养+药敏试验,痰涂片抗酸染色,血培养)		2分
2.动脉血气分析		0.5分
3.胸水常规,生化、病原学检查。PPD 实验		1.5分
4.肝、肾功能,血电解质,血糖		0.5分
5.必要时胸部 CT,支气管镜检查		0.5分
五、治疗原则	5分	
1.休息、退热、止咳、营养支持		1分
2.静脉滴注广谱抗生素		2分
3.胸腔穿刺抽液(必要时闭式引流)		1.5分
4.防止并发症		0.5分

试题编号 7

病例摘要

女性,21 岁,发热伴腹痛、腹泻 3 天。

患者 3 天前中午在外就餐,当天晚上 7 点出现发热,体温 39.1 ℃ ~40.5 ℃,伴畏寒、寒战、全身不适,同时出现腹痛,呈阵发性,位于下腹和脐间,大便共 12 次,开始为稀便带黏液,量较多,后为脓便血,量少,伴有明显里急后重,无恶心、呕吐,自服黄连素 3 片/次,共服用 2 次,无好转。发病以来精神差,食欲下降,睡眠差,小便量少,既往体健,否认类似病发作史,否认慢性消化道疾病史。

查体:T 39.8 ℃,P 12.5 次/分,R 18 次/分,BP 118/78 mmHg。急性热病容。眼窝稍内陷,皮肤弹性差,未见出血点和皮疹,浅表淋巴结未触及肿大,巩膜无黄染,颈软,双肺未闻及干湿性啰音,心界不大,心率125 次/分,律齐,各瓣膜区未闻及杂音,腹平软,左下腹轻压痛,无肌紧张,反跳痛。肝脾肋下未触及,移动性浊音(−),肠鸣音 9 次/分,双下肢无水肿。神经系统检查(−)。

实验室检查:血常规示 Hb 120 g/L,WBC 13.5×10^{12}/L,N 0.75,Plt 269×10^{9}/L;粪常规镜检 WBC 45~50/HP,RBC 12~18/HP。

要求:根据以上病例摘要,请将初步诊断、诊断依据(两个以上诊断,应分别列出各自诊断依据,未分别列出扣分)、鉴别诊断、进一步检查与治疗原则写在答题纸上。

(续表)

考试时间:15分钟		
判分标准	总分22分	
一、初步诊断	3分	
急性细菌性痢疾		3分
二、诊断依据(初步诊断错误,诊断依据不得分)	5分	
1.急性发热、腹痛、腹泻伴有明显的里急后重,大便为黏液脓血便有在外就餐史		2分
2.急性热病容,高热。眼窝内陷有脱水表现,左下腹轻压痛,肠鸣音活跃		1分
3.白细胞总数及中性粒细胞比例增高,粪便镜检大量白细胞和红细胞		2分
三、鉴别诊断	4分	
1.其它感染性腹泻		1.5分
2.食物中毒		1.5分
3.急性阿米巴痢疾		1分
四、进一步检查	5分	
1.粪培养+药敏实验,粪找阿米巴		3分
2.血气电解质、血糖等		1分
3.动脉血气分析		1分
五、治疗原则	5分	
1.选择敏感抗菌药物		2分
2.补充电解质、液体;退热、解痉止痛等		2分
3.卧床休息,限制饮食,营养支持治疗,消化道隔离至粪培养连续两次阴性		1分

试题编号 8

病例摘要
男性,45 岁,咳嗽、咳痰 10 天。 　　患者 10 天前受凉后出现咳嗽。咳少量白黏痰,无发热、盗汗,无胸痛、咯血,呼吸困难,口服"头孢呋辛、克拉霉素"等抗感染治疗,无明显效果。行胸部 X 线片检查示:右肺下叶背段见不规则斑片状阴影,其内可见空洞,无液平。发病以来,大小便正常,体重下降约 3 kg。既往糖尿病史 5 年,口服降糖药治疗,空腹血糖波动于 7.2~8 mmol/L。否认高血压、心脏病病史。无药物过敏史,无烟酒嗜好,否认遗传病家族史。 　　查体:T 36.5 ℃,P 85 次/分,R 20 次/分 BP 120/75 mmHg。体形消瘦,皮肤巩膜无黄染,浅表淋巴结未触及肿大。双肺呼吸音粗糙,未闻及干、湿性啰音及胸膜摩擦音。心率 85 次/分,律齐,未闻及杂音,腹平软,肝脾肋下未触及,双下肢无水肿。 　　实验室检查:血常规示 Hb 125 g/L,RBC 7.0×10^{12}/L,N 0.75,L 0.24;ESR 73mm/h。
要求:根据以上病例摘要,请将初步诊断、诊断依据(两个以上诊断,应分别列出各自诊断依据,未分别列出扣分)、鉴别诊断、进一步检查与治疗原则写在答题纸上。

考试时间:15分钟	
判分标准	总分22分

（续表）

一、初步诊断	4分	
1.右下肺浸润性肺结核		3分
2.2型糖尿病		1分
二、**诊断依据**(初步诊断错误,诊断依据不得分未分别列出各自诊断依据,扣1分)	5分	
1.右下肺浸润性肺结核		4分
(1)青年男性,亚急性起病。		0.5分
(2)咳嗽、咳痰3周,抗生素治疗无效。体重下降。		1分
(3)糖尿病血糖控制不理想,为结核好发因素。		1分
(4)血常规正常,ESR显著增快。		0.5分
(5)胸部X线片:右上肺下叶背段(结核好发部位)。		1分
2.2型糖尿病:糖尿病病史,口服降糖药治疗,空腹血糖高。		1分
三、**鉴别诊断**	3分	
1.肺炎		1.5分
2.肺脓肿		1.5分
四、**进一步检查**	5分	
1.痰病原学检查(涂片抗酸染色、细菌培养+药敏)		1.5分
2.PPD皮试、结核抗体		1分
3.肝、肾功能,血糖、糖化血红蛋白		1.5分
4.胸部CT,必要时行支气管镜检查		1分
五、**治疗原则**	5分	
1.休息,加强营养支持治疗		1分
2.按"早期、联合、规律、全程、适量"的原则行抗结核治疗(仅答"抗结核治疗"得2分)		3分
3.积极治疗糖尿病		1分

试题编号9

病例摘要

男性,70岁,突发心悸伴气促3小时。

患者3小时前用力大便时突发心悸、气促,无胸痛,无咳嗽、咯血,送来急诊。既往有"急性广泛前壁心肌梗死"3年,保守治疗。否认糖尿病病史,吸烟30年,每天25支。无遗传病家族史。

查体:T 36.2 ℃,P 95次/分,R 25次/分,BP 110/70 mmHg。神志清楚,半卧位,口唇发绀,颈静脉未见充盈,甲状腺无肿大,双肺可闻及大量湿性啰音。心尖搏动位于左侧第五肋间锁骨中线外2 cm处,心率140次/分,律绝对不齐,未闻及心脏杂音。腹平坦,无压痛,肝脾未触及,移动性浊音(−)。双下肢无水肿。

实验室检查:入院后急查CK 250 U/L,CK-MB 18 U/L。

要求:根据以上病例摘要,请将初步诊断、诊断依据(两个以上诊断,应分别列出各自诊断依据,未分别列出扣分)、鉴别诊断、进一步检查与治疗原则写在答题纸上。

考试时间:15 分钟		
判分标准	总分 22 分	
一、初步诊断	4 分	
1.急性左心衰竭		1.5 分
2.冠心病(陈旧性广泛前壁心肌梗死心脏扩大)		1.5 分
3.快速心房颤动		1 分
二、诊断依据(初步诊断错误,诊断依据不得分未分别列出各自诊断依据,扣 1 分)	5 分	
1.急性左心衰竭		2.5 分
(1)陈旧性心肌梗死病史。		0.5 分
(2)用力排便后突发呼吸困难。		0.5 分
(3)半卧位,口唇发绀,双肺大量湿性啰音。		1 分
(4)心率 140 次/分。		0.5 分
2.冠心病,陈旧性广泛前壁心肌梗死,心脏扩大		1.5 分
(1)老年男性,有吸烟史。		0.5 分
(2)"广泛前壁心肌梗死"病史 3 年,心脏扩大。		0.5 分
(3)心肌坏死标记物正常。		0.5 分
3.快速心房颤动:心率 140 次/分,心律绝对不齐,短拙脉。		1 分
三、鉴别诊断	4 分	
1.心绞痛		1 分
2.主动脉夹层		1 分
3.急性肺栓塞		1 分
4.支气管哮喘		1 分
四、进一步检查	4 分	
1.BNP		1 分
2.心电图		1 分
3.血常规,动脉血气分析,血糖,肝,肾功能,血脂		1 分
4.胸部 X 线片,超声心电图		1 分
五、治疗原则	5 分	
1.坐位,双腿下垂,吸氧,控制液体入量		0.5 分
2.应用咖啡		1 分
3.应用快速利尿剂		1 分
4.应用血管扩张剂		1 分
5.应用洋地黄类药物		1 分
6.冠心病二级预防		0.5 分

试题编号 10

病例摘要

男性,65 岁,突发胸痛伴大汗、呕吐 1 小时。

患者 1 小时前与邻居发生口角,情绪激动时突发胸闷痛,持续 25 分钟,并向前肩部放射,自行含服硝酸甘油片未能缓解;随之出现气短、恶心、呕吐 3 次胃内容物,伴大汗。急来院就诊。既往有高血压 8 年,最高血压 185/115 mmHg。无肝病史。吸烟 25 年,每天 25~30 支,少量饮酒。否认高血压家族史。

查体:T 36 ℃,P 95 次/分,R 20 次/分,BP 160/90 mmHg。痛苦面容,口唇无发绀,浅表淋巴结未触及,甲状腺无肿大。双肺呼吸音清晰。心界不大,心率 95 次/分,律齐,$A_2 > P_2$,心音稍低,未闻及心脏杂音,腹平软,无压痛,肝脾未触及。双下肢无水肿。

实验室检查:入院即刻采血,肌钙蛋白测定阴性。

心电图:$V_3 \sim V_5$ 导联 ST 段弓背向上抬高 0.5mV。

要求:根据以上病例摘要,请将初步诊断、诊断依据(两个以上诊断,应分别列出各自诊断依据,未分别列出扣分)、鉴别诊断、进一步检查与治疗原则写在答题纸上。

考试时间:15 分钟

判分标准	总分 22 分	
一、初步诊断	4 分	
1.冠心病(0.5 分),急性前壁心肌梗死(2 分),心功能 I 级(killip 分级)(0.5 分)		3 分
2.高血压 3 级,很高危(只答高血压,扣 0.5 分)		1 分
二、诊断依据(初步诊断错误,诊断依据不得分未分别列出各自诊断依据,扣 1 分)	5 分	
1.冠心病,急性前壁心肌梗死,心功能 I 级(killip 分级)		4 分
(1)老年男性,急性发病,有高血压及吸烟史。		0.5 分
(2)情绪激动时发作胸痛,持续时间长,有放射痛,含服硝酸甘油后不缓解,伴恶心、呕吐及大汗。		2 分
(3)体查:痛苦面容,心音稍低。		0.5 分
(4)心电图:$V_3 \sim V_5$ 导联 ST 段抬高。		0.5 分
(5)心功能 1 级(killip 分级):双肺呼吸音清晰。		0.5 分
2.高血压 3 级,很高危		1 分
(1)高血压史 8 年,最高血压 185/115 mmHg,为 3 级。		0.5 分
(2)吸烟史,合并心肌梗死。		0.5 分
三、鉴别诊断	4 分	
1.心绞痛		1 分
2.急性肺栓塞		1 分
3.主动脉夹层		1 分
4.急性胆道疾病		1 分
四、进一步检查	4 分	
1.监测心肌坏死标记物及心电图变化		1 分

(续表)

2.肝、肾功能,电解质,血糖,血脂,动脉血气分析,凝血功能		1分
3.超声心动图		1分
4.胸部 X 线片,腹部 B 超		0.5分
5.必要时行冠状动脉造影		0.5分
五、治疗原则	5分	
1.卧床休息、吸氧、心电监护、低脂饮食、戒烟		1分
2.接触疼痛(如泌瑟啶、吗啡、硝酸酯类药物等)		0.5分
3.抗凝及抗血小板聚集药物治疗		1分
4.心肌再灌注治疗(静脉溶栓或冠状动脉介入治疗)		1分
5.长期降压治疗		0.5分
6.对症治疗		0.5分
7.冠心病二级预防		0.5分

试题编号 11

病例摘要

男性,62 岁,反复发作性胸痛 3 年。

患者 2 年来反复发作性胸骨后疼痛,呈压迫感,多因情绪激动或劳累诱发,每年发作 5~10 分钟,休息后自行缓解,无头晕、头疼,偶有腹胀、反酸,增到当地医院就诊,多次做心电图大致正常。患病以来,生活和活动如常,睡眠可,大小便正常,体重无变化。既往有糖尿病史,口服降糖药及控制饮食治疗。无药物过敏史。

查体:T 36.2 ℃,P 78 次/分,R 20 次/分,BP 130/80 mmHg。神志清楚,无颈静脉怒张,双侧颈部未闻及血管杂音。双肺呼吸音清晰,心界不大,心率 78 次/分,律齐,未闻及心脏杂音。腹平软,无压痛,肝脾未触及,双下肢无水肿,双侧足背动脉搏动对称。

实验室检查:CK 170 U/L,CK-MB 9 U/L,cTnT 0.02 ng/ml。空腹血糖 7.9 mmol/L。

要求:根据以上病例摘要,请将初步诊断、诊断依据(两个以上诊断,应分别列出各自诊断依据,未分别列出扣分)、鉴别诊断、进一步检查与治疗原则写在答题纸上。

考试时间:15 分钟

判分标准	总分 22 分	
一、初步诊断	4分	
1.冠心病(0.5 分),稳定型心绞痛(2 分),心功能Ⅰ级(NYHA)(0.5 分)		3分
2.Ⅱ型糖尿病		1分
二、诊断依据(初步诊断错误,诊断依据不得分未分别列出各自诊断依据,扣 1 分)	4分	
1.冠心病,稳定型心绞痛,心功能Ⅰ级(NYHA)		3.5分
(1)中年女性,有糖尿病史。		0.5分
(2)胸痛发作频率、程度、时限、诱发因素稳定。		1.5分
(3)心电图及心肌坏死标记物正常。		1分

（续表）

（4）心功能Ⅰ级:活动量不受限。		0.5 分
2.Ⅱ型糖尿病:有糖尿病史,空腹糖尿病增高		0.5 分
三、鉴别诊断	4 分	
1.急性心肌梗死		1.5 分
2.不稳定型心绞痛		1.5 分
3.胃食管反流病		1 分
四、进一步检查	5 分	
1.心电图负荷试验		1.5 分
2.超声心电图		1 分
3.血常规,血电解质,肝、肾功能,血脂检查		1 分
4.必要时行冠状动脉 CTA 或造影检查		0.5 分
5.胃镜		1 分
五、治疗原则	5 分	
1.去除诱因,糖尿病饮食,适度运动		0.5 分
2.使用长效硝酸酯、β受体阻滞剂、钙通道阻滞剂缓解疼痛		1.5 分
3.抗血小板聚集药物治疗		1 分
4.必要时行冠状动脉介入治疗		0.5 分
5 控制血糖		1 分
6.冠心病二级预防		0.5 分

试题编号 12

病例摘要
男性,52 岁,突发胸痛 2 小时。
患者 2 小时前无诱因突发胸骨后疼痛,伴大汗、恶心,紧急送往医院。途中突然无意识,无四肢抽搐,送诊医生立即给予胸外按压后意识恢复,胸痛持续不缓解。起病前精神尚可,饮食正常,睡眠稍差,大小便正常。2 年前体检发现血压升高,最高为 170/100 mmHg,未诊治,否认高血压家族史及猝死家族史。吸烟 25 年,每天 20 支。
查体:T 36.5 ℃,P 95 次/分,R 20 次/分,BP 118/75 mmHg。神志清楚,口唇无发绀,颈静脉无怒张,甲状腺无肿大,心率 95 次/分,律不齐,心音低钝,未闻及心脏杂音,无心包摩擦音,腹平软,无压痛,肝脾未触及,双下肢无水肿。
心电图:$V_1 \sim V_6$ 导联 ST 段弓背向上抬高 0.4 mV,并可见提前出现的宽大畸形的 QRS 波群,其未见 P 波,时有连续 3 个。
要求:根据以上病例摘要,请将初步诊断、诊断依据(两个以上诊断,应分别列出各自诊断依据,未分别列出扣分)、鉴别诊断、进一步检查与治疗原则写在答题纸上。
考试时间:15 分钟
判分标准　　　　　　　　　　　　　　　　　　　　　　　总分 22 分

(续表)

一、初步诊断	4分	
1.冠心病(0.5分),急性广泛性前壁心肌梗死、短阵室性心动过速、心功能Ⅰ级(killip 分级)(3分)		3.5分
2.高血压2级,很高危		0.5分
二、**诊断依据**(初步诊断错误,诊断依据不得分)	4分	
1.冠心病、急性广泛性前壁心肌梗死,短阵室性心动过速,短阵室性心动过速		3分
(1)中年男性,高血压、吸烟史。		0.5分
(2)突发胸痛那个,持续不缓解,心音低钝。		0.5分
(3)心电图:$V_1 \sim V_6$导联ST段弓背向上抬高0.4mV。		0.5分
(4)短阵室性心动过速:听诊心率不齐,心电图提示提前出现宽大畸形的QRS波群,其前未见P波,时有连续3个。		1分
(5)心功能Ⅰ级(killip分级):双肺呼吸音清晰。		0.5分
2.高血压2级,很高危		1分
(1)高血压史,血压最高为170/100 mmHg。		0.5分
(2)吸烟史,合并急性心肌梗死。		0.5分
三、鉴别诊断	4分	
1.急性心肌梗死		1分
2.主动脉夹层		1分
3.不稳定型心绞痛		1分
4.急性脑血管疾病		1分
四、进一步检查	5分	
1.监测心肌坏死标记物及心电图变化		2分
2.超声心电图,动态心电图		1分
3.头颅CT		0.5
4.胸部X线片		0.5
5.血脂,血糖,肝、肾功能、电解质、动脉血气分析、血常规检查		1分
五、治疗原则	5分	
1.绝对卧床,吸氧。心电监护,低脂饮食、戒烟		1分
2.解除疼痛(可使用硝酸脂类药物)		0.5分
3.抗凝及抗血小板聚集药物治疗		0.5分
4.心肌再灌注治疗(静脉溶栓或冠状动脉介入治疗)		1分
5.纠正心率失常		1分
6.长期降压治疗		0.5分
7.冠心病二级预防		0.5分

试题编号 13

病例摘要
女性,38 岁,车祸后胸痛,呼吸困难,咯血 1 小时。 　　患者 1 小时前在乘坐高速行驶的汽车时,因紧急刹车,右胸撞击在汽车的铁杆上,当即感到右胸撞击在汽车的铁杆上,当即感到右前胸疼痛难忍,呼吸困难,咯血数口,后呼吸困难逐渐加重,随即送来医院。既往体健。无手术、外伤史及药物过敏史。无传染病患者接触史。 　　查体:T 37.2 ℃,P 128 次/分,R 28 次/分,BP 95/60 mmHg。神志清楚,口唇发绀。气管明显向左侧偏移,颈、胸部可触及广泛握雪感。右胸廓膨隆,触痛明显,无骨擦感,叩诊呈鼓音,腹部平软,无压痛及反跳痛,肝脾未触及,肠鸣音正常。四肢活动正常,Babinski 征阴性。 　　胸部 X 线片:胸部皮下气肿明显,右肺被压缩于肺门,纵隔明显左移,肋骨未见骨折。双侧肋膈角明显。

要求:根据以上病例摘要,请将初步诊断、诊断依据(两个以上诊断,应分别列出各自诊断依据,未分别列出扣分)、鉴别诊断、进一步检查与治疗原则写在答题纸上。

考试时间:15 分钟	
判分标准	总分 22 分
一、初步诊断	5 分
1.右侧张力性气胸	4 分
2.右肺损伤	1 分
二、诊断依据(初步诊断错误,诊断依据不得分未分别列出各自诊断依据,扣 1 分)	5 分
1.右侧张力性气胸	4 分
(1)右胸外伤史,严重呼吸困难,口唇发绀。	1 分
(2)呼吸频率、心率显著增快。	1 分
(3)皮下气肿,右肺叩诊鼓音,呼吸音消失。	1 分
(4)胸部 X 线片:右侧气胸(右肺被完全压缩)。	1 分
2.右肺损伤	1 分
(1)胸部外伤史。	0.5 分
(2)咯血。	0.5 分
三、鉴别诊断	4 分
1.开放性气胸	2 分
2.自发性气胸	2 分
四、进一步检查	4 分
1.诊断性胸腔穿刺	2 分
2.病情平稳后行胸部 CT 检查	2 分
五、治疗原则	4 分
1.立即行右侧胸腔穿刺减压或闭式引流	1 分
2.使用抗生素防止感染	0.5 分

(续表)

3.镇痛		1分
4.保持呼吸道通畅,吸氧		1分
5.必要时开胸探查		0.5分

试题编号 14

病例摘要
女性,78岁。头晕5年,反复心悸2个月。
患者5年前间断与劳累后出现头晕,测血压升高,最高为190/85 mmHg,不规律服用减压药物,血压不平稳。2个月前无诱因反复出现心悸,伴胸闷,无晕厥及胸痛。发病以来饮食正常,入眠困难,大小便正常,否认冠心病、肝炎、肾病和肺部疾病史。无高血压家族史,吸烟40年,每天15支,少量饮酒。
查体:T 37.1 ℃,P 65次/分,R 20次/分,BP 185/80 mmHg。神志清楚,口唇发绀。甲状腺无肿大,双肺呼吸音清晰。心界不大,心率65次/分,律不齐,可闻及早搏,时呈二联律,心率正常,未闻及心脏杂音,无心包摩擦音,腹部平软,无压痛,肝脾未触及,双下肢无水肿。
心电图:可见提前出现的宽大畸形的QRS波,其前未见P波,时呈二联律。

要求:根据以上病例摘要,请将初步诊断、诊断依据(两个以上诊断,应分别列出各自诊断依据,未分别列出扣分)、鉴别诊断、进一步检查与治疗原则写在答题纸上。

考试时间:15分钟		
判分标准		**总分22分**
一、初步诊断	4分	
1.单纯收缩期高血压		3分
2.室性期前收缩		1分
二、诊断依据(初步诊断错误,诊断依据不得分未分别列出各自诊断依据,扣1分)	4分	
1.单纯收缩期高血压		2.5分
(1)老年男性,吸烟史。		1分
(2)有头晕		0.5分
(3)仅收缩压增高		1分
2.频发室性期前收缩		1.5分
(1)高血压史,心悸伴胸闷。		0.5分
(2)听诊心率不齐,可闻及早搏,时呈二联律。		0.5分
(3)心电图可见提前出现的宽大畸形的QRS,其前未见P波,时呈二联律。		0.5分
三、鉴别诊断	4分	
1.冠心病		1分
2.脑血管病		1分
3.慢性心力衰竭		1分
4.继发性高血压		1分
四、进一步检查	5分	
1.动态心电图		1分

(续表)

2.超声心电图		1分
3.胸部X线片,腹部B超		1分
4.血糖,血电解质,肝、肾功能,血常规,尿常规		1分
5.头颅CT		1分
五、治疗原则	5分	
1.戒烟酒、低钠盐饮食		1分
2.长期降压治疗		1.5分
3.纠正心率失常		1.5分
4.调整睡眠		1分

试题编号15

病例摘要

男性,35岁。劳累后胸闷,气短1年,夜间不能平卧半个月。

患者1年前开始劳累后感胸闷、气促,休息片刻能缓解,日常工作和生活不受影响,未重视。近半个月来"感冒"后稍活动感胸闷、气促,伴心悸,夜间不能平卧,时有夜间憋醒,无发热,既往有反复上呼吸道感染史,无烟、酒嗜好,无遗传病家族史。

查体:T 36.8 ℃,P 100次/分,R 18次/分,BP 125/70 mmHg。皮肤未见出血点或皮疹,巩膜无黄染,口唇轻度发绀,浅表淋巴结未触及,甲状腺无肿大,双肺可闻及少量湿性啰音。心尖向左下扩大,心率108次/分,可闻及奔马律,A$_2$减弱,胸骨左缘第3肋间可闻及舒张期高调递减型叹气样杂音,向心尖部传导,心间部可闻及舒张中期低调是隆隆样杂音,局限,腹软,无压痛,肝脾未触及,移动性浊音(-),下肢无水肿,可触及水冲脉。

要求:根据以上病例摘要,请将初步诊断、诊断依据(两个以上诊断,应分别列出各自诊断依据,未分别列出扣分)、鉴别诊断进一步检查与治疗原则写在答题纸上。

考试时间:15分钟

判分标准	总分22分	
一、初步诊断	4分	
1.风湿性心脏病		0.5分
2.二尖瓣狭窄		1分
3.主动脉瓣关闭不全		1分
4.心脏扩大		0.5分
5.心功能Ⅲ级(NYHA分级)		1分
二、诊断依据(初步诊断错误,诊断依据不得分)	5分	
1.青年男性,起病缓、病程长		0.5分
2.劳累后胸闷、气促		0.5分
3.口唇轻度发绀,心脏听诊可闻及杂音		1分
4.有反复上呼吸道感染史,考虑为风湿性心脏病		0.5分

(续表)

5.二尖瓣狭窄、主动脉瓣关闭不全:心尖部可闻及舒张中期低调的隆隆样杂音,符合二尖瓣狭窄。A_2减弱,胸骨左缘第3肋间可闻及高调递减型舒张期叹气样杂音,向心尖部传导,符合主动脉瓣关闭不全		1分
6.心尖向左下扩大		0.5分
7.心功能3级:稍活动感胸闷、气促伴心悸,夜间呼吸困难		1分
三、鉴别诊断	4分	
1.先天性心脏病		1分
2.心肌炎		1分
3.心肌病		1分
4.支气管哮喘		1分
四、进一步检查	4分	
1.超声心电图		1.5分
2.心电图、胸部X线片		1分
3.血沉,抗"O",病毒抗体		0.5分
4.血糖,肝、肾功能,电解质,血脂		0.5分
5.肺功能检查		0.5分
五、治疗原则	5分	
1.休息,低钠盐饮食,控制液体入量		1分
2.纠正心功能不全:利尿剂,血管扩张剂,必要时使用强心药		2分
3.必要时行心脏瓣膜外科手术		1分
4.预防上呼吸道感染		1分

试题编号 16

病例摘要
女性,36岁。阵发性上腹痛8年,伴呕吐6天。
患者8年来无明显诱因出现阵发性上腹痛,于夜间发作上腹痛缓解,进食后上腹痛缓解。6天来上腹痛再发,进食后自觉腹胀加重,伴反复呕吐,呕吐物为大量酸臭宿食。排便量少,发病以来,体重无明显变化。
查体:T 36.0 ℃,P 76次/分,R 18次/分,BP 120/60 mmHg。皮肤巩膜无黄染,心肺查体无异常,上腹膨隆,腹软,剑突下压痛,无反跳痛,未触及包块。肝脏肋下未触及,MurpHy 征阴性。移动性浊音阴性,肠鸣音4次/分。
实验室检查:血常规示 Hb 120 g/L,WBC $6.7×10^9$/L,N 0.79,Plt $152×10^9$/L;粪常规未见异常。
要求:根据以上病例摘要,请将初步诊断、诊断依据(两个以上诊断,应分别列出各自诊断依据,未分别列出扣分)、鉴别诊断、进一步检查与治疗原则写在答题纸上。

考试时间:15分钟		
判分标准	总分 22分	
一、初步诊断	4分	

（续表）

1.幽门梗阻	2分
2.十二指肠溃疡(答"消化性溃疡"扣0.5分)	2分
二、诊断依据(初步诊断错误,诊断依据不得分;未分别列出各自诊断依据,扣1分)	4分	
1.幽门梗阻	2分
(1)长期阵发性上腹痛,近日症状再发。	1分
(2)餐后腹胀并呕吐大量酸臭宿食。	1分
2.十二指肠溃疡	2分
(1)青年患者,慢性病程,反复发作。	0.5分
(2)规律性上腹痛(以夜间饥饿痛为主,进食可缓解),体重无变化。	1分
(3)剑突下压痛。	0.5分
三、鉴别诊断	3分	
1.胃癌	1分
2.肠梗阻	1分
3.胆石病、胆囊炎	1分
四、进一步检查(答出"上消化道X线钡餐造影"扣2分)	5分	
1.胃镜及活组织病理检查	2分
2.腹部B超或CT,立位腹部X线平片	1.5分
3.血电解质及动脉血气分析,肝、肾功能,肿瘤标志物	1分
4.择期幽门螺杆菌检测	0.5分
五、治疗原则	6分	
1.休息,支持治疗,维持水电解质及酸碱平衡	1.5分
2.禁食水、胃肠减压	1.5分
3.静脉应用抑酸剂(H_2受体拮抗剂、质子泵抑制剂)	1.5分
4.必要时手术治疗	1分
5.若有Hp感染,择期行根除幽门螺杆菌治疗(PPI、铋制剂+二种以上抗菌药物)	0.5分

试题编号17

病例摘要

男性,36岁。突发上腹部剧痛6小时。

患者6小时前午餐后突然出现上腹部"刀割"样剧痛,伴恶心、呕吐,放射到右下腹,伴心悸及全身出冷汗,服止痛药缓解。发病以来未进饮食,无排尿、排便,既往有十二指肠溃疡病史5年,未正规治疗,无药物过敏史及手术、外伤史、无烟酒嗜好。

查体:T 37.9 ℃,P 116次/分,R 25次/分,BP 130/80 mmHg。神志清楚,痛苦面容,屈曲体位,浅表淋巴结未触及肿大,巩膜无黄染。口唇无发绀,心肺检查未见异常,腹式呼吸消失,板样腹,上腹及右下腹明显压痛、反跳痛,肝脏触诊不满意,肝浊音界消失,移动性浊音(+),肠鸣音消失。

实验室检查:血常规示 Hb 130 g/L,WBC 12.0×10^9/L,N 0.85,Plt 235 ×10^9/L;粪常规未见异常。

(续表)

要求:根据以上病例摘要,请将初步诊断、诊断依据(两个以上诊断,应分别列出各自诊断依据,未分别列出扣分)、鉴别诊断进一步检查与治疗原则写在答题纸上。		
考试时间:15 分钟		
判分标准	总分 22 分	
一、初步诊断	4 分	
1.急性弥漫性腹膜炎		1 分
2.十二指肠溃疡穿孔(答"消化性溃疡穿孔"扣 1 分)		3 分
二、诊断依据(初步诊断错误,诊断依据不得分;未分别列出各自诊断依据,扣 1 分)	4 分	
1.急性弥漫性腹膜炎:		
(1)体温 37.9 ℃,腹式呼吸消失,板样腹,上腹及右下腹均有压痛、反跳痛,肠鸣音消失。		1 分
(2)WBC 总数及中性粒细胞比例增高。		1 分
2.十二指肠溃疡穿孔:		
(1)餐后突然出现上腹部"刀割"样剧痛,伴恶心、呕吐,疼痛向右下腹放射		0.5 分
(2)十二指肠溃疡多年,未正规治疗。		1 分
(3)查体:肝浊音界消失。		0.5 分
三、鉴别诊断	3 分	
1.急性阑尾炎		1 分
2.急性胆囊炎		1 分
3.急性胰腺炎		1 分
4.急性肠梗阻	5 分	
四、进一步检查	2 分	
1.立位腹部 X 线平片。		1.5 分
2.腹部 CT 或 B 超。		1 分
3.血、尿常规检查。		0.5 分
4.诊断性腹腔穿刺。	6 分	
五、治疗原则		1.5 分
1.禁饮食,胃肠减压。		1.5 分
2.支持治疗:补液,纠正水电解质平衡紊乱,应用抗生素抗感染治疗。		1.5 分
3.急症手术治疗。		1 分

试题编号 18

病例摘要		
男性,50 岁。右上腹胀痛伴乏力 1 年。 患者于 1 年前开始出现右上腹胀痛,向背部放射,伴乏力,下午及劳累后明显。食欲尚可,无发热、厌油腻食物等不适,体重变化不大。有乙型肝炎病史 13 余年,未规范治疗。 查体:T 36.5 ℃,P 88 次/分,R 18 次/分;BP 130/80 mmHg。皮肤巩膜无黄染,未见蜘蛛痣。浅表淋巴结未触及肿大。心肺检查未见异常。未见腹壁静脉曲张,腹软。肝肋下可触及质硬,边缘不规则,触痛(+);上界位于右锁骨中线第 5 肋间,脾肋下 2 cm。腹部叩诊呈鼓音,移动性浊音(-)。 实验室检查:血常规示 Hb 120 g/L,WBC 4.1×10^9/L,Plt 106×10^9/L;AFP 637 ng/ml,CEA 2.5 ng/ml。 腹部 B 超:肝右后叶内可见一直径 7 cm 中等偏低回声肿块,边界尚清,肝内外胆管无扩张。		
要求:根据以上病例摘要,请将初步诊断、诊断依据(两个以上诊断,应分别列出各自诊断依据,未分别列出扣分)鉴别诊断、进一步检查与治疗原则写在答题纸上。		
考试时间:15 分钟		
判分标准	总分 22 分	
一、初步诊断	5 分	
1.原发性肝癌(仅答"肝癌"扣 1 分)		4 分
2.乙型肝炎肝硬化		1 分
二、诊断依据(初步诊断错误,诊断依据不得分;未分别列出各自诊断依据,扣 1 分)	5 分	
1.原发性肝炎		4 分
(1)乙肝病史多年,肝区胀痛伴乏力 1 年。		1 分
(2)肝大、质硬、边缘不规则。		1 分
(3)B 超发现肝脏有单个实性占位。		1 分
(4)血清 AFP 上升。		1 分
2.乙型肝炎肝硬化		1 分
(1)乙肝病史,乏力。		0.5 分
(2)脾大,肝质硬。	0.5 分	
三、鉴别诊断	3 分	
1.转移性肝癌		1.5 分
2.肝脓肿或肝囊肿		0.5 分
3.肝包虫病		0.5 分
四、进一步检查	3 分	
1.肝功能及乙肝病毒标志物检测		1 分
2.腹部增强 CT 或 MRI		1 分
3.血管造影或核素肝扫描		1 分
五、治疗原则	5 分	
1.手术治疗(肝占位切除)或介入治疗(介入化疗、栓塞)		3 分
2.放射治疗		1 分

(续表)

3.免疫治疗或中医中药治疗		1分

试题编号 19

病例摘要

男性,62岁。持续性上腹痛1天,伴发热、少尿3小时。

患者于昨天进油腻食物后出现上腹部持续性剧烈疼痛,疼痛剧烈,不能平卧,服用"酵母片"及"颠茄"无缓解。近3小时感发热,尿量不足50 ml。既往曾患胆石病多年,间断口服药物治疗。

查体:T 38.8 ℃,P 108次/分,R 26次/分,BP 85/60 mmHg。神志恍惚,四肢皮温低,巩膜黄染,浅表淋巴结未触及。肺肝界于右锁骨中线第6肋间,双肺听诊无异常,心率108次/分,律齐。腹部膨隆,腹肌紧张,全腹有压痛及反跳痛,肝脾触诊不满意,移动性浊音阳性,肠鸣音减弱。

实验室检查:血常规示 Hb 122 g/L,RBC 4.0×10⁹/L,WBC 19.5×10⁹/L,N 0.90,Plt 250×10⁹/L。CK-MB 20 U/L,TnT 0.01 ng/ml。

腹部B超:胆囊多发性结石,胆管扩张。胰腺肿大,弥漫性低回声改变,腹腔积液。

要求:根据以上病例摘要,请将初步诊断、诊断依据(两个以上诊断应分别列出各自诊断依据,未分别列出扣分)鉴别诊断、进一步检查与治疗原则写在答题纸上。

考试时间:15分钟

判分标准	总分22分	
一、初步诊断	3分	
1.重症急性胰腺炎(答出"急性胰腺炎"得1.5分)		2.5分
2.胆石病		0.5分
二、诊断依据(初步诊断错误,诊断依据不得分;未分别列出各自诊断依据,扣1分)	6分	
1.重症急性胰腺炎		5.5分
(1)老年患者,急性病程。既往有胆石病史。		0.5分
(2)进油腻食物后出现剧烈的持续性上腹部疼痛,伴发热及少尿。		1分
(3)体温达38.8 ℃,脉搏加速,呼吸急促,血压下降。四肢皮温低,全腹压痛及反跳痛,肌紧张,腹水征阳性,肠鸣音减弱。		1.5分
(4)血淀粉酶升高,WBC总数及中性粒细胞比例均增高,心肌坏死标记物正常。		1.5分
(5)腹部B超:胆囊多发结石,胆管扩张,胰腺肿大,弥漫性低回声改变,腹腔积液。		1分
2.胆石病:既往病史及腹部B超检查所见		0.5分
三、鉴别诊断	3分	
1.消化性溃疡穿孔		1分
2.急性肠梗阻		1分
3.急性心肌梗死		1分
四、进一步检查	4分	
1.血脂肪酶,监测血、尿淀粉酶,腹水淀粉酶测定		1分
2.肝、肾功能,血胆红素,电解质(尤其血钙)及动脉血气分析		1分

（续表）

3.腹部 CT		1分
4.立位腹部 X 线平片		0.5分
5.心电图		0.5分
五、治疗原则	6分	
1.重症监护,禁食、胃肠减压		1分
2.扩容、补液,营养支持疗法,维持水电酸碱平衡		1分
3.合理应用抗生素		1分
4.抑制胰腺外分泌及胰酶活性,如药物应用抑酸剂、生长抑素等		1分
5.酌情考虑内镜治疗		1分
6.中医中药治疗及对症治疗(镇痛解痉)		0.5分
7.可酌情考虑外科治疗		0.5分

试题编号 20

病例摘要

男性,48 岁。持续性上腹痛 8 小时。

患者 8 小时前无明显诱因突发上腹痛,为持续性,向背部放射,口服"速效救心丸"症状无缓解,无发热、呕吐。发病后排成形便 1 次。2 年前查体发现血脂异常,未治疗。

查体:T 36.5 ℃,P 80 次/分,R 20 次/分,BP 110/70 mmHg。痛苦面容,皮肤巩膜无黄染,双肺未闻及干湿性啰音。心率 80 次/分,律齐,各瓣膜区未闻及杂音,腹软,脐上偏左压痛,无反跳痛及肌紧张,未触及包块,肝脾肋下未触及,Murphy 征阴性,移动性浊音阴性。肠鸣音正常,未闻及腹部血管杂音。

实验室检查:血常规示 Hb 140 g/L,WBC $10.2×10^9$/L,N 0.84,Plt $200×10^9$/L;血淀粉酶 308 U/dL。

要求:根据以上病例摘要,请将初步诊断、诊断依据(两个以上诊断应分别列出各自诊断依据,未分别列出扣分)、鉴别诊断、进一步检查与治疗原则写在答题纸上。

考试时间:15 分钟

判分标准	总分 22 分	
一、初步诊断	3分	
急性胰腺炎(或轻度急性胰腺炎)		3分
二、诊断依据(初步诊断错误,诊断依据不得分;未分别列出各自诊断依据,扣1分)	5分	
1.中年患者,急性起病,既往血脂异常		1分
2.持续性上腹痛,向背部放射		1.5分
3.查体:腹软,左上腹压痛,无反跳痛及肌紧张,Murphy 征阴性,肠鸣音正常		1.5分
4.血淀粉酶升高		1分
三、鉴别诊断	4分	
1.消化性溃疡穿孔		1分
2.胆石病、胆囊炎		1分
3.急性肠梗阻		1分

(续表)

4.冠心病		1分
四、进一步检查	5分	
1.血电解质(尤其血钙),肝肾功能,动脉血气分析		1分
2.监测血、尿淀粉酶,血脂肪酶		1分
3.腹部 B 超、腹部 CT 检查		1分
4.立位腹部 X 线平片检查		1分
5.心电图,心肌坏死标记物		1分
五、治疗原则	5分	
1.禁食、水,胃肠减压,卧床休息		1.5分
2.支持治疗,维持水电解质及酸碱平衡		1分
3.抑制胰腺外分泌及胰酶活性,如抑酸剂、生长抑素等		1.5分
4.合理应用抗生素		0.5分
5.中医中药治疗及对症治疗(解痉止痛)		0.5分

试题编号 21

病例摘要

女性,23 岁。间断腹泻、腹痛 2 年,伴发热、血便 1 周。

患者 2 年前开始,无明显诱因反复腹泻,排便 4~5 次/日,未黄稀便,时有下腹痛及排便不尽感,未系统诊治。近 1 周上述症状复发,大便为黄稀便中混有鲜血或鲜血便,每日排便 6~8 次,伴发热(体温最高达 39 ℃)、左下腹痛,口服"左氧氟沙星及黄连素"无缓解。发病以来,食欲减退,小便正常,体重减轻约 5 kg。既往有关节炎史。

查体:T 38.8 ℃,P 106 次/分,R 18 次/分,BP 100/60 mmHg。贫血貌,巩膜无黄染,浅表淋巴结未触及。双肺查体未见异常,心率 106 次/分,律齐。腹软,左下腹压痛(+),无反跳痛,肝脏未触及,肠鸣音活跃。双下肢无水肿。

实验室检查:血常规示 Hb 86 g/L,RBC 2.9×10^{12}/L,WBC 12.9×10^9/L,N 0.87,Plt 380×10^9/L。粪常规:镜检 WBC 5~15/HP,RBC 满视野/HP,潜血阳性。

要求:根据以上病例摘要,请将初步诊断、诊断依据(两个以上诊断应分别列出各自诊断依据,未分别列出扣分)、鉴别诊断、进一步检查与治疗原则写在答题纸上。

考试时间:15 分钟

判分标准	总分 22 分	
一、初步诊断	3分	
溃疡性结肠炎(重型)(答出"溃疡性结肠炎"扣1分)		3分
二、诊断依据(初步诊断错误,诊断依据不得分)	5分	
1.青年女性,慢性病程。既往有关节炎史		1分
2.间断腹泻(此次发病每日大便超过 6 次)、便血、左下腹痛、发热,抗菌药物治疗无效		1.5分

(续表)

3.脉率增快,左下腹压痛(+)		0.5分
4.血常规:中度贫血,WBC及中性粒细胞比例均增高,Plt 380×10⁹/L;粪常规:镜检WBC 5~15/HP,RBC满视野/HP,潜血阳性		2分
三、鉴别诊断	3分	
1.慢性细菌性痢疾		1分
2.克罗恩病		1分
3.肠阿米巴病		1分
四、进一步检查	5分	
1.结肠镜及活组织病理检查		1.5分
2.粪便病原学检查		1.5分
3.肝肾功能、血白蛋白、电解质及动脉血气分析		1分
4.血沉、C反应蛋白、自身抗体		1分
五、治疗原则	6分	
1.限制饮食,休息,维持水、电解质、酸碱平衡		1分
2.营养支持		1分
3.静脉应用糖皮质激素		2分
4.应用氨基水杨酸制剂		1分
5.酌情应用免疫抑制剂		0.5分
6.保守治疗无效可酌情手术治疗		0.5分

试题编号 22

病例摘要
女性,41岁。腹胀、乏力、消瘦4个月。
患者4个月前开始出现腹胀、乏力,近2个月偶有右侧腹部隐痛。发病以来食欲减退,逐渐消瘦,无鲜血便,但有时大便色黑,小便正常,体重下降约5 kg,既往体健,月经规律,量正常。无烟酒嗜好,无遗传病家族史。
查体:T 36.4 ℃,P 88次/分,R 22次/分,BP 120/70 mmHg。贫血貌,睑结膜和口唇略苍白。双肺未闻及干湿性啰音,心界不大,心率88次/分,律齐。腹平软,肝脾肋下未触及,右侧腹扪及一纵行肿块,无压痛,活动度小,移动性浊音(−),肠鸣音正常。直肠指诊未见异常。
实验室检查:血常规示Hb 90 g/L,RBC 3.5×10¹²/L,WBC 4.5×10⁹/L,N 0.68,Plt 210×10⁹/L;大便隐血阳性;尿常规(−)。
要求:根据以上病例摘要,请将初步诊断、诊断依据(两个以上诊断,应分别列出各自诊断依据,未分别列出扣分)、鉴别诊断、进一步检查与治疗原则写在答题纸上。

考试时间:15分钟		
判分标准		
一、初步诊断	4分	
结肠癌		4分

(续表)

二、**诊断依据**(初步诊断错误,诊断依据不得分)	4分	
1.腹胀伴乏力,右侧腹部隐痛,体重下降		2分
2.右侧腹部扪及纵行肿块		1分
3.大便潜血阳性		1分
三、**鉴别诊断**	3分	
1.炎症性肠病		1分
2.阑尾周围脓肿		1分
3.肠结核		1分
四、**进一步检查**	6分	
1.结肠镜及活组织病理检查(答出"X线钡剂造影"扣1分)		2分
2.腹部B超或CT		1.5分
3.血清癌胚抗原(CEA),PPD试验		1.5分
4.胸部X线		1分
五、**治疗原则**	5分	
1.结肠癌根治性手术		1分
2.化疗		2分
3.其他治疗,如免疫治疗、分子靶向治疗		1分
4.必要时输血		1分

试题编号 23

病例摘要
男性,58 岁。大便带血及黏液 5 个月。
患者 5 个月前开始无明显诱因出现大便带少量鲜血,血附于大便表面,并带有黏液,当时未就诊,自行外用"痔疮膏"未见好转。症状逐渐加重,出现排便不尽感。发病以来进食正常,体重下降约 2 kg。既往体健,无胃病史,无高血压、肝病和心脏病病史。无烟酒嗜好。无遗传病家族史。
查体:T 36.5 ℃,P 88 次/分,R 20 次/分,BP 135/85 mmHg。睑结膜苍白,双肺未闻及干湿性啰音。心界不大,心率 88 次/分,律齐。腹平软,无压痛,肝肋下未触及,移动性浊音(−),肠鸣音正常。直肠指诊:膝胸位,齿状线上方 2 cm 直肠后壁扪及菜花样肿物,指套表面有血和黏液。
实验室检查:血常规示 Hb 120 g/L,WBC 7.5×10^9/L,N 0.68,Plt 290 ×10^9/L,粪隐血强阳性。尿常规(−)。
要求:根据以上病例摘要,请将初步诊断、诊断依据(两个以上诊断,应分别列出各自诊断依据,未分别列出扣分)、鉴别诊断、进一步检查与治疗原则写在答题纸上。
考试时间:15 分钟

判分标准	总分 22 分	
一、**初步诊断**	4分	
直肠癌		4分

（续表）

二、诊断依据(初步诊断错误,诊断依据不得分)	4分	
1.中年男性,大便带血及黏液,体重下降		1分
2.直肠指诊:齿状线上方约2 cm可扪及菜花样肿物		2分
3.便潜血强阳性		1分
三、鉴别诊断	4分	
1.痔		1分
2.炎症性肠病		1分
3.结肠癌		1分
4.直肠息肉		1分
四、进一步检查	5分	
1.结肠镜检查及活组织病理检查		3分
2.血清癌胚抗原(CEA)		1分
3.腹部B超或CT		1分
五、治疗原则	5分	
1.根治性手术治疗		2分
2.化疗		1分
3.放疗		1分
4.其他治疗:如免疫治疗等		1分

试题编号 24

病例摘要
女性,35岁。转移性右下腹痛40小时。 　　患者48小时前出现上腹及脐周胀痛,伴恶心、呕吐2次,呕吐物为胃内容物。自服"止痛药"后症状无明显缓解。发病8小时后腹痛转移至右下腹部,伴发热、腹胀。既往体健,月经正常,无痛经史。 　　查体:T 39.6 ℃,P 100次/分,R 20次/分,BP 120/70 mmHg。心肺查体未见异常。下腹部有压痛、反跳痛及肌紧张,以右下腹为重,移动性浊音阴性,肠鸣音减弱。 　　实验室检查:血常规示 Hb 130 g/L,WBC 14.5×10⁹/L,N 0.90,Plt 220×10⁹/L。

要求:根据以上病例摘要,请将初步诊断、诊断依据(两个以上诊断,应分别列出各自诊断依据,未分别列出扣分)、鉴别诊断、进一步检查与治疗原则写在答题纸上。	
考试时间:15分钟	
判分标准	总分22分
一、初步诊断	4分
1.急性化脓性阑尾炎(答"急性阑尾炎"扣1分)	3分
2.局限性腹膜炎	1分

(续表)

二、**诊断依据**(初步诊断错误,诊断依据不得分未分别列出各自诊断依据,扣1分)	5分	
1.急性化脓性阑尾炎		
(1)患者为青年女性,转移性右下腹痛,急性起病。		1分
(2)体温39.6 ℃,下腹部有压痛。		1分
(3)WBC及中性粒细胞比例增高。		1分
2.局限性腹膜炎:下腹部有压痛、反跳痛及肌紧张,以右下腹为著		2分
三、**鉴别诊断**	4分	
1.消化性溃疡穿孔		1分
2.右输卵管结石		1分
3.急性肠梗阻		1分
4.右输卵管异位妊娠破裂或卵巢囊肿蒂扭转		1分
四、**进一步检查**	4分	
1.尿常规、粪常规		1分
2.立位腹部X线平片		1.5分
3.腹部B超及妇科B超		1.5分
五、**治疗原则**	5分	
1.禁食,维持水、电解质及酸碱平衡		1分
2.急诊症阑尾切除术		2分
3.抗感染治疗		2分

试题编号 25

病例摘要
男性,50岁。大便时肛门肿物脱出2年。
患者2年前开始每于大便干燥时排便引起肛门小肿物脱出,伴有鲜血滴出,无疼痛,脱出物便后可自行回纳。近3个月来肛门脱出肿物逐渐增大,便后不能自行完全回纳,常常需用手回纳。发病以来,经常便秘,睡眠好,体重无明显减轻。
查体:T 36.7 ℃,P 78次/分,R 18 次/分,BP 110/70 mmHg。心、肺、腹部检查未见异常。肛门直肠检查:膝胸位,肛门1、5、9点处可见肿物脱出,肿物突出于黏膜,质软,呈暗红色,挤压可变形。肛门未见皮肤裂口。直肠指诊:肛门括约肌松弛,直肠黏膜光滑,指套表面可见新鲜血迹。
实验室检查:血常规示 Hb 126 g/L,WBC 6.4×10^9/L,N 0.68,Plt 225 ×10^9/L。
要求:根据以上病例摘要,请将初步诊断、诊断依据(两个以上诊断,应分别列出各自诊断依据,未分别列出扣分)、鉴别诊断、进一步检查与治疗原则写在答题纸上。
考试时间:15分钟

（续表）

判分标准	总分22分	
一、初步诊断	4分	
内痔		3分
脱出		1分
二、诊断依据(初步诊断错误,诊断依据不得分)	5分	
1.大便时肛门肿物脱出伴便血,无疼痛		1分
2.便后脱出物可自行或手回纳		1分
3.脱出肿物膝胸位在肛门1、5、9点处		1分
4.直肠指诊:肛门括约肌松弛,直肠黏膜光滑,指套表面可见鲜血		1分
5.肿物突出于黏膜,质软,呈暗红色,挤压可变性		1分
三、鉴别诊断	4分	
1.直肠癌		1分
2.直肠息肉		1分
3.直肠脱垂		1分
4.血栓性外痔		1分
四、进一步检查	3分	
1.直肠镜		2分
2.粪常规、血CEA		1分
五、治疗原则	6分	
1.保持大便通畅,防治便秘和腹泻		1分
2.肛管内应用药物		1分
3.硬化剂注射疗法、红外线凝固疗法等		2分
4.必要时手术治疗(胶圈套扎、痔单纯切除术等)		2分

试题编号 26

病例摘要

　　女性,23岁,肛门部疼痛、出血间歇发作3年。

　　患者3年前开始经常出现便秘,每当大便干燥期间,排便时肛门部疼痛,手纸上常带线状血迹,便后疼痛暂时减轻,数分钟后反而加剧,排便通畅后即好转。既往体健,月经正常。

　　查体:T 36.5 ℃,P 80次/分,R 20次/分,BP 110/70 mmHg。体型瘦弱,睑结膜无苍白。心、肺、腹部查体未见异常。肛门检查:膝胸位6点处可见肛管皮肤裂口。边缘增厚,肉芽暗红色;裂口近端肛乳头水肿、肥大。远端皮肤形成袋状皮垂突出于肛门外。因患者肛门部疼痛剧烈,未做直肠指诊。

要求:根据以上病例摘要,请将初步诊断、诊断依据(两个以上诊断,应分别列出各自诊断依据,未分别列出扣分)、鉴别诊断、进一步检查与治疗原则写在答题纸上。

考试时间:15分钟

(续表)

判分标准	总分22分	
一、初步诊断	4分	
肛裂		4分
二、诊断依据(初步诊断错误,诊断依据不得分)	5分	
1.青年女性,体型瘦弱		1分
2.典型临床表现:肛门部疼痛、便秘、出血		2分
3.肛门检查:可见肛裂、前哨痔、肛乳头肥大,即肛裂"三联征"		2分
三、鉴别诊断	4分	
1.痔		1.5分
2.炎症性肠病		1.5分
3.直肠肛管肿瘤		1分
四、进一步检查	4分	
1.直肠指诊		1分
2.直肠镜检查		1分
3.血、粪常规		1分
4.必要时进行活组织检查		1分
五、治疗原则	5分	
1.口服缓泻剂或石蜡油纠正便秘;增加纤维性食物、多饮水,保持大便通畅		2分
2.便后高锰酸钾坐浴,保持局部清洁		1分
3.局部麻醉后扩肛		1分
4.必要时可行肛裂切除术等		1分

试题编号 27

病例摘要
男孩,3岁,右侧腹股沟可复性包块2年。 患者2年前哭闹时发现右腹股沟处隆起包块,平卧后包块消失。1年来,包块逐渐增大,每于哭闹或咳嗽时出现,未予治疗。发病以来饮食、大小便及睡眠均正常,体重未下降。无遗传病家族史。 查体:T 36.2 ℃,P 88次/分,R 20次/分,BP 90/60 mmHg。双肺未闻及干湿性啰音,心界不大,心率88次/分,律齐,未闻及杂音。腹平软,无压痛,肝脾肋下未触及,移动性浊音(-),肠鸣音活跃。右腹股沟区可见约4 cm×3 cm"梨形"包块,平卧后按压包块,包块可消失。按住腹股沟韧带中点上方1.5 cm处,让患儿站立并咳嗽,包块不再复发。 实验室检查:血常规示Hb 120 g/L,WBC 6.5×10^9/L,N 0.60,Plt 105×10^9/L;粪常规(-),尿常规(-)。

（续表）

要求:根据以上病例摘要,请将初步诊断、诊断依据(两个以上诊断,应分别列出各自诊断依据,未分别列出扣分)、鉴别诊断、进一步检查与治疗原则写在答题纸上。		
考试时间:15分钟		
判分标准	总分22分	
一、初步诊断	4分	
1.右侧腹股沟斜疝(答"腹股沟疝"扣1分)		3分
2.易复性疝		1分
二、诊断依据(初步诊断错误,诊断依据不得分)	5分	
1.男性幼儿,哭闹时发病		2分
2.右腹股沟4 cm×3 cm"梨形"包块,平卧后按压包块,包块可消失,按住内环处,包块不再复出		3分
三、鉴别诊断	5分	
1.鞘膜积液		2分
2.隐睾		2分
3.腹股沟肿大淋巴结或肿瘤		1分
四、进一步检查	4分	
1.包块部透光实验		2分
2.腹部B超		2分
五、治疗原则	4分	
1.控制慢性咳嗽、避免哭闹		2分
2.疝囊高位结扎术		2分

试题编号 28

病例摘要

男性,26岁,右侧腹股沟可复性包块3年。

患者3年前抬重物时突感右侧大腿根部疼痛,当时发现右腹股沟处有一处红枣大小包块,按压或平卧后包块消失。2年来,包块逐渐增大,每于咳嗽或用力时出现,未予治疗。发病以来饮食、大小便及睡眠均正常,体重未下降。无遗传病家族史。

查体:T 36.2 ℃,P 78次/分,R 18次/分,BP 130/80 mmHg。双肺未闻及干湿性啰音,心界不大,心率78次/分,律齐,未闻及杂音。腹平软,无压痛,肝脾肋下未触及,移动性浊音(-),肠鸣音活跃。右腹股沟区可见约6 cm×3 cm包块,下端进入阴囊,平卧后包块可消失。按住腹股沟韧带中点上方2 cm处,嘱患者站立并咳嗽,包块不再复发。

实验室检查:血常规示 Hb 128 g/L,WBC $7.2×10^9$/L,N 0.63,Plt $196×10^9$/L;粪常规、尿常规均(-)。

要求:根据以上病例摘要,请将初步诊断、诊断依据(两个以上诊断,应分别列出各自诊断依据,未分别列出扣分)、鉴别诊断、进一步检查与治疗原则写在答题纸上。

考试时间:15分钟

(续表)

判分标准	总分 22 分	
一、初步诊断	4 分	
右侧腹股沟斜疝(答"腹股沟疝"扣 1 分)		4 分
二、诊断依据(初步诊断错误,诊断依据不得分)	5 分	
1.青年男性,抬重物时出现包块 3 年,包块逐渐增大		1 分
2.右腹股沟区包块,下端进入阴囊		1.5 分
3.平卧后,包块可消失		1 分
4.按住内环处,包块不再出现		1.5 分
三、鉴别诊断	5 分	
1.腹股沟直疝,股疝		2 分
2.鞘膜积液		1 分
3.隐睾		1 分
4.腹股沟肿大淋巴结或肿瘤		1 分
四、进一步检查	4 分	
1.包块部透光试验		1.5 分
2.腹部 B 超		1.5 分
3.肝功能、血糖、凝血功能		1 分
五、治疗原则	4 分	
1.术前准备(防治慢性咳嗽、排尿困难、便秘等)		2 分
2.手术治疗(疝修补术)		2 分

试题编号 29

病例摘要
男性,73 岁,背部肿痛伴发热 10 天。
患者 10 天前出现后背局部皮肤硬肿、疼痛,范围逐渐增大,疼痛加剧,伴有畏寒、发热、乏力、食欲不佳。既往有糖尿病史 15 年,血糖控制欠佳。
查体:T 39.1 ℃,P 98 次/分,R 24 次/分,BP 140/80 mmHg。体胖,神志清楚,皮肤巩膜无黄染,双肺查体无异常,心率 98 次/分,律齐,腹部、脊柱四肢检查未见异常。
外科情况:背部可见约 5.5 cm×5 cm 类圆形皮肤隆起区,暗红色,表面可见多处脓点,中央破溃流脓,触痛明显。
实验室检查:血常规示 Hb 118 g/L,WBC 18.6×10^9/L,N 0.90,Plt 170×10^9/L;尿糖(++)。
要求:根据以上病例摘要,请将初步诊断、诊断依据(两个以上诊断,应分别列出各自诊断依据,未分别列出扣分)、鉴别诊断、进一步检查与治疗原则写在答题纸上。
考试时间:15 分钟

判分标准	总分 22 分	
一、初步诊断	4 分	

（续表）

1.背部痈		3分
2.2型糖尿病		1分
二、诊断依据(初步诊断错误,诊断依据不得分;未分别列出各自诊断依据,扣1分)	5分	
1.背部痈		4分
(1)背部皮肤硬肿伴疼痛、畏寒、发热、乏力。		1分
(2)背部圆形皮肤隆起区,色暗红,表面可见多处脓点,中央破溃流脓,触痛明显。		2分
(3)血WBC总数和中性粒细胞比例明显升高。		1分
2.2型糖尿病:老年患者,有糖尿病病史,尿糖阳性		1分
三、鉴别诊断	4分	
1.疖或疖病		2分
2.急性蜂窝织炎		2分
四、进一步检查	4分	
1.血生化、血糖及尿酮体检测		2分
2.脓液细菌培养+药敏试验		2分
五、治疗原则	5分	
1.抗生素治疗		1分
2.控制血糖		2分
3.手术治疗:麻醉下行"+"或"++"行切开引流		2分

试题编号30

病例摘要

女性,34岁,左乳房红肿、疼痛4天,伴发热2天。

患者于4天前感觉左乳胀痛,逐渐加重,左乳房外侧红肿、触痛,范围约核桃大小,未予处理,逐渐增大,疼痛加重,昨日开始发热、食欲减退。患者为初产妇,产后1个月,哺乳中,既往体健,无乳腺疾病史。

查体:T 39 ℃,P 90次/分,R 20次/分,BP 120/80 mmHg。发育、营养良好,心、肺及腹部检查未见异常。乳腺检查:左乳房外侧明显红肿,边界不清,范围约4 cm×4 cm。触痛,波动感(-)。左乳头、皮肤未见明显破损。左腋窝可触及质韧淋巴结1枚,约1.5 cm×1 cm,轻度触痛。右乳房及右腋窝未见异常。

实验室检查:血常规Hb 120 g/L,WBC $15.8×10^9$/L,N 0.86。

要求:根据以上病例摘要,请将初步诊断、诊断依据(两个以上诊断,应分别列出各自诊断依据,未分别列出扣分)、鉴别诊断、进一步检查与治疗原则写在答题纸上。

考试时间:15分钟		
判分标准	总分22分	
一、初步诊断	4分	
急性乳腺炎		4分
二、诊断依据(初步诊断错误,诊断依据不得分)	5分	

(续表)

项目		
1.初产妇,哺乳期间急性起病		1分
2.左乳红肿、疼痛,伴发热等全身中毒症状		1分
3.查体:左乳红肿、触痛,左腋窝淋巴结肿大,轻度触痛		1分
4.血 WBC 及中性粒细胞比例均增高		2分
三、鉴别诊断	4分	
1.其他类型乳房炎症(浆细胞性乳腺炎、乳房结核)		2分
2.炎性乳腺癌		1分
3.乳腺囊性增生症		1分
四、进一步检查	4分	
1.乳腺 B 超		2分
2.必要时行诊断性穿刺		2分
五、治疗原则	5分	
1.应用抗生素抗感染治疗		2分
2.吸净患侧乳汁,防止淤积		2分
3.局部热敷	5分	
4.若脓肿形成		1分
(1)脓肿切开引流,脓液病原学检查及药敏试验。		2分
(2)停止哺乳,药物退乳(服用溴隐停或乙烯雌酚)。		2分

试题编号 31

病例摘要
女性,52 岁,左乳肿块半年。 　　患者半年前发现左乳房内有一肿块,约蚕豆大小,无疼痛,未就诊。1 年来肿块逐渐增大,偶有针刺样疼痛,无发热。发病以来饮食正常,大小便及睡眠均正常,体重无下降。既往体健,月经正常,无烟酒嗜好。15 年来正常分娩一子,未哺乳,无乳腺癌家族史。 　　查体:T 36.4 ℃,P 72 次/分,R 18 次/分,BP 120/80 mmHg。皮肤、巩膜无黄染,双侧颈部及锁骨上淋巴结未触及肿大,双肺未闻及干湿性啰音,心界不大,心率72 次/分,律齐。腹平软,无压痛,肝脏肋下未触及。左乳外上象限们及 4 cm×3.5 cm 质硬肿块,边界不清,与表面皮肤轻度粘连,左侧腋窝可扪及 4 枚肿大、质硬的淋巴结,最大者约 1.5 cm×1 cm,无融合,可推动。右乳及右侧腋窝未扪及肿物。 　　实验室检查:血常规:Hb 120 g/L,WBC 6.8×10⁹/L,N 0.66,Plt 170×10⁹/L。粪常规、尿常规均未见异常。
要求:根据以上病例摘要,请将初步诊断、诊断依据(两个以上诊断,应分别列出各自诊断依据,未分别列出扣分)、鉴别诊断、进一步检查与治疗原则写在答题纸上。
考试时间:15 分钟

判分标准	总分 22 分	
一、初步诊断	4分	
左乳腺癌		4分
二、诊断依据(初步诊断错误,诊断依据不得分)	3分	

（续表）

1.中年女性,左乳肿块,逐渐增大		1分
2.左乳质硬肿块,边界不清,与皮肤粘连		1分
3.左侧腋窝可扪及肿大、质硬的淋巴结		1分
三、鉴别诊断	4分	
1.乳房纤维腺瘤		1分
2.乳腺囊性增生病		1分
3.乳腺炎		1分
4.乳房肉瘤或乳管内乳头状瘤		1分
四、进一步检查	5分	
1.乳房 X 线片(钼靶)或 B 超检查		2分
2.针吸细胞学检查或空芯针穿刺活检		1分
3.胸部 X 线片		1分
4.腹部 B 超		1分
五、治疗原则	6分	
1.手术治疗(左乳腺癌根治术或改良根治术)		2分
2.化疗		1分
3.放疗		1分
4.酌情应用内分泌治疗		1分
5.其他辅助治疗:免疫治疗、靶向治疗等		1分

试题编号 32

病例摘要

男性,35 岁,间断水肿 4 年,再发伴尿色加深 1 周。

患者 3 年前劳累后出现双下肢对称性、凹陷性水肿,晨轻暮重,无肉眼血尿及泡沫尿。于当地医院查尿常规示 RBC 5~8/HP,蛋白(++),予"青霉素"治疗,1 周后水肿消退。此间间断于劳累后出现咽痛、发热,体温 37.8 ℃,尿色呈浓茶色,并再发双下肢水肿,自服"阿奇霉素"7 天,体温正常,尿色恢复正常。发病以来尿量正常,无皮疹及关节疼痛,大便正常,体重无变化。既往体健,无烟酒嗜好。无高血压家族史。

查体:T 36.2 ℃,P78 次/分,R 20 次/分,BP 145/95 mmHg。皮肤未见出血点和皮疹,浅表淋巴结未触及肿大。双肺未闻及干湿性啰音。心界不大,心率 78 次/分,律齐,各瓣膜区未闻及杂音,腹平软,无压痛,肝脏肋下未触及,移动性浊音(-),肾区无叩痛,双下肢轻度凹陷性水肿。

实验室检查:血常规示 Hb 114 g/L,WBC 5.4×10^9/L,N 0.68,Plt 282×10^9/L。尿常规:蛋白(++),沉渣 RBC 25~30/HP,颗粒管型 2~3/LP。尿蛋白定量 1.2 g/d。血 CR 158 μmol/L,BUN 8.9 mmol/L,ALB 38 g/L,估算肾小球滤过率(eGFR)57 ml/(min·$1.73m^2$)。

要求:根据以上病例摘要,请将初步诊断、诊断依据(两个以上诊断应分别列出各自诊断依据,未分别列出扣分)、鉴别诊断、进一步检查与治疗原则写在答题纸上。

考试时间:15 分钟

（续表）

判分标准	总分22分	
一、初步诊断	3分	
1.慢性肾小球肾炎		2分
2.肾性高血压		0.5分
3.慢性肾脏病3期		0.5分
二、诊断依据(初步诊断错误,诊断依据不得分)	6分	
1.慢性肾小球肾炎		4分
(1)青年男性,慢性病程。		1分
(2)双下肢水肿、血尿、蛋白尿、高血压。		2分
(3)尿常规:蛋白(++),沉渣 RBC 25~30/HP,颗粒管型 2~3/LP。		1分
2.肾性高血压:青年男性,肾脏疾病之后发现血压升高,无高血压家族史		1分
3.慢性肾脏病3期:病程超过3个月,血肌酐升高,eGFR 57 ml(min·1.73m²)		1分
三、鉴别诊断	4分	
1.继发性肾小球肾炎(如狼疮性肾炎、过敏性紫癜性肾炎、乙肝病毒相关性肾炎)(答出其中一个即可得分)		1.5分
2.高血压肾损害		1.5分
3.无症状性血尿和蛋白尿		1分
四、进一步检查	5分	
1.尿相差显微镜检查		1分
2.补体、乙肝病毒标志物、抗核抗体谱、抗肾小球基底膜抗体		2分
3.肾脏B超		1分
4.必要时行肾穿刺活检		1分
五、治疗原则	4分	
1.限制水钠摄入		1分
2.密切监测肾功能前提下,首选 ACEI 或 ARB		1.5分
3.根据肾穿刺病理类型酌情给予免疫抑制治疗		0.5分
4.避免劳累、感染及应用肾毒性药物		1分

试题编号 33

病例摘要

男性,20岁,发热、乏力、厌油腻食物2周,皮肤、巩膜无黄染1周。

患者2周前无明显诱因出现乏力、厌油腻食物、食欲减退、恶心、发热,体温最高38.3℃,服用退热药2天后体温恢复正常。有时感右上腹部不适,无畏寒、寒战,无皮肤瘙痒,无咳嗽、咳痰,1周前家人发现其皮肤和巩膜发黄,尿色加深,呈浓茶水样。发病以来睡眠稍差,大便正常,体重无明显变化。既往体健,无药物过敏史,1个月前曾在"大排档"生食海鲜。无输血史,无疫区居住、旅行史,无慢性肝病家族史。

查体:T 36.7℃,P 82次/分,R 18次/分,BP 120/80 mmHg。皮肤和巩膜黄染,未见皮疹和出血点,无肝掌和蜘蛛痣。全身浅表淋巴结未触及肿大。心肺检查未见异常。腹平软,肝肋下3 cm,质软,压痛(+),脾肋下未触及,肝区叩击痛(+),移动性浊音(-),双下肢无水肿。

（续表）

实验室检查:肝功能示 ALT 425 U/L,AST 160 U/L,TBil 129 μmol/L,DBil 92 μmol/L,Alb 45 g/L。血常规示 Hb 126 g/L,WBC 5.2×10⁹/L,N 0.65,L 0.30,Plt 200×10⁹/L。尿胆红素(+),尿胆原(+)。抗 HAV-lgG 和抗 HAV-lgM 均(+)。

要求:根据以上病例摘要,请将初步诊断、诊断依据(两个以上诊断,应分别列出各自诊断依据,未分别列出扣分)、鉴别诊断、进一步检查与治疗原则写在答题纸上。

考试时间:15 分钟

判分标准	总分 22 分
一、初步诊断	3 分
急性甲型黄疸型肝炎(仅答"甲型病毒性肝炎"得 2 分)	3 分
二、诊断依据(初步诊断错误,诊断依据不得分)	6 分
1.1 个月前有生食海鲜史,急性病程,既往体健	1 分
2.症状:有乏力、厌油腻食物、恶心伴发热、右上腹不适、尿呈浓茶水样	1.5 分
3.查体:皮肤、巩膜黄染,肝大,肝压痛和叩击痛(+)	1.5 分
4.实验室检查:转氨酶、总胆红素及直接胆红素升高,尿胆红素(+),尿胆原(+);抗 HAV-lgG 和抗 HAV-lgM 均(+)	2 分
三、鉴别检查	4 分
1.其他类型病毒性肝炎(乙肝、丙肝、戊肝)	1.5 分
2.梗阻性黄疸	1.5 分
3.溶血性黄疸	1 分
四、进一步检查	5 分
1.网织红细胞、肾功能、血电解质	1 分
2.凝血功能	1 分
3.乙、丙、戊型肝炎病毒免疫标志物	1.5 分
4.腹部 B 超	1.5 分
五、治疗原则	4 分
1.注意休息,清淡、高热量优质蛋白饮食,避免应用肝损害药物	1.5 分
2.保肝、降酶、退黄治疗	2.5 分

试题编号 34

病例摘要

男性,48 岁,被发现意识不清 1 小时。

患者 1 小时前在果园被家人发现神志恍惚,伴呕吐,呕吐物为胃内容物,含有果渣,有淡淡大蒜味,全身大汗。逐渐出现意识不清,送往医院过程中出现二便失禁。果园内刚刚喷洒过农药,既往健康,无药物过敏史。家族史无特殊。

查体:T 36.5 ℃,P 52 次/分,R 30 次/分,BP 122/70 mmHg。浅昏迷。皮肤潮湿,流涎,可见全身肌肉颤动。巩膜无黄染,双侧瞳孔 2mm,对光反射迟钝。颈部无抵抗,双肺叩诊呈清音,听诊可闻及散在湿性啰音。心界不大,心率 52 次/分,律齐,各瓣膜听诊区未闻及杂音,腹部平软,肝脾肋下未触及。双下肢无水肿。病理反射未引出。

实验室检查:血常规示 Hb 140 g/L,WBC 7.5×10⁹/L,N 0.69,L 0.28,M 0.03,Plt 163×10⁹/L。

(续表)

要求:根据以上病例摘要,请将初步诊断、诊断依据(两个以上诊断,应分别列出各自诊断依据,未分别列出扣分)、鉴别诊断、进一步检查与治疗原则写在答题纸上。		
考试时间:15分钟		
判分标准	总分22分	
一、初步诊断	4分	
急性有机磷农药中毒(答"农药中毒"扣1分)		4分
二、诊断依据(初步诊断错误,诊断依据不得分)	5分	
1.中年男性,既往体健,突发意识障碍。在果园有农药接触史,呕吐物有大蒜味		1分
2.皮肤潮湿、流涎、呕吐,二便失禁,双肺可闻及湿性啰音,心率减慢,双侧瞳孔缩小		2分
3.全身肌肉颤动		2分
三、鉴别诊断	3分	
1.其他急性中毒(如其他农药、镇静剂等)		1分
2.急性中枢神经系统疾病(如急性脑血管疾病、脑炎)		1分
3.全身性疾病所致昏迷(如肝性脑病、尿毒症、糖尿病酮症酸中毒、低血糖)		1分
四、进一步检查	5分	
1.全血胆碱酯酶活性测定		2分
2.血、排泄物及呕吐物毒物鉴定		1分
3.肝、肾功能,血氨,血糖,血电解质检查,动脉血气分析		1分
4.心电图、胸部X线片,必要时头颅CT		1分
五、治疗原则	5分	
1.清洗皮肤更换干净衣服,保护气道后反复洗胃,导泻,迅速清除毒物		1.5分
2.应用抗胆碱药阿托品		1分
3.应用胆碱酯酶复活药氯解磷定或碘解磷定或双复磷		1分
4.保持呼吸道通畅,氧疗,必要时机械通气		1.5分

试题编号35

病例摘要

女性,35岁,尿频、尿急5天,伴畏寒、发热1天。

患者1周前劳累后出现尿频、尿急,不伴尿痛,未诊治。2天前出现畏寒、发热,体温最高达38.9 ℃,同时感左侧腰部酸胀不适,伴乏力,无恶心、呕吐、腹痛、腹泻。既往1年前曾有尿频、尿急、尿痛症状发作,自服"左氧氟沙星"2天后好转,半个月前因意外妊娠行人工流产术。

查体:T 38.0 ℃,P 96次/分,R 20次/分,BP 125/80 mmHg。皮肤未见出血点和皮疹,浅表淋巴结未触及肿大。睑结膜无苍白,巩膜无黄染。双肺未闻及干湿性啰音。心界不大,心率96次/分,律齐,各瓣膜区未闻及杂音。腹平软,无压痛,肝脾肋下未触及,Murphy征阴性,麦氏点无压痛。左肾区扣痛(+)。双下肢无水肿。

实验室检查:血常规示 Hb 120 g/L,WBC 12.5×10^9/L,N 0.85,Plt 258×10^9/L。尿常规示蛋白(+),沉渣检查 RBC 8~10/HP,WBC 50~60/HP,糖(−),亚硝酸盐(+)。粪常规(−)。

（续表）

要求:根据以上病例摘要,请将初步诊断、诊断依据(两个以上诊断,应分别列出各自诊断依据,未分别列出扣分)、鉴别诊断、进一步检查与治疗原则写在答题纸上。		
考试时间:15 分钟		
判分标准	总分 22 分	
一、初步诊断	3 分	
急性肾盂肾炎(答"尿路感染"扣 2 分)		3 分
二、诊断依据(初步诊断错误,诊断依据不得分)	5 分	
1.青年女性,急性病程		0.5 分
2.尿频、尿急伴发热		1 分
3.发病前有人工流产术及劳累作为诱因		0.5 分
4.体温高,左肾区叩痛(+)		1 分
5.血白细胞总数及中性粒细胞比例升高,尿 WBC 增多,亚硝酸盐阳性,尿蛋白(+)		2 分
三、鉴别诊断	4 分	
1.急性膀胱炎		1.5 分
2.慢性肾盂肾炎急性发作		1.5 分
3.泌尿系结核		0.5 分
4.尿道综合征		0.5 分
四、进一步检查	5 分	
1.清洁中段尿沉渣涂片革兰染色、细菌培养计数加药物敏感试验		2 分
2.肾功能、尿渗透压及尿 NAG 检测		1.5 分
3.泌尿系统 B 超		1.5 分
五、治疗原则	5 分	
1.多饮水、避免憋尿		2 分
2.首选针对 G⁻杆菌有效的抗生素抗感染治疗,根据药物过敏结果调整用药		2 分
3.抗感染治疗 2 周		1 分

试题编号 36

病例摘要

男性,72 岁,夜尿增多、排尿困难 5 年,加重 2 天。

患者 5 年前无明显诱因出现夜尿增多,3~7 次/夜,伴尿前等待,排尿费力,尿线分叉,排尿不尽。自服"消炎药"症状无改善,昨日饮酒后排尿困难加重,尿频明显,10 余分钟 1 次,每次尿量少于 200ml,发病以来无发热及肉眼血尿,大便正常,体重无明显改变。既往无高血压、糖尿病病史,无肝炎、结核病史。

查体:T 36.0 ℃,P 95 次/分,R 20 次/分,BP 135/85 mmHg。皮肤未见出血点和皮疹,浅表淋巴结未触及肿大。颜面无水肿,巩膜无黄染,心肺查体未见异常。下腹部膨隆,腹软,无肌紧张,肝脾肋下未触及,耻骨上区可触及球形包块,上级距耻骨上缘 8 cm,叩诊呈浊音,移动性浊音(−),肾区无叩痛。双下肢无水肿,直肠指检:前列腺Ⅲ度增大,表面光滑,边缘清楚,质中,无触痛,中央沟变浅,肛门括约肌张力正常。

实验室检查:血常规示 Hb 125 g/L,WBC $6.8×10^9$/L,N 0.70,Plt $225×10^9$/L;血 Cr 78 μmol/L,BUN 6.7 mmol/L。

(续表)

要求:根据以上病例摘要,请将初步诊断、诊断依据(两个以上诊断应分别列出各自诊断依据,未分别列出扣分)、鉴别诊断、进一步检查与治疗原则写在答题纸上。		
考试时间:15分钟		
判分标准	总分22分	
一、初步诊断	3分	
1.良性前列腺增生		2分
2.急性尿潴留		1分
二、诊断依据(初步诊断错误,诊断依据不得分未分别列出各自诊断依据,扣1分)	5分	
1.良性前列腺增生		3分
(1)老年男性,慢性病程,急性加重。		1分
(2)夜尿增多伴排尿困难,饮酒后加重。		1分
(3)前列腺Ⅱ度增大,表面光滑,边缘清楚,质中,无触痛,中央沟变浅,肛门括约肌张力正常。		1分
2.急性尿潴留		2分
(1)饮酒后出现排尿困难加重,尿频明显。		1分
(2)下腹部膨隆,耻骨以上触及球形包块,叩诊呈浊音。		1分
三、鉴别诊断	4分	
1.膀胱颈挛缩		1分
2.前列腺癌		1分
3.尿道狭窄		1分
4.神经源性膀胱功能障碍		1分
四、进一步检查	5分	
1.泌尿系统及前列腺B超		2分
2.前列腺特异性抗原(RSA)测定		2分
3.尿动力学检查		1分
五、治疗原则	5分	
1.留置导尿管或耻骨上穿刺膀胱造瘘		2分
2.α₁受体阻滞剂、5α-还原酶抑制剂治疗		1分
3.手术治疗		1分
4.其他物理疗法		1分

试题编号 37

病例摘要
女性,35岁,已婚。停经48天,右下腹痛4天。 　　患者48天前末次月经。停经第41天出现头晕、恶心、乏力等不适,自测尿妊娠试验(+)。近4天来自觉右下腹胀痛不适,不影响日常生活。12岁初潮,平素月经规律,周期4~6/29天,量中,无痛经,25岁结婚。G₃P₀,近5年不孕。既往体健。

（续表）

查体:T 36 ℃,P 80 次/分,R 20 次/分,BP 100/60 mmHg。心肺查体未见异常。全腹压痛、反跳痛不明显,移动性浊音(-),妇科检查:外阴(-),阴道通畅,后穹窿不饱满,宫颈举痛(+),子宫中位,正常大小、稍软,右侧附件区可触及约 4 cm×3 cm×3 cm 的不规则包块,质软,左侧附件区未触及异常。		
要求:根据以上病例摘要,请将初步诊断、诊断依据(两个以上诊断,应分别列出各自诊断依据,未分别列出扣分)、鉴别诊断、进一步检查与治疗原则写在答题纸上。		
考试时间:15 分钟		
判分标准	总分 22 分	
一、初步诊断	4 分	
1.右侧输卵管妊娠		3 分
2.继发性不孕		1 分
二、诊断依据(初步诊断错误,诊断依据不得分未分别列出各自诊断依据,扣 1 分)	5 分	
1.右侧输卵管妊娠		4 分
(1)有停经、妊娠反应,尿妊娠试验(+),右下腹胀痛不适。		2 分
(2)宫颈举痛(+),子宫正常大小、质稍软、右侧附件区可触及 4 cm×3 cm×3 cm 的不规则包块,质软。		2 分
2.继发性不孕:G_3P_0,近 5 年不孕。		1 分
三、鉴别诊断	5 分	
1.黄体囊肿破裂		1.5 分
2.卵巢囊肿蒂扭转或破裂		1.5 分
3.急性阑尾炎		1 分
4.急性输卵管炎		1 分
四、进一步检查	4 分	
1.妇科 B 超		2 分
2.阴道后穹窿穿刺		2 分
五、治疗原则	4 分	
剖腹探查、手术治疗		4 分

试题编号 38

病例摘要
女性,37 岁,下腹痛伴发热 4 天。 　　患者 4 天前出现下腹坠痛,持续性,向腰骶部放射,伴发热,体温最高 39.0 ℃,无恶心、呕吐,无腹泻,无阴道出血。自服"阿莫西林"症状无改善,急诊入院。平素月经规律,周期 28~30 天,经期 3 天,量中,无痛经。末次月经 4 天前。 　　入院查体:T 38.9 ℃,P 100 次/分,R 26 次/分,BP 110/60 mmHg。营养中等,心肺未见异常。腹软,肝脾肋下未触及,下腹压痛(+),无反跳痛,未触及包块。移动性浊音(-),肠鸣音正常。妇科检查:外阴经产式;阴道通畅,壁充血,脓性分泌物多,有异味;宫颈充血,举痛(+),宫颈管有脓性分泌物;宫体前位,稍大,质中,活动可,压痛(+);左侧增厚,压痛(+),右侧未触及明显异常。

(续表)

实验室检查:血常规示 WBC $14.0×10^9/L$,N 0.9;尿妊娠试验(−)。		
要求:根据以上病例摘要,请将初步诊断、诊断依据(两个以上诊断,应分别列出各自诊断依据,未分别列出扣分)、鉴别诊断、进一步检查与治疗原则写在答题纸上。		
考试时间:15 分钟		
判分标准	总分 22 分	
一、初步诊断	4 分	
急性盆腔炎		4 分
二、诊断依据(初步诊断错误,诊断依据不得分)	5 分	
1.下腹坠痛伴发热		1 分
2.查体:T 38.9 ℃,下腹部压痛(+)。妇科检查:阴道充血,脓性分泌物多,有异味。宫颈充血,举痛(+),颈管有脓性分泌物;宫体前位,稍大,压痛(+);左侧附件增厚,压痛(+)		3 分
3.辅助检查:血 WBC 及中性粒细胞比例增高		1 分
三、鉴别诊断	5 分	
1.急性阑尾炎		2 分
2.异位妊娠		2 分
3.卵巢囊肿蒂扭转或破裂		1 分
四、进一步检查	4 分	
1.宫颈管分泌物细菌培养+药敏试验		2 分
2.妇科 B 超		2 分
五、治疗原则	4 分	
1.休息(半卧位)		1 分
2.静脉滴注广谱抗菌药物,并根据药敏结果调整		3 分

试题编号 39

病例摘要
女性,50 岁,同房后阴道出血 2 个月。
患者于 2 个月前无明显诱因出现同房后阴道出血,无腹痛,未在意,1 周前体检发现宫颈新生物,遂来就诊。平素月经规律,周期 28~30 天,经期 3 天,经量中,无痛经。自然绝经 2 年。生育史:G_3P_2。
查体:T 36.4 ℃,P 70 次/分,R 20 次/分,BP 120/80 mmHg。一般情况可,心肺未见异常,腹软,无压痛、反跳痛,未触及包块,肝脾肋下未触及。妇科检查:外阴经产式;阴道通畅,少量血迹,后穹窿消失;宫颈后唇可见一约 1 cm×1.5 cm 菜花状新生物,接触出血阳性;宫体前位,正常大小,质中硬,活动好,无压痛;双侧附件未触及异常。三合诊双侧骶主韧带无增厚。
要求:根据以上病例摘要,请将初步诊断、诊断依据(两个以上诊断,应分别列出各自诊断依据,未分别列出扣分)、鉴别诊断、进一步检查与治疗原则写在答题纸上。
考试时间:15 分钟

（续表）

判分标准	总分 22 分	
一、初步诊断	4 分	
宫颈癌Ⅱa 期(答出"宫颈癌"得 3 分)		4 分
二、诊断依据(初步诊断错误,诊断依据不得分)	5 分	
1.2 年前自然绝经。2 个月前出现同房后阴道出血		2 分
2.1 周前体检时发现宫颈新生物		1 分
3.妇科检查:阴道少量血迹,后穹隆消失;宫颈后唇可见一约 1×1.5 cm 菜花状新生物,接触出血阳性;宫颈前体,正常大小,质中硬,活动好,无压痛,双侧附件未触及明显异常。三合诊双侧骶主韧带无增厚		2 分
三、鉴别诊断	5 分	
1.老年性阴道炎		2 分
2.子宫内膜癌		2 分
3.慢性宫颈炎		1 分
四、进一步检查	4 分	
1.妇科 B 超		1.5 分
2.阴道镜下或直视下组织活检		2.5 分
五、治疗原则	4 分	
广泛性子宫切除+盆腔淋巴结清扫术		4 分

试题编号 40

病例摘要

女性,36 岁,经量增多 4 年。

患者 4 年前无明显原因出现经量增多,伴血块,经期延长至 7~9 天,感头晕,乏力,曾口服止血药(不详),效果不佳。无尿频,无便秘。平素月经规律,周期 30~32 天,经期 5 天,经量中,无痛经。末次月经 10 天前。生育史:孕$_2$产$_1$。

查体:T 36.4 ℃,P 100 次/分,R 20 次/分,BP 110/60 mmHg。睑结膜苍白,心肺未见异常,腹软,无压痛及反跳痛,未触及包块肝脏肋下未触及。妇科检查:外阴经产式;阴道光滑,通畅;宫颈光滑;宫体中位,如妊娠 3 个月大小,质硬,表面凹凸不平,活动可,无压痛;附件(−)。

实验室检查:血常规示 Hb 70 g/L,MCV 70 fl,WBC 4.2×10^9/L,Plt 225×10^9/L。

妇科 B 超:子宫大小 11 cm×10 cm×9 cm,肌壁多见个螺旋形低回声区。

要求:根据以上病例摘要,请将初步诊断、诊断依据(两个以上诊断,应分别列出各自诊断依据,未分别列出扣分)、鉴别诊断、进一步检查与治疗原则写在答题纸上。

考试时间:15 分钟		
判分标准	总分 22 分	
一、初步诊断	4 分	
1.子宫肌瘤(多发性)(答出"子宫肌瘤"得 2 分)		3 分

(续表)

2.缺铁性贫血		1分
二、诊断依据(初步诊断错误,诊断依据不得分未分别列出各自诊断依据,扣1分)	6分	
1.子宫肌瘤(多发性)		4分
(1)经量增多4年,经期延长。		1.5分
(2)妇科检查:宫体中位,如妊娠3个月大小,质硬,表面凹凸不平,活动。		1.5分
(3)B超示子宫11 cm×10 cm×9 cm大小,肌壁多见个螺旋形低回声区。		1分
2.缺铁性贫血		2分
(1)头晕、乏力、月经增多。		0.5分
(2)睑结膜苍白。		0.5分
(3)血红蛋白Hb 70 g/L,MCV低于正常。		1分
三、鉴别诊断	5分	
1.子宫腺肌病		1.5分
2.卵巢肿瘤		1.5分
3.妊娠子宫		2分
四、进一步检查	3分	
1.诊断刮宫并送病理检查		2分
2.血清铁、铁蛋白和总铁结合力测定		1分
五、治疗原则	4分	
1.剖腹探查,切除子宫		2分
2.纠正贫血		1分
3.围手术期预防性使用抗生素		1分

试题编号 41

病例摘要	
女性,37岁,月经周期缩短,经期延长,经量增多2年。 　患者近2年月经周期缩短,经期延长,7~9/24~26天,经量明显增多,不伴痛经。白带正常。既往月经正常,3~4/30天,经量中等,无痛经。生育史:G₃P₁,足月顺产,放置宫内节育器4年。 　查体:T 36.7 ℃,P 86次/分,R 18次/分,BP 110/70 mmHg。贫血貌。心肺检查未见异常。肝脾肋下未触及。妇科检查:外阴已产式,阴道光滑通畅,宫颈光滑,宫体如12周妊娠大,表面凹凸不平、质硬、活动度较差,双附件(-)。 　实验室检查:血常规示Hb 65 g/L,MCV 68 fl,WBC 7.9×10⁹/L,N 0.75。尿妊娠试验(-)。	
要求:根据以上病例摘要,请将初步诊断、诊断依据(两个以上诊断,应分别列出各自诊断依据,未分别列出扣分)、鉴别诊断、进一步检查与治疗原则写在答题纸上。	
考试时间:15分钟	
判分标准	总分22分

一、初步诊断	5分	
1.子宫肌瘤		3分
2.缺铁性贫血		1分
3.宫内节育器		1分
二、诊断依据(初步诊断错误,诊断依据不得分未分别列出各自诊断依据,扣1分)	6分	
1.子宫肌瘤		1.5分
(1)月经周期缩短,经期延长,经量增多2年。		1分
(2)妇科检查:宫体如12周妊娠大,表面凹凸不平、质硬、活动度较差。		1.5分
2.缺铁性贫血:月经量增多,贫血貌,血常规 Hb 68 g/L,MCV 降低		1.5分
3.宫内节育器:放置宫内节育器4年		0.5分
三、鉴别诊断	4分	
1.子宫腺肌病		2分
2.卵巢肿瘤		1分
3.妊娠子宫		1分
四、进一步检查	5分	
1.妇科B超		2分
2.取环及分段诊刮,刮出物送病理检查		2分
3.血清铁、铁蛋白和总铁结合力测定		1分
五、治疗原则	4分	
1.剖腹探查,子宫肌瘤剔除或子宫切除		2分
2.纠正贫血		1分
3.围手术期预防性使用抗菌药物		1分

试题编号 42

病例摘要

　　女性,30岁,头晕、乏力、面色苍白1年,加重伴活动后心悸半个月。

　　患者半年前无明显诱因出现头晕、乏力,家人发现面色不如以前红润,一直未予诊治。近半个月来加重,伴活动后心悸,曾到医院检查示血红蛋白减低(具体不详)。发病以来睡眠和饮食正常,但食肉少,大小便正常,无鲜血便和黑便,尿色正常,无鼻和牙龈出血,体重无明显变化。既往无胃病、肝病和痔疮病史。结婚2年半,连续妊娠2次,分别足月分娩1女婴和1男婴,后一次分娩时阴道出血较多,均行母乳喂养,现正在哺乳中。平时爱饮浓茶。无遗传病家族史。

　　查体:T 36.5 ℃,P 102 次/分,R 18 次/分,BP 120/80 mmHg。贫血貌。皮肤未见出血点和皮疹,浅表淋巴结未触及肿大,巩膜未见黄染,睑结膜和口唇苍白,双肺未见异常,心界不大,心率102 次/分,律齐,心尖部闻及 2/6 级收缩期吹风样杂音,腹软,无压痛,肝脏肋下未触及,双下肢无水肿。

　　实验室检查:血常规示 Hb 65 g/L,MCV 70 fl,MCH 25 pg,MCHC 30%,WBC 6.5×10⁹/L,N 0.70,L 0.27,M 0.03,Plt 350×10⁹/L,Ret 0.015。尿蛋白(−),尿镜检(−),粪隐血(−)。

(续表)

要求:根据以上病例摘要,请将初步诊断、诊断依据(两个以上诊断,应分别列出各自诊断依据,未分别列出扣分)、鉴别诊断、进一步检查与治疗原则写在答题纸上。

考试时间:15 分钟		
判分标准	总分 22 分	
一、初步诊断	4 分	
缺铁性贫血(答出"贫血待查"扣 2 分)		4 分
二、诊断依据(初步诊断错误,诊断依据不得分)	4 分	
1.有头晕、乏力、面色苍白、活动后心悸等贫血症状		1 分
2.连续两次妊娠,最近一次分娩时阴道出血较多,均行母乳喂养,平时爱饮浓茶,食肉少		1.5 分
3.查体:贫血貌,睑结膜和口唇苍白,心率快,心尖部闻及 2/6 级收缩期吹风样杂音		1 分
4.血常规呈小细胞低色素性贫血,WBC 和分类及网织红细胞均正常		1.5 分
三、鉴别诊断	5 分	
1.慢性病性贫血		2 分
2.铁粒幼细胞性贫血		1 分
3.地中海贫血		1 分
4.巨幼细胞贫血		1 分
四、进一步检查	4 分	
1.血涂片观察红细胞形态		
2.血清铁、铁蛋白和总铁结合力测定		
3.骨髓细胞学检查和铁染色		
4.血清叶酸和维生素 B_{12} 测定		
5.腹部 B 超		
五、治疗原则	4 分	
1.调整饮食,禁饮浓茶		2 分
2.口服铁剂补充治疗		1 分
3.必要时输注浓缩红细胞		1 分

试题编号 43

病例摘要

男性,40 岁,乏力、面色苍白半年,加重伴活动后心悸 1 周。

患者半年来无明显原因逐渐出现乏力,发现面色逐渐苍白,尚能照常上班,曾到当地医院检查,化验有轻度贫血(具体不详),未予治疗。近 3 天来加重伴活动后心悸,遂来诊。发病以来进食不多,但食欲正常,睡眠好,尿色无改变,无便血和其他部位出血,体重无明显变化。既往史:十二指肠溃疡病史 6 年,4 年前因发生幽门梗阻内科治疗无效行胃大部切除、毕Ⅱ式吻合术,术后一直进食不多。无肝、肾疾病及痔疮史,无药物过敏史,无烟酒嗜好。

（续表）

查体：T 36.5 ℃，P 96 次/分，R 18 次/分，BP 126/80 mmHg。贫血貌。无皮疹和皮肤出血点，浅表淋巴结未触及肿大，巩无黄染，睑结膜和口唇苍白，舌面正常。甲状腺不大。胸骨无压痛，双肺呼吸音清晰。心率 96 次/分，律齐，腹平软，无压痛，未触及包块，肝脾肋下未触及，双下肢无水肿。		
实验室检查：血常规示 Hb 65 g/L，RBC 3.2×10^{12}/L，MCV 65 fl，MCH 21 pg，MCHC 28%，WBC 6.4×10^9/L，分类 N 0.70，L 0.26，M 0.04，Plt 295×10^9/L，Ret 0.015。尿常规（-），粪常规及隐血（-）。		
要求：根据以上病例摘要，请将初步诊断、诊断依据（两个以上诊断应分别列出各自诊断依据，未分别列出扣分）、鉴别诊断、进一步检查与治疗原则写在答题纸上。		
考试时间：15 分钟		
判分标准	总分 22 分	
一、初步诊断	4 分	
1.缺铁性贫血（答出"贫血待查"得 2 分）		3 分
2.十二指肠溃疡胃大部切除术后		1 分
二、诊断依据（初步诊断错误，诊断依据不得分未分别列出各自诊断依据，扣 1 分）	5 分	
1.缺铁性贫血		3 分
(1)胃大部切除术后一直进食不多，逐渐出现乏力、面色苍白、活动后心悸等贫血症状。		1.5 分
(2)血常规检查符合小细胞低色素性贫血，网织红细胞、白细胞总数及分类、血小板均正常。		1.5 分
2.十二指肠溃疡胃大部切除术后：根据既往史		2 分
三、鉴别诊断	4 分	
1.巨幼细胞贫血		1.5 分
2.慢性病性贫血		1.5 分
3.铁粒幼细胞性贫血		1 分
四、进一步检查	5 分	
1.血涂片观察红细胞形态		0.5 分
2.血清铁、铁蛋白、总铁结合力测定		1.5 分
3.骨髓细胞学检查和铁染色		1.5 分
4.血清叶酸和维生素 B$_{12}$测定		0.5 分
5.胃镜检查		1 分
五、治疗原则	4 分	
1.口服铁剂补充治疗		2 分
2.必要时右旋糖酐铁深部肌肉注射		1 分
3.调整饮食。禁饮浓茶		1 分

试题编号 44

病例摘要

男性,26岁,发现左侧颈部淋巴结肿大2周,加重伴发热2天。

患者于2周前无意中发现左侧颈部淋巴结肿大,呈无痛性、进行性,无其他不适,能照常上班,未到医院检查。3天前加重,并出现发热和右侧颈部淋巴结肿大,到本院就诊,测体温38.5℃。行左侧颈部淋巴结活检,今日已出报告,收入院诊治。发病以来进食、睡眠好,大便、小便正常,体重下降不明显。既往无结核和肝、肾疾病病史,无药物过敏史,无烟酒嗜好,家族史中无类似患者。

查体:T 38.6℃,P 90次/分,R 18次/分,BP 120/80 mmHg。无皮疹可皮肤出血点,左侧颈部有手术疤痕,左侧颈部可触及1个肿大淋巴结,右侧颈部可触及2个肿大淋巴结,最大约2×1.5 cm大小,均活动,无压痛,其余浅表淋巴结未触及肿大,巩膜未见黄染,咽无充血,扁桃体不大,颈软,甲状腺不大,心肺查体未见异常,腹平软,肝脾肋下未触及,移动性浊音(-),双下肢无水肿。

实验室检查:血常规示 Hb 126 g/L,WBC 8.5×10⁹/L,N 0.58,L 0.38,M 0.04,Plt 285×10⁹/L。尿常规(-),粪常规(-),粪隐血(-)。

左侧颈部淋巴结活检:淋巴结结构完全破坏,可见大量单一异常的大细胞,细胞免疫表型为CD19(+)、CD20(+)、CD22(+)。

要求:根据以上病例摘要,请将初步诊断、诊断依据(两个以上诊断应分别列出各自诊断依据,未分别列出扣分)、鉴别诊断、进一步检查与治疗原则写在答题纸上。

考试时间:15分钟

判分标准		总分22分
一、初步诊断	4分	
非霍奇金淋巴瘤		2分
弥漫大B细胞型		1分
II期B组		1分
二、诊断依据(初步诊断错误,诊断依据不得分)	5分	
1.非霍奇金淋巴瘤		2.5分
(1)病史:双侧颈部进行性、无痛性淋巴结肿大伴发热。		1分
(2)查体:双侧颈部淋巴结肿大,均活动,无压痛。		1分
(3)左侧颈部淋巴结病理:淋巴结结构完全破坏可见大量单一异常的细胞。		0.5分
2.弥漫大B细胞型:病理见单一异常的大细胞,其免疫表型为CD19(+)、CD20(+)、CD22(+)		1分
3.II期B组:根据目前资料病变局限于横隔一侧,至少累及两个淋巴结区,发热体温达38.0℃以上		1.5分
三、鉴别诊断	4分	
1.颈部淋巴结结核		2分
2.系统性红斑狼疮		1分
3.坏死性淋巴结炎		1分
四、进一步检查	5分	
1.骨髓细胞学检查		0.5分

（续表）

2.胸部 X 线或 CT		1.5 分
3.腹部 B 超或 CT		1.5 分
4.血清血检查:乳酸脱氢酶、$β_2$ 微球蛋白、免疫球蛋白及 C 反应蛋白		0.5 分
5.ANA、抗 ENA 抗体、抗双链 DNA 抗体检查		
6.肝肾功能检查		
五、治疗原则	4 分	
1 首选 CHOP 方案化疗		2 分
2.有条件者加用 CD20 单克隆抗体(利妥昔单抗)		1 分
3.完全缓解后可考虑行造血干细胞移植治疗		1 分

试题编号 45

病例摘要

男性,30 岁,皮肤出血点和瘀斑 5 天,鼻出血 2 小时。

患者 5 天前无意中发现胸部和四肢皮肤有一些出血点,下肢有数处瘀斑,无任何不适,未予就诊处理。1 小时前无明显诱因下出现双鼻孔出血后来血液科诊治。发病以来无尿血、便血及其他部位出血,无发热、关节痛和口腔溃疡。既往体健,否认近期服用任何药物,无药物过敏史。无烟酒嗜好。无遗传病家族史。

查体:T 36.5 ℃,BP 120/80 mmHg。胸部和四肢皮肤有多个出血点,下肢有数处瘀斑均不高出皮面,未见皮疹,浅表淋巴结未触及肿大,巩膜未见黄染,双鼻孔棉球填塞,口腔颊黏膜未见溃疡和血疱,牙龈无出血,心肺未见异常,腹软,肝脾肋下未触及,关节未见异常。

实验室检查:血常规示 Hb 136 g/L;WBC $8.5×10^9$/L;分类 N 0.65,L 0.32,M 0.03;Plt $15×10^9$/L。

要求:根据以上病例摘要,请将初步诊断、诊断依据(两个以上诊断,应分别列出各自诊断依据,未分别列出扣分)、鉴别诊断、进一步检查与治疗原则写在答题纸上。

考试时间:15 分钟		
判分标准	总分 22 分	
一、初步诊断	4 分	
特发性血小板减少性紫癜(答出"血小板减少性紫癜"扣 2 分)		4 分
二、诊断依据(初步诊断错误,诊断依据不得分)	5 分	
1.病史:有皮肤出血点,瘀斑和鼻出血		1 分
2.无发热、关节痛和口腔溃疡等结缔组织病的表现,否认近期服用任何药物		1.5 分
3.查体:皮肤见出血点和瘀斑,双鼻孔棉球填塞,口腔颊黏膜未见溃疡,肝脾不大,关节(-)		1.5 分
4.辅助检查:血小板明显减少。血红蛋白、白细胞总数及分类正常		1 分
三、鉴别诊断	4 分	
1.继发免疫性血小板减少性紫癜(如自身免疫病)		2 分
2.药物免疫性血小板减少性紫癜		2 分

(续表)

四、进一步检查	5分	
1.骨髓细胞学检查		1.5分
2.血小板相关抗体		1分
3.血清 ANA、抗 ENA 抗体、抗双链 DNA 抗体,免疫球蛋白(IgG、IgA、IgM)、补体(C_3和C_4)测定		1.5分
4.腹部 B 超		1分
五、治疗原则	4分	
1.成分输注血小板		1分
2.静脉滴注大剂量免疫球蛋白		0.5分
3.应用糖皮质激素		1.5分
4.必要时加免疫抑制剂		0.5分
5.必要时脾切除治疗		0.5分

试题编号 46

病例摘要

女性,28 岁,间断牙龈和鼻出血伴皮肤出血点、紫癜 1 周。

患者 1 周来无明显诱因间断出现牙龈出血,刷牙时明显,同时间断有双侧鼻出血,出血量不多,并发现皮肤有出血点和紫癜,无发热、口腔溃疡和关节痛,未曾到医院检查和治疗过,发病以来饮食和睡眠好、无否认二便带血。既往体健,否认近期服用过任何药物,无药物过敏史,平时月经正常,仅最近一次月经量较前增多,爱人及一子体健,无遗传病家族史。

查体:T 36.5 ℃,BP 120/80 mmHg。前胸和四肢皮肤可见散在出血点和紫癜。浅表淋巴结未触及,巩膜无黄染,双鼻孔有陈旧血迹,牙龈有少量新鲜渗血,口腔颊黏膜未见溃疡、血疱和出血点,甲状腺不大,胸骨无压痛,心肺查体未见异常,腹平软,肝脾肋下未触及,双下肢无水肿。

实验室检查:血常规示 Hb 110 g/L,WBC $8.5×10^9$/L,N 0.65,L 0.35,Plt $10×10^9$/L,尿常规、粪常规均未见异常。

要求:根据以上病例摘要,请将初步诊断、诊断依据(两个以上诊断,应分别列出各自诊断依据,未分别列出扣分)、鉴别诊断、进一步检查与治疗原则写在答题纸上。

考试时间:15 分钟

判分标准	总分 22 分	
一、初步诊断	4分	
特发性血小板减少性紫癜(答出"血小板减少性紫癜"得 2 分)		4分
二、诊断依据(初步诊断错误,诊断依据不得分)	5分	
1.有牙龈和鼻出血及皮肤出血表现,最近一次月经量较前增多		1分
2.无发热、关节痛和口腔溃疡等结缔组织病的表现,否认近期服用任何药物		1分
3.查体:皮肤见出血点和瘀斑,双鼻孔有陈旧血迹,牙龈渗血,肝脾不大		1.5分
4.辅助检查:血小板明显减少。血红蛋白、白细胞总数及分类未见异常		1.5分
三、鉴别诊断	9分	

（续表）

1.继发免疫性血小板减少性紫癜(如自身免疫病)		2分
2.药物免疫性血小板减少性紫癜		2分
四、进一步检查	5分	
1.骨髓细胞学检查		1.5分
2.血小板相关抗体(PAIg)检查		1分
3.腹部B超		1分
4.血清ANA、抗ENA抗体、抗双链DNA抗体、免疫球蛋白(IgG、IgA、IgM)、补体(C_3和C_4)测定		1.5分
五、治疗原则	4分	
1.血小板成分输注		1分
2.大剂量免疫球蛋白静脉滴注		0.5分
3.应用糖皮质激素		1.5分
4.必要时采用免疫抑制剂治疗		0.5分
5.必要时脾切除治疗		0.5分

试题编号47

病例摘要

女性,27岁,多食、消瘦4个月,发热、咽痛3天,神志不清1小时。

患者4个月前无明显诱因出现易饥多食及明显消瘦,伴怕热、多汗及心悸。约1个月前在外院经检查诊为"甲亢",予药物治疗(具体方案不详),但患者服药不规律,病情无明显好转。2天前患者着凉后出现发热、咽痛,伴轻咳、流清涕,自服药(具体不详)后症状无改善,逐渐出现烦躁、焦虑不安。半小时前神志不清。既往体健,月经规律,无相关疾病家族史(病史由患者家属提供)。

查体:T 39.5 ℃,P 145次/分,R 26次/分,BP 130/60 mmHg。昏迷,急性病容,呼吸急促,皮肤湿润,大汗淋漓。突眼(-),双侧瞳孔等大等圆,直径约3 mm,对光反射存在,口唇、甲床无发绀。咽红,双侧扁桃体无肿大。颈软,气管居中,颈动脉无异常搏动,颈静脉无怒张。甲状腺弥漫性Ⅲ度肿大,质软,无结节,双侧上级均可闻及明显血管杂音。双肺呼吸音清晰,未闻及杂音。腹部未见明显异常。生理反射存在,病理反射未引出。

实验室检查:甲状腺功能(1个月前)示:FT_3、FT_4及TRAb明显升高,TSH明显下降。

心电图:窦性心动过速。

要求:根据以上病例摘要,请将初步诊断、诊断依据(两个以上诊断应分别列出各自诊断依据,未分别列出扣分)、鉴别诊断、进一步检查与治疗原则写在答题纸上。

考试时间:15分钟	
判分标准	总分22分
一、初步诊断	4分
1.弥漫性毒性甲状腺肿(或Graves病)(1分)(答"甲亢"或"甲状腺功能亢进症"扣0.5分)甲状腺危象(1分)	2分
2.上呼吸道感染	2分

（续表）

二、**诊断依据**(初步诊断错误,诊断依据不得分未分别列出各自诊断依据,扣1分)	5分	
1.Craves病,甲状腺危象		4分
(1)症状:易饥多食,心悸、怕热、多汗、消瘦;上呼吸道感染后出现昏迷。		1分
(2)查体:高热,急性病容,昏迷;皮肤湿润,大汗淋漓;甲状腺弥漫性肿大,无结节,可闻及血管杂音;呼吸急促;心率增快>140次/分。		2分
(3)辅助检查:甲状腺功能示FT$_3$、FT$_4$升高,TSH下降,TRAb升高;心电图示窦性心动过速。		1分
2.上呼吸道感染		1分
(1)症状:发热、咽痛、咳嗽、流清涕。		0.5分
(2)查体:咽痛。		0.5分
三、**鉴别诊断**	2分	
1.中枢神经系统感染		1分
2.败血症		1分
四、**进一步检查**	5分	
1.血常规,血培养		1分
2.血生化检查(肝、肾功能,电解质)		1分
3.动脉血气分析		1分
4.胸部X线片检查,必要时行胸部CT检查		1分
5.头颅CT或MRI		1分
五、**治疗原则**	6分	
1.抗感染治疗		1分
2.应用丙硫氧嘧啶治疗		1分
3.应用碘剂		1分
4.应用β受体阻滞剂		1分
5.糖皮质激素治疗		1分
6.如常规治疗不满意,可考虑行血液透析治疗		0.5分
7.对症支持治疗		0.5分

试题编号48

病例摘要

女性,20岁,心悸、消瘦1年。

患者1年前因学习紧张出现心悸,活动后加重,休息时亦感觉心跳明显,且渐消瘦,体重下降约10 kg。伴怕热、多汗。食量增加,饭量由每餐1碗增至2碗左右,且经常未到进餐时间即感饥饿。大便由每天1次增加至3~5次,成形,脾气急躁,记忆力减退,学习成绩下降。无明显烦渴、多饮及尿量增多,无颈前疼痛、眼球突出、胫前水肿。未予重视,发病以来入睡困难,既往无长期发热、咳嗽、腹泻病史,无糖尿病、肝病、肾病和心脏病病史。否认烟酒嗜好,母亲有甲状腺功能亢进症病史,已"治愈"。

查体:T 37 ℃,P 130次/分,R 22次/分,BP 132/66 mmHg。突眼(-)。甲状腺Ⅱ度弥漫肿大,对称,未扪及结节,质软,双上极可闻及明显血管杂音。双肺呼吸音清,未闻及干湿性啰音。心界不大,心率132次/分,律齐,心尖部可闻及2/6级收缩期吹风样杂音,腹平软,无压痛,肝脾肋下未触及。双下肢无水肿。手颤(+)。

（续表）

实验室检查:血、尿常规均正常。肝、肾功能均正常。空腹血糖 5.0 mmol/L。FT_3 和 FT_4 显著升高,TSH 显著降低。		
心电图:窦性心动过速。		
要求:根据以上病例摘要,请将初步诊断、诊断依据(两个以上诊断应分别列出各自诊断依据,未分别列出扣分)、鉴别诊断、进一步检查与治疗原则写在答题纸上。		
考试时间:15 分钟		
判分标准	总分 22 分	
一、初步诊断	3 分	
弥漫性毒性甲状腺肿(或 Graves 病)(仅答"甲亢"或"甲状腺功能亢进症"扣 1 分)		3 分
二、诊断依据(初步诊断错误,诊断依据不得分)	6 分	
1.青年女性,因学习紧张起病,母亲有甲状腺功能亢进症病史		1 分
2.症状:心悸、消瘦、怕热、多汗、多食易饥,大便次数增多,脾气急躁,记忆力减退、入睡困难		1.5 分
3.查体:甲状腺Ⅱ度肿大,对称,质软,无结节,可闻及血管杂音,心率增快,心尖部可闻及 2/6 级收缩期吹风样杂音,手颤(+)		2 分
4.辅助检查:FT_3 和 FT_4 显著升高,TSH 显著降低;ECG:窦性心动过速		1.5 分
三、鉴别诊断	4 分	
1.亚急性甲状腺炎		1 分
2.慢性淋巴结细胞性甲状腺炎(或桥本甲状腺炎、自身免疫性甲状腺炎)		1 分
3.结节性毒性甲状腺肿		1 分
4.甲状腺自主高功能腺瘤		1 分
四、进一步检查	4 分	
1.TSH 受体抗体(或 TSAb、TRAb)、TPOAb、TGAb		2 分
2.甲状腺 B 超		1 分
3.甲状腺同位素检查(甲状腺核素检查,或甲状腺摄^{131}I 率,或甲状腺同位素扫描)		1 分
五、治疗原则	5 分	
1.低碘饮食,补充蛋白质及维生素,休息		1 分
2.口服抗甲状腺药物		2 分
3.口服 β 受体阻滞剂		1 分
4.对症治疗		1 分

试题编号 49

病例摘要

女性,28 岁,颈前增粗 4 个月。

患者 3 个月前无意中发现颈前增粗,无疼痛和发热,无心慌、多汗、怕热。发病以来饮食正常,大、小便及睡眠均正常,体重无下降。既往体健,妊娠 7 个月,无肿瘤家族史。

查体:T 36.4 ℃,P 80 次/分,R 20 次/分,BP 120/70 mmHg。皮肤、巩膜无黄染,双侧颈部及锁骨上淋巴结未触及肿大。口唇无发绀,气管居中,甲状腺呈对称性Ⅱ度肿大,表面光滑,质软,听诊无血管杂音。双肺未闻及干湿性啰音,心界不大,心率 80 次/分,律齐。腹部呈 7 个月妊娠大小,无压痛,肝脾肋下未触及,移动性浊音(−),肠鸣音正常。脊柱四肢无异常,产科检查胎儿正常。

实验室检查:血常规示 Hb 110 g/L,WBC 6.0×10^9/L,N 0.68,Plt 260×10^9/L。粪常规(−),尿常规(−)。

要求:根据以上病例摘要,请将初步诊断、诊断依据(两个以上诊断应分别列出各自诊断依据,未分别列出扣分)、鉴别诊断、进一步检查与治疗原则写在答题纸上。

考试时间:15 分钟

判分标准	总分 22 分	
一、初步诊断	3 分	
1.单纯性甲状腺肿		2 分
2.妊娠		1 分
二、诊断依据(初步诊断错误,诊断依据不得分未分别列出各自诊断依据,扣 1 分)	5 分	
1.单纯性甲状腺肿		
(1)年轻女性,妊娠 7 个月。		1 分
(2)甲状腺Ⅱ度肿大,对称性,表面光滑,质地软。		2 分
(3)无心悸、多汗、怕热、大便次数多、消瘦症状。		1 分
2.妊娠:妊娠 7 个月,产科检查胎儿正常		1 分
三、鉴别诊断	4 分	
1.甲状腺功能亢进症		2 分
2.甲状腺肿瘤		1 分
3.甲状腺炎		1 分
四、进一步检查	5 分	
1.甲状腺功能检查		2 分
2.颈部 B 超(甲状腺、颈部淋巴结)		2 分
3.血清抗甲状腺球蛋白抗体及抗甲状腺微粒体抗体		1 分
五、治疗原则	5 分	
1.适当增加进食含碘食物(海带、紫菜等)		2 分
2.随诊观察		2 分

3.分娩后如果不减轻,可试服甲状腺素片		1分

试题编号 50

病例摘要		
男性,51岁,烦渴、多饮、多尿半年。 患者约半年前无明显诱因出现烦渴、多饮、多尿,日饮水量约5 000 ml,喜流食,日尿量约4 000 ml,夜尿3次左右,感乏力,无明显易饥、多食,无烦躁易怒、怕热多汗,未予重视。发病以来精神、睡眠无明显变化,大便正常,体重下降3 kg。既往体健,无高血压、冠心病病史,无烟酒嗜好。子女体健,母亲患2型糖尿病。 查体:T 36 ℃,P 72次/分,R 18次/分,BP 130/80 mmHg。身高163 cm,体重76 kg,双肺未闻及干湿性啰音。心界不大,心率72次/分,律齐,各瓣膜区未闻及杂音。腹平软,无压痛,肝脾肋下未触及,移动性浊音(-),脊柱四肢无异常,生理反射存在,病理反射未引出。 实验室检查:血常规示Hb 130 g/L,WBC 5.5×10⁹/L,Plt 120×10⁹/L。尿常规:尿糖(++),尿酮体(-),尿常规(-)。随机血糖15 mmol/L。肝肾功能、血清电解质和二氧化碳结合力正常。		
要求:根据以上病例摘要,请将初步诊断、诊断依据(两个以上诊断,应分别列出各自诊断依据,未分别列出扣分)、鉴别诊断、进一步检查与治疗原则写在答题纸上。		
考试时间:15分钟		
判分标准	总分22分	
一、初步诊断	3分	
2型糖尿病(仅答"糖尿病"扣1分,答"1型糖尿病"不得分)		3分
二、诊断依据(初步诊断错误,诊断依据不得分)	5分	
1.中年男性,有2型糖尿病家族史		
2.症状:烦渴、多饮、多尿、夜尿增多、疲乏、体重下降		1分
3.查体:肥胖体型		2分
4.实验室检查:尿糖(++)。随机血糖>11.1 mmol/L		1分
三、鉴别诊断	4分	
1.1型糖尿病		2分
2.肾性糖尿		1分
3.尿崩症		1分
4.精神性烦渴		
四、进一步检查	5分	
1.空腹血糖和餐后2小时血糖(或OGTT)		1分
2.糖化血红蛋白		1分
3.胰岛素释放试验(或C肽释放试验)		1分
4.血脂,心电图,眼底,外周神经系统检查,尿微肽白蛋白排泄率		2分
五、治疗原则	5分	
1.糖尿病健康教育		0.5分

(续表)

2 医学营养治疗		1分
3.体育锻炼(答"体育运动或运动治疗"亦得分)		1分
4.病情监测		0.5分
5.首选二甲双胍降糖治疗		2分

试题编号 51

病例摘要
男性,72岁,头昏、右侧肢体无力3小时。 患者于2小时前早晨醒来后感到头昏、右侧肢体无力伴麻木,右上肢无力逐渐加重,至来院时已经不能移动。无耳鸣、视物旋转、头痛、恶心、呕吐、视物模糊。既往有高血压史10年,血压波动在140~180/90~110 mmHg,未规范服用降压药物治疗。无血脂异常、无心脏病、糖尿病病史,无药物过敏及手术、外伤史。无吸烟史。 查体:T 36.5 ℃,P 82次/分,R 18次/分,BP 180/110 mmHg。双肺呼吸音清晰,未闻及干湿性啰音。心界不大,心率82次/分,律齐,未闻及杂音。腹部平软,肝脾肋下未触及,神经系统:意识清晰,查体合作,吐词含糊、言语欠流利。双侧眼球运动正常,未见眼球震颤,两侧瞳孔直径均为3mm,对光反射灵敏。双侧额纹对称,右侧鼻唇沟较左侧浅,露齿时口角左偏,右侧鼓腮不能。右侧上肢肌力0级、下肢肌力5级,右侧肢体肌张力略高,右侧肱二、三头肌反射亢进,右侧 Babinski 征阳性。右侧面部和肢体痛觉较左侧明显减退。 头颅CT(发病2小时)示双侧大脑半球未见明显异常信号。
要求:根据以上病例摘要,请将初步诊断、诊断依据(两个以上诊断应分别列出各自诊断依据,未分别列出扣分)、鉴别诊断、进一步检查与治疗原则写在答题纸上。
考试时间:15分钟

判分标准	总分22分	
一、初步诊断	3分	
1.急性左侧脑血栓形成		2分
2.高血压病3级,很高危(仅答"高血压"扣0.5分)		1分
二、诊断依据(初步诊断错误,诊断依据不得分未分别列出各自诊断依据,扣1分)	6分	
1.急性左侧脑血栓形成		5分
(1)老年患者,未经规范治疗的高血压史。		1分
(2)急性病程,头昏、右侧肢体无力和麻木3小时。		1分
(3)安静中发病,右上肢肌力减退逐渐加重。		1分
(4)查体:吐词含糊、言语欠流利,右侧中枢性面瘫,右侧肢体瘫痪,右侧偏身痛觉减退。		1分
(5)头颅CT示双侧大脑半球未见异常信号。		1分
2.高血压病3级,很高危:未经正规治疗的高血压史,血压最高达 BP 180/110 mmHg,本次诊断脑血栓形成		1分

（续表）

三、鉴别诊断	4分	
1.脑出血		2分
2.脑栓塞		1分
3.颅内占位病变		1分
四、进一步检查	3分	
1.头颅MRI检查（条件许可时）或复查头颅CT		1分
2.颅脑动脉血管CT成像（CTA）或MR成像（MRA）检查		1分
3.血常规、凝血功能、血脂、血糖		1分
五、治疗原则	6分	
1.溶栓治疗		2分
2.控制血压、维持生命体征稳定		1分
3.抗血小板聚集治疗		1分
4.减轻脑水肿、降低颅内压和防止并发症治疗		1分
5.二级预防、康复锻炼		1分

试题编号52

病例摘要

男性，38岁，高处坠落后右肩疼痛、不敢活动1小时。

患者2小时前从2米高处坠落，右手掌着地，伤后右肩关节疼痛，不敢活动，以左手托住右前臂，自行步入急诊，伤后意识清楚，未进食水。既往体健，无高血压、心脏病史。无手术、外伤史及药物过敏史。父母身体健康，无遗传病家族史。

查体：T 36.2℃，P 90次/分，R 16次/分，BP 125/75 mmHg。双肺未闻及干湿性啰音，心界不大，心率90次/分，律齐，未闻及杂音。腹平软，无压痛，肝脾肋下未触及。双下肢感觉运动正常。骨科专科检查：右肩呈方肩畸形，肩胛盂处空虚感，右肩活动受限，Dugas征阳性，右手感觉运动正常。

右肩正位X线片：右肱骨头离开肩胛盂窝，位于喙突的下方，大结节处骨质不连续伴移位。

要求：根据以上病例摘要，请将初步诊断、诊断依据（两个以上诊断，应分别列出各自诊断依据，未分别列出扣分）、鉴别诊断、进一步检查与治疗原则写在答题纸上。

考试时间：15分钟		
判分标准	总分22分	
一、初步诊断	4分	
1.右肩关节前脱位		3分
2.右肱骨大结节撕脱骨折		1分
二、诊断依据（初步诊断错误，诊断依据不得分未分别列出各自诊断依据，扣1分）	5分	
1.右肩关节前脱位		3分
(1)高处坠落后右肩疼痛、不敢活动。		1分
(2)查体：右肩呈方向畸形，肩胛盂空虚，右肩活动受限，Dugas征阳性。		1分

(续表)

(3)右肩正位 X 线片示:右肱骨头离开肩胛盂窝,位于喙突的下方。		1分
2.右肱骨大结节撕脱骨折:右肩正位 X 线片显示右肱骨大结节处骨皮质不连续伴移位。		2分
三、鉴别诊断	4分	
1.右肱骨外科颈骨折		2分
2.肩部软组织损伤		2分
四、进一步检查	4分	
1.右肩关节 CT		2分
2.心电图及心肺功能检查		2分
五、治疗原则	5分	
1.局麻下手法复位		2分
2.复查 X 线片,三角巾固定 4~5 周		2分
3.康复治疗		1分

试题编号 53

病例摘要

男性,31 岁,面部红斑伴间断发热 3 个月。

患者 3 个月前暴晒后出现面部红色皮疹,后有间断发热,体温最高 38.9 ℃伴反复口腔溃疡,间断双膝关节肿痛,明显脱发,未就诊,发病以来有轻咳,无痰,无咽痛,无腹痛、腹泻,无尿频、尿急、尿痛,睡眠正常。既往对紫外线过敏,无结核病史,无毒物及放射线接触史。无遗传病家族史。

查体:T 38 ℃,P 94 次/分,R 24 次/分,BP 120/70 mmHg。头发稀疏,面部红斑,略高出面面,浅表淋巴结未触及肿大,睑结膜无苍白,巩膜无黄染,舌面有散在溃疡,咽部无充血,扁桃体无肿大,甲状腺无肿大,双肺未闻及干湿性啰音,心界不大,心率 94 次/分,律齐,未闻及杂音,腹平软,无压痛,肝脾肋下未触及,移动性浊音(-),双下肢无水肿,双膝关节无红肿,压痛阳性,浮髌试验阴性,余关节无异常。

实验室检查:血常规示 Hb 110 g/L,WBC 4.5×10⁹/L,N 0.68,L 0.23,Plt 105×10⁹/L。尿常规示蛋白(++),镜检(-),尿蛋白定量 0.95 g/d。抗核抗体 1∶640(正常值<1∶40),类风湿因子 40 IU/ml(正常值 0~30 IU/ml)。

要求:根据以上病例摘要,请将初步诊断、诊断依据(两个以上诊断,应分别列出各自诊断依据,未分别列出扣分)、鉴别诊断、进一步检查与治疗原则写在答题纸上。

考试时间:15 分钟

判分标准	总分 22 分	
一、初步诊断	4分	
1.系统性红斑狼疮		3分
2.狼疮肾炎		1分
二、诊断依据(初步诊断错误,诊断依据不得分)	5分	
1.发热,脱发,光过敏,关节痛		1.5分

（续表）

2.面部红斑,口腔溃疡,头发稀疏,双膝关节压痛(+)		1.5分
3.尿蛋白阳性,尿蛋白定量>0.5 g/d,抗核抗体(+)		2分
三、鉴别诊断	4分	
1.复发性口腔溃疡		1分
2.白塞病		1分
3.类风湿关节炎		1分
4.慢性肾小球肾炎		1分
四、进一步检查	5分	
1.抗双链 DNA 抗体,抗 ENA 抗体,补体 C_3、C_4		0.5分
2.肝肾功能检查		2分
3.胸部 X 线		1分
4.必要时肾活检		1分
5.腹部 B 超		0.5分
五、治疗原则	4分	
1.避免紫外线照射		0.5分
2.应用糖皮质激素		1.5分
3.应用免疫抑制剂		1分
4.外用药治疗面部皮疹		1分

试题编号 54

病例摘要

女性,36 岁,双手、双膝关节肿痛 2 个月。
    患者 2 个月前开始无明显原因出现双手,双膝关节肿胀、疼痛。以双手指关节为主,伴有明显晨僵,时间大于 1 小时。2 个月前曾因乏力、关节痛到医院检查,诊为U"关节炎,贫血"(具体不详),未予治疗。发病以来无发热,无皮疹,偶有口腔溃疡,无光过敏,无口干、眼干症状,大、小便及睡眠均正常。既往体健,无胃病史和痔疮史,无银屑病病史,无外伤史,无烟酒嗜好,不偏食,无遗传病家族史。
    查体:T 36 ℃,P 96 次/分,R 19 次/分,BP 120/70 mmHg。轻度贫血貌,皮肤未见出血点和皮疹,浅表淋巴结未触及肿大,睑结膜略苍白,巩膜无黄染,甲状腺无肿大,双肺未闻及干湿性啰音,心界不大,心率 96 次/分,律齐,未闻及杂音,腹平软,无压痛,肝脾肋下未触及,移动性浊音(−),双下肢无水肿,左腕关节肿胀,压痛阳性;双手 2.3 掌指关节肿胀,压痛阳性;双膝关节轻度肿胀,浮髌试验(−),余关节正常。
    实验室检查:血常规:Hb 80 g/L,WBC $7.5×10^9$/L,Plt $345×10^9$/L。尿常规(−),类风湿因子 110 IU/ml(正常值 0~30 IU/ml)。抗环瓜氨酸肽抗体 58 RU/ml(正常值 0~5 RU/ml)。抗核抗体 1∶20(正常值<1∶40)。

要求:根据以上病例摘要,请将初步诊断、诊断依据(两个以上诊断,应分别列出各自诊断依据,未分别列出扣分)、鉴别诊断、进一步检查与治疗原则写在答题纸上。
考试时间:15 分钟

(续表)

判分标准	总分 22 分	
一、初步诊断	4 分	
类风湿关节炎		4 分
二、诊断依据(初步诊断错误,诊断依据不得分)	5 分	
1.青年女性		0.5 分
2.多关节,对称性关节肿痛		1.5 分
3.晨僵大于 1 小时		1 分
4.无光过敏,无口干、眼干症状		0.5 分
5.类风湿因子阳性,抗环胍氨酸肽抗体阳性		1.5 分
三、鉴别诊断	4 分	
1.系统性红斑狼疮		2 分
2.血清阴性脊柱关节病		1 分
3.骨关节炎		0.5 分
4.干燥综合征		0.5 分
四、进一步检查	5 分	
1.双手关节、双膝关节、骶髂关节 X 线片		2 分
2.抗 ENA 抗体、抗 dsDNA 抗体、Coombs 实验		1.5 分
3.HLA-B27		0.5 分
4.网织红细胞,粪隐血		0.5 分
5.血清铁、铁蛋白和总铁结合力		0.5 分
五、治疗原则	4 分	
1.非甾体抗炎药缓解症状		1.5 分
2.慢作用抗风湿药(或改变病情抗风湿药)治疗		1.5 分
3.必要时免疫及生物治疗		0.5 分
4.贫血治疗		0.5 分

试题编号 55

病例摘要

男性,56 岁,双手背肿痛 1 个月。

患者 1 个月前劳累后出现双手背肿胀、疼痛,以右侧为主。2 周前曾到医院检查,诊为关节炎(具体不详),未予治疗。追问病史,患者 4 年前即出现双手晨僵,时间约 80 分钟。病后无发热,无皮疹,无口腔溃疡,无光过敏,偶腰痛,活动后无改善;大、小便及睡眠均正常。既往体健,无银屑病史,无外伤病史。喜饮酒,不偏食。一子身体健康,无遗传病家族史。

查体:T 36 ℃,P 66 次/分,R 18 次/分,BP 120/70 mmHg。皮肤未见出血点和皮疹,浅表淋巴结未触及肿大,结膜无苍白。巩膜无黄染,甲状腺无肿大,双肺未闻及干湿性啰音,心界不大,心率 66 次/分,律齐,未闻及杂音,腹平软,无压痛,肝脾肋下未触及,移动性浊音(-),双手远端指间关节 Heberden 结节,双手 2~4 掌指关节肿胀,压痛阳性;双手腕关节肿胀,压痛阳性;双膝关节无水肿,有骨摩擦感。余关节正常。

（续表）

实验室检查:血常规示 Hb 120 g/L,WBC 7.5×10⁹/L,Plt 330×10⁹/L。尿常规(－),类风湿因子 69 IU/ml
(正常值 0~30 IU/ml)。血沉 80 mm/h。
　　双手 X 线片:双手远端指间关节骨质增生,双手第 2 掌指关节,左腕关节可见小囊性变。双膝 X 线
片:双膝关节间隙狭窄,多发骨刺。

要求:根据以上病例摘要,请将初步诊断、诊断依据(两个以上诊断,应分别列出各自诊断依据,未分别列
出扣分)、鉴别诊断、进一步检查与治疗原则写在答题纸上。

考试时间:15 分钟

判分标准	总分 22 分	
一、初步诊断	4 分	
1.类风湿关节炎		3 分
2.骨关节炎		1 分
二、诊断依据(初步诊断错误,诊断依据不得分)	5 分	
1.类风湿关节炎		3.5 分
(1)多关节、小关节、对称性关节肿痛,晨僵大于 1 小时。		1.5 分
(2)类风湿因子阳性,血沉快。		1 分
(3)双手 X 线片:双手第 2 掌指关节,左腕关节可见小囊性变。		1 分
2.骨关节炎		1.5 分
(1)双膝关节疼痛,双手 Heberden 结节。		0.5 分
(2)X 线片:双手远端指间关节骨质增生,双膝关节间隙狭窄,多发骨刺。		1 分
三、鉴别诊断	4 分	
1.血清阴性脊柱关节病		2 分
2.痛风		1 分
3.筋膜炎		1 分
四、进一步检查	4 分	
1.抗环胍氨酸肽抗体,CRP		2 分
2.HLA-B27,血尿酸		1 分
3.骶髂关节 X 线片		1 分
五、治疗原则	5 分	
1.非甾体抗炎药缓解症状		1 分
2.可使用小剂量糖皮质激素缓解症状		1 分
3.慢作用抗风湿药(或改变病情抗风湿药)治疗		1.5 分
4.必要时免疫及生物治疗		0.5 分
5.骨关节炎治疗(口服氨基葡萄糖等)		1 分

试题编号 56

病例摘要

男孩,1岁,发热、咳嗽1周,加重伴喘息1天。

患儿1周前无明显诱因出现发热,体温波动在38~39℃,流涕、鼻塞、咳嗽。3天前曾到医院检查,化验血常规未见异常,诊断为"上呼吸道感染",给予口服布洛芬、止咳糖浆等治疗。1天前咳嗽加重,连声咳,有痰不易咳出,喘息,体温仍高。发病以来进食不佳。大、小便及睡眠均正常。既往体健,无肝病和心脏病史。7个月会坐,刚学会走路。

查体:T 38℃,P 132次/分,R 32次/分,BP 85/55 mmHg。体重10 kg,皮肤未见出血点和皮疹,浅表淋巴结未触及肿大,结膜无苍白,巩膜无黄染,口唇无发绀,双肺呼吸音粗糙,可闻及鼾音及中细湿性啰音,心界不大,心率132次/分,律齐,未闻及杂音,腹平软,无压痛,肝肋下1 cm,脾未触及,移动性浊音(−),双下肢无水肿。

实验室检查:血常规示 Hb 126 g/L,RBC 4.0×10^{12}/L,WBC 17.5×10^9/L,N 0.76,L 0.24,Plt 305×10^9/L,CRP 21 mg/L(正常值≤8 mg/L)。尿常规(−),粪常规(−)。

要求:根据以上病例摘要,请将初步诊断、诊断依据(两个以上诊断,应分别列出各自诊断依据,未分别列出扣分)、鉴别诊断、进一步检查与治疗原则写在答题纸上。

考试时间:15分钟

判分标准	总分22分	
一、初步诊断	4分	
支气管肺炎(细菌性可能性大)(仅答出"肺炎"得2分,答出"支气管肺炎"扣1分)		4分
二、诊断依据(初步诊断错误,诊断依据不得分)	5分	
1.1岁小儿,急性起病		0.5分
2.主要表现发热、咳嗽、喘息		1.5分
3.查体双肺可闻及中细湿啰音		1.5分
4.血 WBC 及中性粒细胞比例增高,CRP 升高		1.5分
三、鉴别诊断	4分	
1.急性支气管炎		1.5分
2.毛细支气管炎		1.5分
3.肺结核		1分
四、进一步检查	5分	
1.胸部 X 线片		2分
2.痰细菌培养+药敏		1分
3.肝肾功能、心肌酶谱		1分
4.必要时动脉血气分析		1分
五、治疗原则	4分	
1.保持空气流通,营养丰富饮食,保持水电解质平衡		1分
2.保持呼吸道通畅,必要时吸氧		1分

（续表）

3.抗菌药物治疗	1分
4.雾化、祛痰、退热,对症治疗	1分

试题编号 57

病例摘要

男孩,8岁,因"发热、咳嗽1周"于2018年12月9日入院。

患儿5天前受凉后出现发热,最高体温39.5℃,流清涕,咳嗽,为连声咳,有白色黏痰,无呕吐、腹泻,无抽搐。当地医院诊断"急性上呼吸道感染"予以治疗(具体不详),体温每天波动在37.2~39.5℃,咳嗽逐渐加重,精神差,食欲下降,为进一步诊治入院。患病以来,睡眠可,大小便正常。患儿为小学生,既往体健,家族史无异常。

查体:T 38.6℃,P 106次/分,R 40次/分,BP 100/65 mmHg。体重25 kg,发育正常,营养良好。急性热病容,皮肤未见皮疹,浅表淋巴结不大,口周无发绀,咽部充血,扁桃体Ⅰ度肿大,颈无抵抗,胸廓对称,未见三凹征,左下肺叩诊浊音,左肺听诊呼吸音低,可闻及少量细湿性啰音。心率106次/分,律齐,心音有力,未闻及杂音,腹软,肝脾未触及,肠鸣音存在。双下肢无水肿,病理征阳性。

实验室检查:WBC 6.2×10⁹/L,N 0.72,L 0.28,CRP 25 mg/L(正常值≤8 mg/L)。

要求:根据以上病例摘要,请将初步诊断、诊断依据(两个以上诊断,应分别列出各自诊断依据,未分别列出扣分)、鉴别诊断、进一步检查与治疗原则写在答题纸上。

考试时间:15分钟

判分标准	总分22分	
一、初步诊断	4分	
肺炎(支原体感染可能性大)(仅答出"支原体感染"得3分)		4分
二、诊断依据(初步诊断错误,诊断依据不得分)	5分	
1.学龄前儿童,急性起病		1分
2.以发热、咳嗽、咳痰为主要表现		1分
3.左下肺叩诊浊音,左肺听诊呼吸音低,可闻及少量细湿啰音		1分
4.血常规白细胞正常,中性粒细胞比例增高		1分
5.C反应蛋白增高		1分
三、鉴别诊断	4分	
1.病毒性肺炎		1分
2.细菌性肺炎		1分
3.急性支气管炎		1分
4.肺结核		1分
四、进一步检查	5分	
1.支原体抗体或冷凝集试验		1分
2.胸部X线片		2分
3.痰细菌培养+药试敏试验		1分

(续表)

4.必要时 PPD 试验或痰查抗酸杆菌		1分
五、治疗原则	4分	
1.注意休息,清淡饮食		1分
2.保持呼吸道通畅,必要时吸氧		1分
3.首选大环内酯类药物抗感染治疗		1分
4.止咳、祛痰,必要时退热		1分

试题编号 58

病例摘要

男孩,8个月,因"发热、咳嗽5天,加重1天"于2018年2月3日入院。

患儿3天前无明显诱因出现发热,体温波动在38.3~38.8℃,伴咳嗽,为连声咳,有痰,咳嗽剧烈时有呕吐,无腹泻及抽搐。当地医院诊断为"上呼吸道感染",服药效果不佳。1天前咳嗽加重,伴明显气促。发病以来患儿精神查,食欲下降,为进一步诊治入院。患儿平时体健,生长发育同正常儿。否认药物过敏史,生后按计划接种疫苗。

查体:T 38.6℃,P 150次/分,R 50次/分,体重9 kg,急性热病容,精神差。无皮疹,前囟1.0×1.0 cm,张力正常。口唇发绀,咽部充血,三凹征阳性,双肺呼吸音粗,双肺底可闻及固定中细湿性啰音。心率150次/分,律齐,心音有力,未闻及杂音。肝肋下1.5 cm,质软,脾肋下未触及,移动性浊音阴性。双下肢无水肿。颈无抵抗,病理征阴性。

实验室检查:血常规示 Hb 130 g/L,RBC $4.9×10^{12}$/L,WBC $14.6×10^9$/L,N 0.69,L 0.31,Plt $256×10^9$/L,CRP 30 mg/L(正常值≤8 mg/L)。

要求:根据以上病例摘要,请将初步诊断、诊断依据(两个以上诊断,应分别列出各自诊断依据,未分别列出扣分)、鉴别诊断、进一步检查与治疗原则写在答题纸上。

考试时间:15分钟

判分标准	总分22分	
一、初步诊断	4分	
支气管肺炎(细菌性可能性大)(仅答出"肺炎"得2分,答出"支气管肺炎"得3分)		4分
二、诊断依据(初步诊断错误,诊断依据不得分)	5分	
1.婴儿,急性起病		1分
2.发热、咳嗽、咳痰、气促		1分
3.精神差,口唇发绀,三凹征(+)。双肺底固定中细湿性啰音		1分
4.血常规 WBC 及中性粒细胞比例增高		1分
5.C 反应蛋白增高		1分
三、鉴别诊断	4分	
1.急性支气管炎		1.5分
2.毛细支气管炎		1.5分
3.支气管异物		1分

（续表）

四、进一步检查	4分	
1.胸部X线片		2分
2.动脉血气分析及血清电解质		1分
3.痰细菌培养+药敏试验		1分
五、治疗原则	5分	
1.合理饮食,变换体位拍背,维持水、电解质及酸碱平衡		1分
2.青霉素类或头孢菌素类抗菌药物治疗		2分
3.祛痰、雾化、吸氧、退热		2分

试题编号 59

病例摘要
男孩,7个月,因"发热、腹泻3天"于2018年2月1日入院。
患儿2天前无明显诱因出现发热,体温波动在37.5～39 ℃,后出现腹泻,为蛋花水样便,量较多,无腥臭味,无黏液及脓血,每日排大便10余次,无呕吐。患儿精神差,食欲下降。已6小时未解小便。既往体健,混合喂养,按时添加辅食,生长发育同正常儿。否认药物过敏史,按计划接种疫苗。
查体:T 38.5 ℃,P 158 次/分,R 40 次/分,BP 80/50 mmHg,体重7 kg,急性病容,嗜睡,精神差,皮肤干燥、弹性差,四肢冷,眼窝深凹陷,前囟1.2×1.2 cm,深凹陷,口唇干燥,无发绀。咽部略充血。双肺呼吸音清,心音低钝,律齐,未闻及杂音,肝肋下1.0 cm,质软,脾肋下未触及,移动性浊音阴性,颈无抵抗,病理征阴性。
实验室检查:血常规示 Hb 138 g/L,RBC $5.1×10^{12}$/L,WBC $4.8×10^9$/L,N 0.20,L 0.80,Plt $279×10^9$/L。粪常规:未见 WBC 、RBC。
要求:根据以上病例摘要,请将初步诊断、诊断依据(两个以上诊断,应分别列出各自诊断依据,未分别列出扣分)、鉴别诊断、进一步检查与治疗原则写在答题纸上。

考试时间:15分钟		
判分标准		总分22分
一、初步诊断	4分	
1.腹泻病(轮状病毒肠炎可能性大)(未答出"轮状病毒"扣0.5分)		2分
2.重度脱水		2分
二、诊断依据(初步诊断错误,诊断依据不得分未分别列出各自诊断依据,扣1分)	7分	
1.小儿腹泻病(轮状病毒肠炎可能性大)		3.5分
(1)婴儿,急性起病。		0.5分
(2)冬季起病,胃轮状病毒肠炎好发季节。		0.5分
(3)发热,大便次数增多且大便性状改变,呈蛋花水样便,无腥臭味,无黏液、脓血。		1.5分
(4)实验室检查:血红细胞总数偏低,淋巴细胞比例增高,便常规未见红、白细胞。		1分
2.重度脱水		3.5分
(1)嗜睡,精神差。		0.5分

（续表）

（2）尿极少。		1分
（3）皮肤干燥、弹性差、四肢冷。		1分
（4）眼窝和前囟深凹陷。		0.5分
（5）心音低钝、脉搏增快。		0.5分
三、鉴别诊断	3分	
1.细菌性腹泻		1分
2.生理性腹泻		1分
3.肠吸收功能障碍		1分
四、进一步检查	3分	
1.动脉血气分析、血清电解质		1.5分
2.病毒抗原检测		1分
3.粪便细菌培养		0.5分
五、治疗原则	5分	
1.饮食疗法		0.5分
2.液体疗法:补液总量(或定量)、溶液种类(或定性)、输液速度(或定速)、纠正酸中毒、补钾补钙或镁		2.5分
3.肠道微生态疗法,如双歧杆菌、嗜酸乳杆菌等		0.5分
4.应用肠黏膜保护剂,如蒙脱石粉		0.5分
5.慎用抗生素和止泻剂		0.5分
6.补锌治疗		0.5分

试题编号 60

病例摘要

女孩,7岁,发热2天,皮疹1天。

患儿2天前受凉后出现发热,体温39.1 ℃,伴有流涕、鼻塞,自服抗病毒冲剂治疗,缓解不明显。2天前头颈部、躯干出现红色皮疹,昨天已遍布全身,无呕吐,无寒战、惊厥。食欲及精神尚可,大小便及睡眠均正常。既往体健,否认药物过敏史。按时进行预防接种,家庭中无发热患者。

查体:T 38.7 ℃,P 110 次/分,R 25 次/分,BP 105/65 mmHg,体重24 kg,急性热病容,精神可,全身皮肤可见散在充血性斑丘疹,疹间皮肤正常,双耳后、枕部、颈部可触及多个淋巴结,最大 1 cm×1 cm,触痛(+),活动度好。结膜无充血,咽部充血,双肺未闻及干湿性啰音,心界不大,心率110次/分,律齐,未闻及杂音。腹平软,无压痛,肝脾肋下未触及,双下肢无水肿,颈无抵抗,病理征阳性。

实验室检查:血常规:Hb 125 g/L,RBC $4.6×10^{12}$/L,WBC $3.8×10^9$/L,N 0.28,L 0.72,Plt $200×10^9$/L,CRP 正常。

要求:根据以上病例摘要,请将初步诊断、诊断依据(两个以上诊断,应分别列出各自诊断依据,未分别列出扣分)、鉴别诊断、进一步检查与治疗原则写在答题纸上。

考试时间:15分钟

(续表)

判分标准	总分 22 分	
一、初步诊断	4 分	
风疹		4 分
二、诊断依据(初步诊断错误,诊断依据不得分)	6 分	
1.学龄期儿童,急性起病		1 分
2.发热 1 天后出现皮疹,24 小时皮疹遍及全身。上呼吸道轻度炎症表现		1.5 分
3.皮肤可见散在充血性斑丘疹,双耳后、枕部、颈部淋巴结肿大,触痛(+)		2 分
4.血 WBC 低,淋巴细胞比例增高,CRP 正常		1.5 分
三、鉴别诊断	4 分	
1.麻疹		1 分
2.猩红热		1 分
3.手足口病		1 分
4.水痘或药物疹		1 分
四、进一步检查	4 分	
1.血清学检查(病毒 IgM 抗体检测)		2 分
2.病毒抗原检测		2 分
五、治疗原则	4 分	
1.合理饮食,注意休息,注意隔离		2 分
2.高热时退热处理		2 分

试题编号 61

病例摘要

男孩,8 岁,发热 3 天,皮疹 3 天。

患儿 3 天前无明显诱因出现发热,体温 37.3~38.2 ℃。无咳嗽、流涕,无呕吐及腹泻,自服板蓝根膜,没有明显效果。2 天前开始躯干部出现红色皮疹并有水疱,略痒。病后进食正常,大、小便及睡眠均正常。既往体健,无肝病和心脏病史。上小学 1 年级。否认传染病患者接触史。

查体:T 37 ℃,P 102 次/分,R 22 次/分,BP 90/60 mmHg,体重 23 kg,躯干部皮肤见散在红色斑丘疹,可见水疱及部分结痂,浅表淋巴结未触及肿大,结膜无苍白,巩膜无黄染,舌面正常,双肺未闻及干湿性啰音,心界不大,心率 102 次/分,律齐,未闻及杂音,腹平软,无压痛,肝脾肋下未触及,移动性浊音(−),双下肢无水肿。

实验室检查:血常规示 Hb 126 g/L,RBC 4.0×10^{12}/L,WBC 7.5×10^{9}/L,分类正常,Plt 305×10^{9}/L。粪常规(−),尿常规(−)。

要求:根据以上病例摘要,请将初步诊断、诊断依据(两个以上诊断,应分别列出各自诊断依据,未分别列出扣分)、鉴别诊断、进一步检查与治疗原则写在答题纸上。

考试时间:15 分钟

判分标准	总分 22 分

（续表）

一、初步诊断	5分	
水痘		5分
二、**诊断依据**（初步诊断错误,诊断依据不得分）	5分	
1.学龄期男孩,急性起病		1分
2.发热1天出现皮疹		1分
3.皮疹呈向心性分布,斑丘疹、水疱及结痂共存		2分
4.血常规正常		1分
三、鉴别诊断	4分	
1.麻疹		1分
2.风疹		1分
3.猩红热		1分
4过敏性皮肤病		1分
四、进一步检查	3分	
1.疱疹刮片（细胞核内包涵体或病毒抗原）		1分
2.病毒分离		1分
3.血清学检查（IgM抗体）		1分
五、治疗原则	5分	
1.饮食、护理,避免皮肤抓伤,注意隔离		2分
2.局部涂以2%甲紫溶液或阿昔洛韦乳剂对症治疗		1.5分
3.首选阿昔洛韦抗病毒治疗		1.5分

第三部分　辅助检查部分

第三考站,技巧性很强,请同学在金英杰官网或扫码听视频课学习及练习。

心肺听诊

影像学检查

心电图检查

点击考试

第二考站　体格检查

1 号题：

请你对被检查者进行下列体格检查并回答问题。
体格检查考试项目：①甲状腺检查(须口述视诊内容和报告检查结果,前面触诊和后面触诊可任选一)；②肝脏触诊(单、双手触诊)(须报告检查结果)；③手部及其关节视诊检查(须口述视诊内容)。 考试时间：15 分钟
评分标准(总分 20 分)
一、甲状腺检查(须口述视诊内容和报告检查结果,前面触诊、和后面触诊可任选一)(6 分)
(一)视诊(口述内容)：观察甲状腺大小,是否对称(1 分) (二)触诊方法正确,动作规范(4 分) 1.甲状腺侧叶触诊(3 分) (1)后面触诊：告知被检者取坐位,考生站在其后,一手示、中指施压于一侧甲状软骨,将气管推向对侧(1分),另一手拇指在对侧胸锁乳突肌后缘向前推挤甲状腺,示、中指在其前缘触诊甲状腺(1 分)。检查过程中,嘱被检者做吞咽动作,重复检查,用同样方法检查另一侧甲状腺(1 分)。 (2)前面触诊：告知被检者取坐位,考生面对被检者,考生一手拇指施压于一侧甲状腺软骨,将气管推向对侧(1 分),另一手示、中指在对侧胸锁乳突肌后缘向前推挤甲状腺,拇指在胸锁乳突肌前缘触诊(1分),嘱被检者做吞咽动作,并随吞咽动作进行触诊。用同样方法检查另一侧甲状腺(1 分)。 2.甲状腺峡部触诊(1 分) 考生面对被检查者,用拇指(或站在被检查后面用示指)自胸骨上切迹向上触摸,可触气管前甲状腺组织,判断有无增厚,嘱被检者做吞咽动作。 (三)听诊方法正确,动作规范(0.5 分) 考生用听诊器钟形体件放于甲状腺部位,两侧均需检查。 (四)检查结果正确(0.5 分) 报告检查结果：甲状腺是否肿大,有无结节、震颤,听诊有无杂音。
二、肝脏触诊(单、双手触诊)(须报告检查结果)(8 分)
(一)考生站位正确,告知被检查者体位、姿势正确(0.5 分) 告知被检查者取仰卧位,双腿屈曲,暴露腹部,腹部放松,做腹式呼吸,考生站在被检查者右侧。 (二)检查方法正确,动作规范(7 分) 1.单手触诊(4 分) 考生将右手四指并拢,掌指关节伸直,平行地放在被检查者右侧腹部脐水平线上,用示、中指末端桡侧进行触诊(1 分)。被检者呼气时,手指压向腹深部,吸气时,手指向前上迎下移的肝缘(1 分)。如此反复进行,并逐渐向肋缘方向滑动,直至触及肝缘或右肋缘(2 分)。 2.双手触诊(3 分) 考生右手位置同单手触诊(1 分),左手托住被检查者右腰部,拇指张开置于季肋部,触诊时左手向上推(1 分),右手触诊方法同单手触诊(1 分)。 (三)检查结果正确(0.5 分) 报告检查结果：肝脏肋下是否触及。
三、手部及其关节视诊检查(须口述视诊内容)(2 分)

（一）考生站位正确,告知被检者体位、姿势正确(0.5分)

告知被检查者取立位、坐位或仰卧位,双手自然放松并充分暴露,考生站在被检查者前面或右侧。

（二）视诊检查内容正确(1.5分)

被检者双手有无红肿、皮肤破损、皮下出血,有无肌萎缩等(0.5分);手指末端有无发绀、苍白,有无杵状指、反甲(匙状甲)(0.5分);双手指关节有无畸形、肿胀、活动受限等(0.5分)。

四、提问(2分)

（一）甲状腺听诊时,如听到低音调的连续性静脉"嗡嗡"音有何意义(1分)？

答:常见于甲状腺功能亢进症。

（二）体检时发现指甲为匙状甲(反甲),有什么临床意义(1分)？

答:匙状甲(反甲)常见于缺铁性贫血和高原疾病。

五、职业素质(2分)

（一）体检前能向被检者告知。与被检者沟通时态度和蔼,体检中动作轻柔,能体现爱护被检者的意识。体检结束后能告知,有体现关爱被检者的动作(1分)

（二）着装(工作服)整洁,仪表举止大方,语言文明,体检认真细致,表现出良好的职业素质(1分)。

2号题:

请你对被检者进行下列体格检查并回答提问。

体格检查考试项目:①腋窝淋巴结检查(须口述检查内容和报告检查结果);②语音震颤检查(须报告检查结果);③肝脏触诊(单、双手触诊)(须报告检查结果)。

考试时间:15分钟

评分标准(总分20分)

一、腋窝淋巴结检查(须口述检查内容和报告检查结果)(6分)

（一）考生站位正确,告知被检者体位、姿势正确(0.5分)
告知被检者取坐位或仰卧位,考生站在被检者前面或右侧。

（二）检查方法正确,动作规范(2.5分)
检查左侧时,考生左手握被检者左手,将其前臂稍外展(1分),右手三指(示、中、环指)并拢,稍弯曲,由浅入深触诊被检者左侧腋窝淋巴结(0.5分)。
两侧均须检查,以左手检查右侧,步骤同左侧(1分)。

（三）检查内容、部位正确(2.5分)
腋窝的5组淋巴结群(腋尖群、中央群、胸肌群、肩胛下群、外侧群)均应触诊。
腋尖群:位于腋窝顶部(0.5分)。
中央群:位于腋窝内侧壁近肋骨及前锯肌处(0.5分)。
胸肌群:位于胸大肌下缘深部(0.5分)。
肩胛下群:位于腋窝后皱襞深部(0.5分)。
外侧群:位于腋窝外侧壁(0.5分)。

（四）检查结果正确(0.5分)
报告检查结果:是否触及淋巴结。

二、语音震颤检查(须报告检查结果)(2分)

(一)考生站位正确,告知被检查者体位、姿势正确(0.5分)

告知被检查者取仰卧位或坐位,充分暴露前胸和背部,考生站在被检者右侧(坐位时站在被检者前面和后面)。

(二)检查方法正确,动作规范(1分)

考生双手掌或手掌尺侧缘(小鱼际)平放于被检者前、后胸壁两侧的对称部位,嘱被检者发同等强度的"yi"长音(0.5分),由上而下,由内到外,反复比较左右两侧对称部位语音震颤的异同(0.5分)。

(三)检查结果正确(0.5分)

报告检查结果:语音震颤有无增强或减弱。

三、肝脏触诊(单、双手触诊)(须报告检查结果)(0.5分)

(一)考生站位正确,告知被检者体位、姿势正确(0.5分)

告知被检者取仰卧位,双腿屈曲,暴露腹部,腹部放松,做腹式呼吸,考生站在被检者右侧。

(二)检查方法正确,动作规范(7分)

1.单手触诊(4分)

考生将右手四指并拢,掌指关节伸直,平行地放在被检者右侧腹部脐水平线上,用示、中指末端桡侧进行触诊(1分),被检者呼气时,手指压向腹深部,吸气时,手指向上迎触下移的肝缘(1分)。如此反复进行,并逐渐向肋缘方向滑动,直至触及肝缘或右肋缘(2分)。

2.双手触诊(3分)

考生右手位置同单手触诊(1分),左手托住被检者右腰部,拇指张开置于季肋部,触诊时左手向上推(1分),右手触诊方法同单手触诊(1分)。

(三)检查结果正确(0.5分)

报告检查结果:肝脏肋下是否触及。

四、提问(2分)

(一)男性,50岁。半个月来尿量明显减少,明显腹胀和双下肢水肿。既往有慢肝炎病史10余年。该患者腹部叩诊检查时可能发现的主要阳性体征是什么(1分)?

答:腹部移动性浊音阳性。

(二)正常肱二头肌反射的表现是什么(1分)?

答:表现为当叩击肱二头肌腱时引起肱二头肌收缩,前臂屈曲动作。

五、职业素质(2分)

(一)体检前能向被检者告知。与被检者沟通时态度和蔼,体检中动作轻柔,能体现爱护被检者的意识。体检结束后能告知,有体现关爱被检者的动作(1分)

(二)着装(工作服)整洁,仪表举止大方,语言文明,体检认真细致,表现出良好职业素质(1分)

3号题:

请你对被检者进行下列体格检查并回答提问。

体格检查考试项目:①眼睑、巩膜、结膜检查(须口述检查结果);②心脏触诊检查(须口述检查内容,报告检查结果);③腹壁紧张度和腹部压痛、反跳痛检查(须报告检查结果)。

考试时间:15分钟

评分标准(总分20分)

一、眼睑、巩膜、结膜检查(须口述检查内容)(4分)

（一）检查内容叙述正确（2分）

眼睑有无水肿，上睑有无下垂，有无闭合障碍，有无倒睫（1分）；巩膜有无黄染（0.5分）；睑结膜有无苍白或充血，球结膜有无充血或水肿（0.5分）。

（二）检查方法正确（2分）

告知被检者闭眼、睁眼（0.5分），以示指和拇指捏起上睑中外1/3交界处的边缘，告知被检者向下看，趁机将眼睑轻轻向前下方牵拉，示指向下压睑板上缘，与拇指配合将睑缘向上捻转（0.5分）。另嘱被检者向上看，以拇指轻压下眼睑下缘，充分暴露巩膜与结膜（0.5分）。同样方法检查另一侧（0.5分）。

二、心脏触诊检查（须口述检查内容，报告检查结果）（6分）

（一）考生站位正确，告知被检者体位、姿势正确（0.5分）

告知被检者取坐位或仰卧位，充分暴露前胸部，考生站在被检者前面或右侧。

（二）检查内容和方法正确，动作规范（4.5分）

心尖搏动及心前区搏动：考生用右手全手掌置于心前区（0.5分），示指、中指指腹并拢触诊（1分）。

震颤：用手掌尺侧（小鱼际）在各瓣膜区（1.5分）和胸骨左缘第3、4肋间（0.5分）触诊。

心包摩擦感：在心前区或胸骨左缘第3、4肋间用小鱼际或并拢四指的掌面触诊。嘱被检者屏住呼吸，检查心包摩擦感有无变化（1分）。

（三）检查结果正确（1分）

报告检查结果：心尖搏动的具体位置（正常成人心尖搏动位于第5肋间，左锁骨中线内侧0.5~1.0cm），有无增强或减弱（0.5分）。心前区有无异常搏动、有无触及震颤和心包摩擦感（0.5分）。

三、腹壁紧张度和腹部压痛、反跳痛检查（须报告检查结果）（6分）

（一）考生站位正确，告知被检者体位、姿势正确（0.5分）

告知被检者取仰卧位，双腿屈曲，暴露腹部，腹部放松，考生站在被检者右侧。

（二）检查方法正确，动作规范（5分）

1.腹壁紧张度（2分）

考生先将全手掌放于被检者腹壁上，让被检者适应片刻，此时可感受被检者腹壁紧张程度，然后以轻柔动作开始触诊（1分）。检查完一个区域后，考生的手应提起并离开腹壁，再以上述手法检查下一个区域（0.5分）。一般先从左下腹开始呢，逆时针方向进行触诊，最后检查病痛部位（0.5分）。

2.腹部压痛、反跳痛（3分）

考生先将全手掌放于被检者腹壁上，让被检者适应片刻，然后用于手指指腹压于腹壁，观察被检者有无疼痛反应（1分）；当出现疼痛时，手指在远处停留片刻（1分），然后迅速将手指抬起，观察被检者疼痛有无骤然加重（1分）。

（三）检查结果正确（0.5分）

报告检查结果：有无腹壁紧张和压痛、反跳痛（正常人腹软，无腹部压痛和反跳痛）。

四、提问（2分）

（一）女性，56岁。患风湿性心脏病15年，心脏超声检查提示二尖瓣狭窄。在体检听诊心尖时可能有什么杂音？（1分）

答：心尖区可听到舒张中晚期、隆隆样杂音。（答舒张期杂音得0.5分）

（二）请说出肾盂和输尿管起始在人体体表的投影部位（1分）

答：相当于肋脊角位置。

五、职业素质（2分）

（一）体检前能向被检者告知。与被检者沟通时态度和蔼，体检中动作轻柔，能体现爱护被检者的意识。体检结束后能告知，有体现关爱被检者的动作（1分）

（二）着装（工作服）整洁，仪表举止大方，语言文明，体检认真细致，表现出良好的职业素质（1分）

4 号题:

请你对被检者进行下列体格检查并回答提问。

体格检查考试项目:①腋窝淋巴结检查(须口述检查内容和报告检查结果);②肝脏触诊(单、双手触诊)(须报告检查结果);③肱二头肌反射检查(坐位、仰卧位两种方法任选一种,须报告正常表现和检查结果)。

考试时间:15 分钟

评分标准(总分 20 分)

一、腋窝淋巴结检查(须口述检查内容和报告检查结果)(6 分)

(一)考生站位正确,告知被检者体位、姿势正确(0.5 分)

告知被检者取坐位或仰卧位,考生站在被检者前面或右侧。

(二)检查方法正确,动作规范(2.5 分)

检查左侧时,考生左手握被检者左手,将其前臂稍外展(1 分),右手三指(示、中、环指)并拢,稍弯曲,由浅入深触诊被检者左侧腋窝淋巴结(0.5 分)。

两侧均须检查,以左手检查右侧,步骤同左侧(1 分)。

(三)检查内容、部位正确(2.5 分)

腋窝的 5 组淋巴结群(腋尖群、中央群、胸肌群、肩胛下群、外侧群)均应触诊。

腋尖群:位于腋窝顶部(0.5 分)。

中央群:位于腋窝内侧壁近肋骨及前锯肌处(0.5 分)。

胸肌群:位于胸大肌下缘深部(0.5 分)。

肩胛下群:位于腋窝后皱襞深部(0.5 分)。

外侧群:位于腋窝外侧壁(0.5 分)。

(四)检查结果正确(0.5 分)

报告检查结果:是否触及淋巴结。

二、肝脏触诊(单、双手触诊)(须报告检查结果)(8 分)

(一)考生站位正确,告知被检查者体位、姿势正确(0.5 分)

告知被检查者取仰卧位,双腿屈曲,暴露腹部,腹部放松,做腹式呼吸,考生站在被检查者右侧。

(二)检查方法正确,动作规范(7 分)

1.单手触诊(4 分)

考生将右手四指并拢,掌指关节伸直,平行地放在被检查者右侧腹部脐水平线上,用示、中指末端桡侧进行触诊(1 分)。被检者呼气时,手指压向腹深部,吸气时,手指向前上迎下移的肝缘(1 分)。如此反复进行,并逐渐向肋缘方向滑动,直至触及肝缘或右肋缘(2 分)。

2.双手触诊(3 分)

考生右手位置同单手触诊(1 分),左手托住被检查者右腰部,拇指张开置于季肋部,触诊时左手向上推(1 分),右手触诊方法同单手触诊(1 分)。

(三)检查结果正确(0.5 分)

报告检查结果:肝脏肋下是否触及。

三、肱二头肌反射检查(坐位、仰卧位两种检查方法任选一种,须报告正常表现和检查结果)(2 分)

(一)检查方法正确,动作规范(1 分)

1.坐位检查

告知被检者取坐位,双上肢自然悬垂于躯干两侧,考生左手托起被检者手臂,使其屈肘,前臂稍内旋置于考生前臂上(0.5 分),考生左手拇指置于肱二头肌肌腱上,右手持叩诊锤叩击考生拇指(0.5 分)。

2.仰卧位检查

告知被检者取仰卧位,双上肢自然伸直置于躯干两旁,上下肢自然伸直,考生站在被检者右侧,左手托起被检者肘部,使其屈肘,前臂稍内旋置于被检者腹部(0.5分),考生左手拇指置于被检者肱二头肌肌腱上,右手持叩诊锤叩击考生拇指(0.5分)。

(考生须检查双侧反射,若只查一侧扣0.5分)

(二)报告正常表现和检查结果正确(1分)

肱二头肌反射正常表现为叩击肱二头肌肌腱时引发肱二头肌收缩、前臂屈曲动作(0.5分)。

报告检查结果:双侧肱二头肌反射对称引出(0.5分)。

四、提问(2分)

(一)男性,30岁。1天来频繁呕吐,无排便、排气,既往多次腹部手术史。该患者检查时可能发现的阳性体征是什么(1分)?

答:肠鸣音亢进(答肠鸣音活跃得0.5分)。

(二)舟状腹常见于哪些疾病(1分)?

答:常见于结核病、恶性肿瘤等慢性消耗性疾病导致的恶病质。

五、职业素质(2分)

(一)体检前能向被检者告知。与被检者沟通时态度和蔼,体检中动作轻柔,能体现爱护被检者的意识。体检结束后能告知,有体现关爱被检者的动作(1分)

(二)着装(工作服)整洁。仪表举止大方,语言文明,体检认真细致,表现出良好的职业素质(1分)

5号题:

请你对被检者进行下列体格检查并回答提问。

体格检查考试项目:①腋窝淋巴结检查(须口述检查内容和报告检查结果)②肝脏触诊(双手触诊)(须报告检查结果);③肱二头肌反射检查(坐位、仰卧位两种检查方法任选一种,须报告正常表现和检查结果)。

考试时间:15分钟

评分标准(总分20分)

一、腋窝淋巴结检查(须口述检查内容和报告检查结果)(6分)

(一)考生站位正确,告知被检者体位、姿势正确(0.5分)

告知被检者取坐位或仰卧位,考生站在被检者前面或右侧。

(二)检查方法正确,动作规范(2.5分)

检查左侧时,考生左手握被检者左手,将其前臂稍外展(1分),右手三指(示、中、环指)并拢,稍弯曲,由浅入深触诊被检者左侧腋窝淋巴结(0.5分)。

两侧均须检查,以左手检查右侧,步骤同左侧(0.5分)。

(三)检查内容、部位正确(2.5分)

腋窝的5组淋巴结群(腋尖群、中央群、胸肌群、肩胛下群、外侧群)均应触诊。

腋尖群:位于腋窝顶部(0.5分)中央群:位于腋窝内侧壁近肋骨及前锯肌处(0.5分)。

胸肌群:位于胸大肌下缘深部(0.5分)。

肩胛下群:位于腋窝后皱襞深部(0.5分)。

外侧群:位于腋窝外侧壁(0.5分)。

(四)检查结果正确(0.5分)

报告检查结果:是否触及淋巴结。

二、肝脏触诊(单、双手触诊)(须报告检查结果)(8分)

(一)考生站位正确,告知被检查者体位、姿势正确(0.5分)

告知被检查者取仰卧位,双腿屈曲,暴露腹部,腹部放松,做腹式呼吸,考生站在被检查者右侧。

(二)检查方法正确,动作规范(7分)

1.单手触诊(4分)

考生将右手四指并拢,掌指关节伸直,平行地放在被检查者右侧腹部脐水平线上,用示、中指末端桡侧进行触诊(1分)。被检者呼气时,手指压向腹深部,吸气时,手指向前上迎下移的肝缘(1分)。如此反复进行,并逐渐向肋缘方向滑动,直至触及肝缘或右肋缘(2分)。

2.双手触诊(3分)

考生右手位置同单手触诊(1分),左手托住被检查者右腰部,拇指张开置于季肋部,触诊时左手向上推(1分),右手触诊方法同单手触诊(1分)。

(三)检查结果正确(0.5分)

报告检查结果:肝脏肋下是否触及。

三、肱二头肌反射检查(坐位、仰卧位两种检查方法任选一种,须报告正常表现和检查结果)(2分)

(一)检查方法正确,动作规范(1分)

1.坐位检查

告知被检者取坐位,双上肢自然悬垂于躯干两侧,考生左手托起被检者手臂,使其屈肘,前臂稍内旋至于考生前臂上(0.5分),考生左手拇指置于肱二头肌肌腱上,右手持叩诊锤叩击考生拇指(0.5分)。

2.仰卧位检查

告知被检者取仰卧位,双上肢自然伸直置于躯干两旁,上下肢自然伸直,考生站在被检者右侧,左手托起被检者肘部,使其屈肘,前臂稍内旋置于被检者腹部(0.5分),考生左手拇指置于被检者肱二头肌肌腱上,右手持叩诊锤叩击考生拇指(0.5分)。

(考生须检查双侧反射,若只差一侧扣0.5分)。

(二)报告正常表现和检查结果正确(1分)

肱二头肌反射正常表现为叩击肱二头肌肌腱时引发肱二头肌收缩、前臂屈曲动作(0.5分)

报告检查结果:双侧肱二头肌反射对称引出(0.5分)。

四、提问(2分)

(一)正常颈椎前屈、后伸分别能达到多少角度(1分)?

答:正常颈椎前屈、后伸分别能达到45°左右。

(二)请说出上腹部振水音检查的临床意义(1分)

答:振水音常提示幽门梗阻或急性胃扩张。

五、职业素质(2分)

(一)体检前能向被检者告知,与被检者沟通时态度和蔼,体检中动作轻柔,能体现爱护被检者的意识。体检结束后能告知,有体现关爱被检者的动作(1分)

(二)着装(工作服)整洁,仪表举止大方,语言文明,体检认真细致,表现出良好的职业素质(1分)

6号题:

请你对被检者进行下列体格检查并回答提问。

体格检查考试项目:①甲状腺检查(须口述视诊内容和报告检查结果,前面触诊和后面触诊可任选一);②胸廓视诊检查(须口述检查内容);③肝脏触诊(单、双手触诊)(须报告检查结果)。

考试时间:15分钟

评分标准(总分20分)

一、甲状腺检查(须口述视诊内容和报告检查结果,前面触诊和后面触诊可任选一种)

(一)视诊(口述内容):观察甲状腺大小,是否对称(1分)

(二)触诊方法正确,动作规范(4分)

1.甲状腺侧叶触诊(3分)

(1)后面触诊:告知被检者取坐位,考生站在其后,一手示、中指施压于一侧甲状软骨,将气管推向对侧(1分),另一手拇指在对侧胸锁乳突肌后缘向前推挤甲状腺,示、中指在其前缘触诊甲状腺(1分)。检查过程中,嘱被检者做吞咽动作,重复检查,用同样方法检查另一侧甲状腺(1分)。

(2)前面触诊:告知被检者取坐位,考生面对被检者,考生一手拇指施压于一侧甲状腺软骨,将气管推向对侧(1分),另一手示、中指在对侧胸锁乳突肌后缘向前推挤甲状腺,拇指在胸锁乳突肌前缘触诊(1分),嘱被检者做吞咽动作,并随吞咽动作进行触诊。用同样方法检查另一侧甲状腺(1分)。

2.甲状腺峡部触诊(1分)

考生面对被检查者,用拇指(或站在被检查后面用示指)自胸骨上切迹向上触摸,可触气管前甲状腺组织,判断有无增厚,嘱被检者做吞咽动作。

(三)听诊方法正确,动作规范(0.5分)

考生用听诊器钟形体件放于甲状腺部位,两侧均需检查。

(四)检查结果正确(0.5分)

报告检查结果:甲状腺是否肿大,有无结节、震颤,听诊有无杂音。

二、胸廓视诊检查(须口述检查内容)(2分)

(一)考生站位正确,告知被检者体位、姿势正确(0.5分)

告知被检者取仰卧位或坐位,充分暴露前胸和背部,考生站在被检者右侧(坐位时站在被检者前面和后面)。

(二)检查内容正确(1.5分)

观察胸廓形状,两侧是否对称(0.5分),有无畸形、局部隆起(0.5分),肋间隙有无异常(0.5分)。

三、肝脏触诊(单、双手触诊)(须报告检查结果)(8分)

(一)考生站位正确,告知被检者体位、姿势正确(0.5分)

告知被检者取仰卧位,双腿屈曲,暴露腹部,腹部放松,做腹式呼吸,考生站在被检者右侧。

(二)检查方法正确,动作规范(7分)

1.单手触诊(4分)

考生将右手四指并拢,掌指关节伸直,平行地放在被检者右侧腹部脐水平线上,用示、中指末端桡侧进行触诊(1分),被检者呼气时,手指压向腹深部,吸气时,手指向上迎触下移的肝缘(1分)。如此反复进行,并逐渐向肋缘方向滑动,直至触及肝缘或右肋缘(2分)。

2.双手触诊(3分)

考生右手位置同单手触诊(1分),左手托住被检者右腰部,拇指张开置于季肋部,触诊时左手向上推(1分),右手触诊方法同单手触诊(1分)。

(三)检查结果正确(0.5分)

报告检查结果:肝脏肋下是否触及。

四、提问(2分)

(一)女性,20岁。反复发热2周,查血象疑为急性白血病,进行胸壁检查时可查哪些内容(1分)?

答:皮肤有无瘀点、瘀斑(0.5分),胸骨有无压痛(0.5分)。

(二)什么是佝偻病胸(1分)?

答:佝偻病胸为佝偻病所致胸廓畸形(0.5分),如佝偻病串珠、漏斗胸和鸡胸(0.5分)。

五、职业素质(2分)

(一)体检前能向被检者告知。与被检者沟通时态度和蔼,体检中动作轻柔,能体现爱护被检者的意识。体检结束后能告知,又体现关爱被检者的动作(1分)

(二)着装(工作服)整洁。仪表举止大方,语言文明,体检认真细致,表现出良好的职业素质(1分)

7号题:

请你对被检者进行下列体格检查并回答提问。

体格检查考试项目:①腋窝淋巴结检查(须口述检查内容和报告检查结果);②心前区视诊检查(须口述检查内容);③肝脏触诊(单、双手触诊)(须报告检查结果)。

考试时间:13分

评分标准(总分20分)

一、腋窝淋巴结检查(须口述检查内容和报告检查结果)(6分)

(一)考生站位正确,告知被检者体位、姿势正确(0.5分)
告知被检者取坐位或仰卧位,考生站在被检者前面或右侧。

(二)检查方法正确,动作规范(2.5分)
检查左侧时,考生左手握被检者左手,将其前臂稍外展(1分),右手三指(示、中、环指)并拢,稍弯曲,由浅入深触诊被检者左侧腋窝淋巴结(0.5分)。
两侧均须检查,以左手检查右侧,步骤同左侧(1分)。

(三)检查内容、部位正确(2.5分)
腋窝的5组淋巴结群(腋尖群、中央群、胸肌群、肩胛下群、外侧群)均应触诊。
腋尖群:位于腋窝顶部(0.5分)。
中央群:位于腋窝内侧壁近肋骨及前锯肌处(0.5分)。
胸肌群:位于胸大肌下缘深部(0.5分)。
肩胛下群:位于腋窝后皱襞深部(0.5分)。
外侧群:位于腋窝外侧壁(0.5分)。

(四)检查结果正确(0.5分)
报告检查结果:是否触及淋巴结。

二、心前区视诊检查(须口述检查内容)(2分)

(一)考生站位正确,告知被检者体位、姿势正确(0.5分)
告知被检者取坐位或仰卧位,充分暴露前胸部,考生站在被检者前面或右侧。

(二)检查内容和方法正确(1.5分)
考生俯视被检者心前区,必要时可将视线与胸廓同高(0.5分),观察心前区有无隆起与凹陷,有无异常搏动(0.5分),心尖搏动的位置、强度与范围(0.5分)。

三、肝脏触诊(单、双手触诊)(须报告检查结果)(8分)

(一)考生站位正确,告知被检者体位、姿势正确(0.5分)
告知被检者取仰卧位,双腿屈曲,暴露腹部,腹部放松,做腹式呼吸,考生站在被检者右侧。

(二)检查方法正确,动作规范(7分)

1.单手触诊(4分)

考生将右手四指并拢,掌指关节伸直,平行地放在被检查者右侧腹部脐水平线上,用示、中指末端桡侧进行触诊(1分)。被检者呼气时,手指压向腹深部,吸气时,手指向前上迎下移的肝缘(1分)。如此反复进行,并逐渐向肋缘方向滑动,直至触及肝缘或右肋缘(2分)。

2.双手触诊(3分)

考生右手位置同单手触诊(1分),左手托住被检查者右腰部,拇指张开置于季肋部,触诊时左手向上推(1分),右手触诊方法同单手触诊(1分)。

(三)检查结果正确(0.5分)

报告检查结果:肝脏肋下是否触及。

四、提问(2分)

(一)请说出胸膜摩擦音最常听到的部位(1分)

答:最常听到的部位是前下侧胸部。

(二)负性心尖搏动多见于哪些疾病(1分)?

答:常见于缩窄性心包炎(0.5分)或右心室明显肥大(0.5分)。

五、职业素质(2分)

(一)体检前能向被检者告知。与被检者沟通时态度和蔼,体检中动作轻柔,能体现爱护被检者的意识。体检结束后能告知,有体现关爱被检者的动作(1分)

(二)着装(工作服)整洁。仪表举止大方,语言文明,体检认真细致,表现出良好的职业素质(1分)

8号题:

请对被检者进行下列体格检查并回答提问。

体格检查考试项目:①甲状腺检查(须口述视诊内容和报告检查结果,前面触诊和后面触诊可任选一);②语音共振检查(须报告检查结果);③脾脏触诊(双手触诊)(须报告检查结果)。

考试时间:15分钟

评分标准(总分20分)

一、甲状腺检查(须口述视诊内容和报告检查结果,前面触诊和后面触诊可任选一)(6分)

(一)视诊(口述内容):观察甲状腺大小,是否对称(1分)

(二)触诊方法正确,动作规范(4分)

1.甲状腺侧叶触诊(3分)

(1)后面触诊:告知被检者取坐位,考生站在其后,一手示、中指施压于一侧甲状软骨,将气管推向对侧(1分),另一手拇指在对侧胸锁乳突肌后缘向前推及甲状腺,示、中指在其前缘触诊甲状腺(1分),检查过程中,嘱被检者做吞咽动作,重复检查,用同样方法检查另一侧甲状腺(1分)。

(2)前面触诊:告知被检者取坐位,考生面对被检者,考生一手拇指施压于一侧甲状软骨,将气管推向对侧(1分),另一手示、中指在对侧胸锁乳突肌后缘向前推及甲状腺,拇指在胸锁乳突肌前缘触诊(1分),嘱被检者做吞咽动作,并随吞咽动作进行触诊。用同样方法检查另一侧甲状腺(1分)。

2.甲状腺峡部触诊(1分)

考生面对被检者,用拇指(或站在被检者后面用示指)自胸骨上切迹向上触摸,可触到气管前甲状腺组织,判断有无增厚,嘱被检者做吞咽动作。

（三）听诊方法正确,动作规范(0.5分)

考生用听诊器钟形体件放于甲状腺部位,两侧均须检查。

（四）检查结果正确(0.5分)

报告检查结果:甲状腺是否肿大,有无结节、震颤,听诊有无杂音。

二、语音共振检查(须报告检查结果)

（一）考生站位正确,告知被检者体位、姿势正确(0.5分)

告知被检者取仰卧位或坐位,充分暴露前胸部和背部,考生站在被检者前面或右面。

（二）检查方法正确,动作规范(1分)

嘱被检者用一般声音强度重复发"yi"长音(或耳语"1、2、3")(0.5分)。考生用听诊器的膜型体件在被检者前、后胸壁由上而下,左右两侧对称部位对比听诊(0.5分)。

（三）检查结果正确(0.5分)

报告检查结果:有无语音共振增强或减弱。

三、脾脏触诊(双手触诊)(须报告检查结果)(8分)

（一）考生站位正确,告知被检者体位、姿势正确(1分)

告知被检者取仰卧位,双腿屈曲,暴露腹部,腹部放松,做腹式呼吸,考生站在被检者右侧(0.5分);告知被检者取右侧卧位时,右下肢伸直,左下肢屈曲(0.5分)。

（二）检查方法正确,动作规范(6.5分)

1.仰卧位触诊(4分)

考生左手掌置于被检者左腰部第9~11肋处,将其脾脏从后面托起(1分),右手掌平放于脐部(1分),右手三指(示、中、环指)伸直并拢,与肋缘大致呈垂直方向(1分),从脐水平开始,配合被检者腹式呼吸,用示、中指末端桡侧进行触诊,直至触及脾缘或左肋缘(1分)。

2.侧卧位触诊(2.5分)

嘱被检者右侧卧位,考生左手掌置于被检者左腰部第9~11肋处,将其脾脏从腰背部向腹部推(0.5分),右手三指(示、中、环指)伸直并拢,与肋缘大致呈垂直方向(1分),配合呼吸,用示、中指末端桡侧进行触诊,直至触及脾缘或左肋缘(1分)。

（三）检查结果正确(0.5分)

报告检查结果:脾脏肋下是否触及。

（四）提问(2分)

（一）男性,48岁。晨起出现颈部活动受限,予以针灸治疗,半个小时后,突然感觉胸痛,进行性呼吸困难,口唇发绀,在进行胸部听诊检查时可发现哪些异常体征(1分)?

答:右肺呼吸音减弱或消失(0.5分),语音共振减弱或消失(0.5分)。

（二）直接和间接角膜反射均消失常见于哪对颅神经损害(1分)?

答:常见于三叉神经损害。

五、职业素质(2分)

（一）体检前能向被检者告知。与被检者沟通时态度和蔼,体检中动作轻柔。能体现爱护被检者的意识。体检结束后能告知,有体现关爱被检者的动作(1分)

（二）着装(工作服)整洁,仪表举止大方,语言文明,体检认真细致,表现出良好的职业素质(1分)

9 号题：

请你对被检者进行下列体格检查并回答提问。

体格检查考试项目：①测量血压（间接测量法，报告测量结果）；②腋窝淋巴结检查（须口述检查内容和报告检查结果）；③肝脏触诊（单手触诊）（须报告检查结果）

考试时间：15 分钟

评分标准（20 分）

一、测量血压（间接测量法，报告测量结果）（4 分）

（一）测量方法正确（2.5 分）

1.检查血压计水银柱是否在"0"点，被检者取坐位时肘部、血压计"0"点与心脏在同一水平（0.5 分）

2.气袖均匀紧贴皮肤，缠于上臂，其下缘在肘窝以上约 2~3cm，气袖的中央位于肱动脉表面，其松紧度适宜（0.5 分）

3.考生触诊肘部确定肱动脉搏动位置后，将听诊器体件置于肱动脉搏动处听诊动脉搏动音，不能将体件塞于气袖下（0.5 分）

4.向袖带内充气，边充气边听诊至肱动脉搏动音消失后，水银柱再升高 30mmHg（0.5 分），缓慢放气（水银柱下降速度约为 2~3mmHg/秒），双眼平视观察水银柱，根据听诊动脉搏动音变化和水银柱位置读出收缩压、舒张压数值（0.5 分）

（二）结果正确（1.5 分）

报告测得实际血压，读数正确（1 分），先报收缩压，后报舒张压（0.5 分）。

（考官复测，验证考生测定的血压是否正确。）

二、腋窝淋巴结检查（须口述检查内容和报告检查结果）（6 分）

（一）考生站位正确，告知被检者体位、姿势正确（0.5 分）

告知被检者取坐位或仰卧位，考生站在被检者前面或右侧。

（二）检查方法正确，动作规范（2.5 分）

检查左侧时，考生左手握被检者左手，将其前臂稍外展（1 分），右手三指（示、中、环指）并拢，稍弯曲，由浅入深触诊被检者左侧腋窝淋巴结（0.5 分）。

两侧均须检查，以左手检查右侧，步骤同左侧（1 分）。

（三）检查内容、部位正确（2.5 分）

腋窝的 5 组淋巴结群（液尖群、中央群、胸肌群、肩胛下群、外侧群）均应触诊。

液尖群：位于腋窝顶部（0.5 分）。

中央群：位于腋窝内侧壁近肋骨及前锯肌处（0.5 分）。

胸肌群：位于胸大肌下缘深部（0.5 分）。

肩胛下群：位于腋窝后皱襞深部（0.5 分）。

外侧群：位于腋窝外侧壁（0.5 分）。

（四）检查结果正确（0.5 分）

报告检查结果：是否触及淋巴。

三、肝脏触诊（单手触诊）（须报告检查结果）（6 分）

（一）考生站位正确，告知被检者体位、姿势正确（0.5 分）

告知被检者取仰卧位，双腿屈曲，暴露腹部，腹部放松，做腹式呼吸，考生站在被检者右侧。

（二）检查方法正确，动作规范（5 分）

考生将右手四指并拢,掌指关节伸直,平行地放在被检者右侧腹部脐水平线上,用示、中指末端桡侧进行触诊(1分),被检者呼气时,手指压向腹深部,吸气时,手指向上迎触下移的肝缘(1分)。如此反复进行,并逐渐向肋缘方向滑动,直至触及肝缘或右肋缘(2分)。

(三)检查结果正确(0.5分)

报告检查结果:肝脏肋下是否触及。

四、提问(2分)

(一)正常成人肺下界移动度范围是多少(1分)?

答:正常成人肺下界移动度6~8厘米。

(二)请说出上腹部振水音检查的临床意义(1分)。

答:振水音常提示幽门梗阻或急性胃扩张。

五、职业素质(2分)

(一)体检前能向被检者告知。与被检者沟通时态度和蔼,体检中动作轻柔,能体现爱护被检者的意识。体检结束后能告知,有体现关爱被检者的动作(1分)

(二)着装(工作服)整洁,仪表举止大方,语言文明,体检认真细致,表现出良好的职业素质(1分)

10号题:

请你对被检者进行下列体格检查并回答提问。

体格检查考试项目:①甲状腺检查(须口述视诊内容和报告检查结果,前面触诊和后面触诊可任选一);②语音震颤检查(须报告检查结果);③肝脏触诊(单、双手触诊)(须报告检查结果)。

考试时间:15分钟

评分标准(总分20分)

一、甲状腺检查(须口述视诊内容和报告检查结果,前面触诊和后面触诊可任选一)

(一)视诊(口述内容):观察甲状腺大小,是否对称(1分)

(二)触诊方法正确,动作规范(4分)

1.甲状腺侧叶触诊(3分)

(1)后面触诊:告知被检者取坐位,考生站在其后,一手示、中指施压于一侧甲状软骨,将气管推向对侧(1分),另一手拇指在对侧胸锁乳突肌后缘向前推及甲状腺,示、中指在其前缘触诊甲状腺(1分),检查过程中,嘱被检者做吞咽动作,重复检查,用同样方法检查另一侧甲状腺(1分)。

(2)前面触诊:告知被检者取坐位,考生面对被检者,考生一手拇指施压于一侧甲状软骨,将气管推向对侧(1分),另一手示、中指在对侧胸锁乳突肌后缘向前推及甲状腺,拇指在胸锁乳突肌前缘触诊(1分),嘱被检者做吞咽动作,并随吞咽动作进行触诊。用同样方法检查另一侧甲状腺(1分)。

2.甲状腺峡部触诊(1分)

考生面对被检者,用拇指(或站在被检者后面用示指)自胸骨上切迹向上触摸,可触到气管前甲状腺组织,判断有无增厚,嘱被检者做吞咽动作。

(三)听诊方法正确,动作规范(0.5分)

考生用听诊器钟形体件放于甲状腺部位,两侧均需检查。

(四)检查结果正确(0.5分)

报告检查结果:甲状腺是否肿大,有无结节、震颤,听诊有无杂音。

二、语音震颤检查(须报告检查结果)(2分)

(一)考生站位正确,告知被检查者体位、姿势正确(0.5分)

告知被检查者取仰卧位或坐位,充分暴露前胸和背部,考生站在被检者右侧(坐位时站在被检者前面和后面)。

(二)检查方法正确,动作规范(1分)

考生双手掌或手掌尺侧缘(小鱼际)平放于被检者前、后胸壁两侧的对称部位,嘱被检者发同等强度的"yi"长音(0.5分),由上而下,由内到外,反复比较左右两侧对称部位语音震颤的异同(0.5分)。

(三)检查结果正确(0.5分)

报告检查结果:语音震颤有无增强或减弱。

三、肝脏触诊(单、双手触诊)(须报告检查结果)(8分)

(一)考生站位正确,告知被检查者体位、姿势正确(0.5分)

告知被检查者取仰卧位,双腿屈曲,暴露腹部,腹部放松,做腹式呼吸,考生站在被检查者右侧。

(二)检查方法正确,动作规范(7分)

1.单手触诊(4分)

考生将右手四指并拢,掌指关节伸直,平行地放在被检查者右侧腹部脐水平线上,用示、中指末端桡侧进行触诊(1分)。被检者呼气时,手指压向腹深部,吸气时,手指向前上迎下移的肝缘(1分)。如此反复进行,并逐渐向肋缘方向滑动,直至触及肝缘或右肋缘(2分)。

2.双手触诊(3分)

考生右手位置同单手触诊(1分),左手托住被检查者右腰部,拇指张开置于季肋部,触诊时左手向上推(1分),右手触诊方法同单手触诊(1分)。

(三)检查结果正确(0.5分)

报告检查结果:肝脏肋下是否触及。

四、提问(2分)

(一)男性,17岁。打篮球时突发左侧胸痛伴憋气2小时来急诊,体检时发现哪些内容(1分)?

答:气管位置,胸部视诊、触诊、叩诊、听诊。

(二)语音共振检查时耳语音增强的临床意义是什么(1分)?

答:耳语音增强常见于大范围肺实变等。

五、职业素质(2分)

(一)体检前能向被检者告知。与被检者沟通时态度和蔼,体检中动作轻柔,能体现爱护被检者的意识。体检结束后能告知,有体现关爱被检者的动作(1分)

(二)着装(工作服)整洁,仪表举止大方,语言文明,体检认真细致,表现出良好的职业素质(1分)

11号题:

请你对被检者进行下列体格检查并回答提问。

体格检查考试项目:①扁桃体检查(须口述检查内容);②心脏触诊检查(须口述检查内容,报告检查结果);③腹壁紧张度和腹部压痛、反跳痛检查(须报告检查结果)。

考试时间:15分钟

评分标准(总分20分)

一、扁桃体检查(须口述检查内容)(4分)

(一)检查方法正确(2分)

告知被检查者取坐位,头略后仰,嘱其口张大并发长"啊"音(0.5分),此时考生用压舌板在在被检者舌前2/3与后1/3交界处迅速下压(1分),在光照的配合下观察扁桃体(0.5分)。

(二)检查内容正确(2分)

观察扁桃体有无红肿(0.5分),判断扁桃体肿大的程度(0.5分),其分泌物颜色、性状(0.5分),有无苔及片状假膜(0.5分)。

二、心脏触诊检查(须口述检查内容,报告检查结果)(6分)

(一)考生站位正确,告知被检者体位、姿势正确(0.5分)

告知被检者取坐位或仰卧位,充分暴露前胸部,考生站在被检者前面或右侧。

(二)检查内容和方法正确,动作规范(4.5分)

心尖搏动及心前区搏动:考生用右手全手掌置于心前区(0.5分),示指、中指指腹并拢触诊(1分)。

震颤:用手掌尺侧(小鱼际)在各瓣膜区(1.5分)和胸骨左缘第③4肋间(0.5分)触诊。

心包摩擦感:在心前区或胸骨左缘第③4肋间用小鱼际或并拢四指的掌面触诊。嘱被检者屏住呼吸,检查心包摩擦感有无变化(1分)。

(三)检查结果正确(1分)

报告检查结果:心尖搏动的具体位置(正常成人心尖搏动位于第5肋间,左锁骨中线内侧(0.5~1.0cm),有无增强或减弱(0.5分)。心前区有无异常搏动、有无触及震颤和心包摩擦感(0.5分)。

三、腹壁紧张度和腹部压痛、反跳痛检查(须报告检查结果)(6分)

(一)考生站位正确,告知被检者体位、姿势正确(0.5分)

告知被检者取仰卧位,双腿屈曲,暴露腹部,腹部放松,考生站在被检者右侧。

(二)检查方法正确,动作规范(5分)

1.腹壁紧张度(2分)

考生先将全手掌放于被检者腹壁上,让被检者适应片刻,此时可感受被检者腹壁紧张程度,然后以轻柔动作开始触诊(1分)。检查完一个区域后,考生的手应提起离开腹壁,再以上述手法检查下一个区域(0.5分)。一般先从左下腹开始呢,逆时针方向进行触诊,最后检查病痛部位(0.5分)。

2.腹部压痛、反跳痛(3分)

考生先将全手掌放于被检者腹壁上,让被检者适应片刻,然后用于手指指腹压于腹壁,观察被检者有无疼痛反应(1分);当出现疼痛时,手指在远处停留片刻(1分),然后迅速将手指抬起,观察被检者疼痛有无骤然加重(1分)。

(三)检查结果正确(0.5分)

报告检查结果:有无腹壁紧张和压痛、反跳痛(正常人腹软,无腹部压痛和反跳痛)。

四、提问(2分)

(一)何谓脉压差(1分)?

答:收缩压与舒张压之差称脉压差。

(二)请描述Babinski征的阳性表现(1分)

答:阳性表现为拇指背伸,其余四趾呈扇形张开。

五、职业素质(2分)

(一)体检前能向被检者告知。与被检者沟通时态度和蔼,体检中动作轻柔,能体现爱护被检者的意识。体检结束后能告知,有体现关爱被检者的动作(1分)

(二)着装(工作服)整洁,仪表举止大方,语言文明,体检认真细致,表现出良好的职业素质(1分)

12 号题：

请你对被检者进行下列体格检查并回答提问。
体格检查考试项目：①腋窝淋巴结检查(须口述检查内容和报告检查结果)；②语音共振检查(须报告检查结果)；③脾脏触诊(双手触诊)(须报告检查结果)。
考试时间：15 分钟
评分标准(总分 20 分)

一、腋窝淋巴结检查(须口述检查内容和报告检查结果)(6 分)

(一)考生站位正确,告知被检者体位、姿势正确(0.5 分)

告知被检者取坐位或仰卧位,考生站在被检者前面或右侧。

(二)检查方法正确,动作规范(2.5 分)

检查左侧时,考生左手握被检者左手,将其前臂稍外展(1 分),右手三指(示、中、环指)并拢,稍弯曲,由浅入深触诊被检者左侧腋窝淋巴结(0.5 分)。

两侧均须检查,以左手检查右侧,步骤同左侧(1 分)。

(三)检查内容、部位正确(2.5 分)

腋窝的 5 组淋巴结群(液尖群、中央群、胸肌群、肩胛下群、外侧群)均应触诊。

液尖群：位于腋窝顶部(0.5 分)。

中央群：位于腋窝内侧壁近肋骨及前锯肌处(0.5 分)。

胸肌群：位于胸大肌下缘深部(0.5 分)。

肩胛下群：位于腋窝后皱襞深部(0.5 分)。

外侧群：位于腋窝外侧壁(0.5 分)。

(四)检查结果正确(0.5 分)

报告检查结果：是否触及淋巴结。

二、语音共振检查(须报告检查结果)(2 分)

(一)考生站位正确,告知被检者体位、姿势正确(0.5 分)

告知被检者取仰卧位或坐位,充分暴露前胸部和背部,考生站在被检者右侧(坐位时站在被检者前面和后面)。

(二)检查方法正确,动作规范(1 分)

嘱被检者用一般声音强度重复发"yi"长音(或耳语"1、2、3")(0.5 分)。考生用听诊器的膜型体件在被检者前、后胸壁由上而下,左右两侧对称部位对比听诊(0.5 分)。

(三)检查结果正确(0.5 分)

报告检查结果：有无语音共振增强或减弱。

三、脾脏触诊(双手触诊)(须报告检查结果)(8 分)

(一)考生站位正确,告知被检者体位、姿势正确(1 分)

告知被检者取仰卧位,双腿屈曲,暴露腹部,腹部放松,做腹式呼吸,考生站在被检者右侧(0.5 分)；告知被检者取右侧卧位时,右下肢伸直,左下肢屈曲(0.5 分)。

(二)检查方法正确,动作规范(6.5 分)

1.仰卧位触诊(4 分)

考生左手掌置于被检者左腰部第 9~11 肋处,将其脾脏从后面托起(1 分),右手掌平放于脐部(1 分),右手三指(示、中、环指)伸直并拢,与肋缘大致呈垂直方向(1 分),从脐水平开始,配合被检者腹式呼吸,用示、中指末端桡侧进行触诊,直至触及脾缘或左肋缘(1 分)。

2. 侧卧位触诊(2.5分)

嘱被检者右侧卧位,考生左手掌置于被检者左腰部第9~11肋处,将其脾脏从腰背部向腹部推(0.5分),右手三指(示、中、环指)伸直并拢,与肋缘大致呈垂直方向(1分),配合呼吸,用示、中指末端桡侧进行触诊,直至触及脾缘或左肋缘(1分)。

(三)检查结果正确(0.5分)

报告检查结果:脾脏肋下是否触及。

四、提问(2分)

(一)男性,24岁。工地上淋雨受凉,寒战、高热2天,体温达40℃,体检发现语音震颤和语音共振明显增强,叩诊为实音,该患者右胸部听诊时可听到什么呼吸音(1分)?

答:可听到支气管呼吸音。

(二)舟状腹常见于哪些疾病(1分)?

答:常见于结核病、恶性肿瘤等慢性消耗性疾病导致的恶病质。

五、职业素质(2分)

(一)体检前能向被检者告知。与被检者沟通时态度和蔼,体检中动作轻柔,能体现爱护被检者的意识。体检结束后能告知,有体现关爱被检者的动作(1分)

(二)着装(工作服)整洁,仪表举止大方,语言文明,体检认真细致,表现出良好的职业素质(1分)

13号题:

请你对被检者进行下列体格检查并回答提问。

体格检查考试项目:①腋窝淋巴结检查(须口述检查内容和报告检查结果);②语音共振检查(须报告检查结果);③肝脏触诊(单、双手触诊)(须报告检查结果)。

考试时间:15分钟

评分标准(总分20分)

一、腋窝淋巴结检查(须口述检查内容和报告检查结果)(6分)

(一)考生站位正确,告知被检者体位、姿势正确(0.5分)

告知被检者取坐位或仰卧位,考生站在被检者前面或右侧。

(二)检查方法正确,动作规范(2.5分)

检查左侧时,考生左手握被检者左手,将其前臂稍外展(1分),右手三指(示、中、环指)并拢,稍弯曲,由浅入深触诊被检者左侧腋窝淋巴结(0.5分)。

两侧均须检查,以左手检查右侧,步骤同左侧(1分)。

(三)检查内容、部位正确(2.5分)

腋窝的5组淋巴结群(腋尖群、中央群、胸肌群、肩胛下群、外侧群)均应触诊。

腋尖群:位于腋窝顶部(0.5分)。

中央群:位于腋窝内侧壁近肋骨及前锯肌处(0.5分)。

胸肌群:位于胸大肌下缘深部(0.5分)。

肩胛下群:位于腋窝后皱襞深部(0.5分)。

外侧群:位于腋窝外侧壁(0.5分)。

(四)检查结果正确(0.5分)

报告检查结果:是否触及淋巴结。

二、语音共振检查(须报告检查结果)(2分)

（一）考生站位正确,告知被检者体位、姿势正确(0.5分)

告知被检者取仰卧位或坐位,充分暴露前胸部和背部,考生站在被检者右侧(坐位时站在被检者前面和后面)。

（二）检查方法正确,动作规范(1分)

嘱被检者用一般声音强度重复发"yi"长音(或耳语"1、2、3")(0.5分)。考生用听诊器的膜型体件在被检者前、后胸壁由上而下,左右两侧对称部位对比听诊(0.5分)。

（三）检查结果正确(0.5分)

报告检查结果:有无语音共振增强或减弱。

三、肝脏触诊(单、双手触诊)(须报告检查结果)(8分)

（一）考生站位正确,告知被检查者体位、姿势正确(0.5分)

告知被检查者取仰卧位,双腿屈曲,暴露腹部,腹部放松,做腹式呼吸,考生站在被检查者右侧。

（二）检查方法正确,动作规范(7分)

1.单手触诊(4分)

考生将右手四指并拢,掌指关节伸直,平行地放在被检查者右侧腹部脐水平线上,用示、中指末端桡侧进行触诊(1分)。被检者呼气时,手指压向腹深部,吸气时,手指向前上迎下移的肝缘(1分)。如此反复进行,并逐渐向肋缘方向滑动,直至触及肝缘或右肋缘(2分)。

2.双手触诊(3分)

考生右手位置同单手触诊(1分),左手托住被检查者右腰部,拇指张开置于季肋部,触诊时左手向上推(1分),右手触诊方法同单手触诊(1分)。

（三）检查结果正确(0.5分)

报告检查结果:肝脏肋下是否触及。

四、提问(2分)

（一）男性,30岁。1天来频繁呕吐,无排便、排气,既往多次腹部手术史。该患者腹部听诊检查时可能发现的阳性体征是什么(1分)?

答:肠鸣音亢进(答肠鸣音活跃得0.5分)。

（二）什么是佝偻病胸(1分)?

答:佝偻病胸为佝偻病所致胸廓畸形(0.5分),如佝偻病串珠、漏斗胸和鸡胸等(0.5分)。

五、职业素质(2分)

（一）体检前能向被检者告知。与被检者沟通时态度和蔼,体检中动作轻柔,能体现爱护被检者的意识。体检结束后能告知,有体现关爱被检者的动作(1分)

（二）着装(工作服)整洁,仪表举止大方,语言文明,体检认真细致,表现出良好的职业素质(1分)

14号题:

请你对被检者进行下列体格检查并回答提问。

体格检查考试项目:①腋窝淋巴结检查(须口述检查内容和报告检查结果);②胸膜摩擦音检查(须报告检查结果);③脾脏触诊(双手触诊)(须报告检查结果)。

考试时间:15分钟

评分标准(总分20分)

一、腋窝淋巴结检查(须口述检查内容和报告检查结果)(6分)

(一)考生站位正确,告知被检者体位、姿势正确(0.5分)

告知被检者取坐位或仰卧位,考生站在被检者前面或右侧。

(二)检查方法正确,动作规范(2.5分)

检查左侧时,考生左手握被检者左手,将其前臂稍外展(1分),右手三指(示、中、环指)并拢,稍弯曲,由浅入深触诊被检者左侧腋窝淋巴结(0.5分)。

两侧均须检查,以左手检查右侧,步骤同左侧(1分)。

(三)检查内容、部位正确(2.5分)

腋窝的5组淋巴结群(腋尖群、中央群、胸肌群、肩胛下群、外侧群)均应触诊。

腋尖群:位于腋窝顶部(0.5分)。

中央群:位于腋窝内侧壁近肋骨及前锯肌处(0.5分)。

胸肌群:位于胸大肌下缘深部(0.5分)。

肩胛下群:位于腋窝后皱襞深部(0.5分)。

外侧群:位于腋窝外侧壁(0.5分)。

(四)检查结果正确(0.5分)

报告检查结果:是否触及淋巴结。

二、胸膜摩擦音检查(须报告检查结果)(2分)

(一)考生站位正确,告知被检者体位、姿势正确(0.5分)

告知被检者取坐位或仰卧位,充分暴露前胸部,考生站在被检者前面或右侧。

(二)检查方法正确,动作规范(1分)

考生将听诊器的膜型体件置于前下侧胸部进行听诊(0.5分)。嘱被检者深慢呼吸,注意吸气相和呼气相有无胸膜摩擦的声音,嘱被检者屏气,听诊时摩擦音消失(0.5分)。

(三)检查结果正确(0.5分)

报告检查结果:有无胸膜摩擦音。

三、脾脏触诊(双手触诊)(须报告检查结果)(8分)

(一)考生站位正确,告知被检者体位、姿势正确(1分)

告知被检者取仰卧位,双腿屈曲,暴露腹部,腹部放松,做腹式呼吸,考生站在被检者右侧(0.5分);告知被检者取右侧卧位时,右下肢伸直,左下肢屈曲(0.5分)。

(二)检查方法正确,动作规范(6.5分)

1.仰卧位触诊(4分)

考生左手掌置于被检者左腰部第9~11肋处,将其脾脏从后面托起(1分),右手掌平放于脐部(1分),右手三指(示、中、环指)伸直并拢,与肋缘大致呈垂直方向(1分),从脐水平开始,配合被检者腹式呼吸,用示、中指末端桡侧进行触诊,直至触及脾缘或左肋缘(1分)。

2.侧卧位触诊(2.5分)

嘱被检者右侧卧位,考生左手掌置于被检者左腰部第9~11肋处,将其脾脏从腰背部向腹部推(0.5分),右手三指(示、中、环指)伸直并拢,与肋缘大致呈垂直方向(1分),配合呼吸,用示、中指末端桡侧进行触诊,直至触及脾缘或左肋缘(1分)。

(三)检查结果正确(0.5分)

报告检查结果:脾脏肋下是否触及。

四、提问(2分)

（一）三凹征的特征及病理意义是什么（1分）？

答："三凹征"即吸气时出现胸骨上窝、锁骨上窝和肋间隙向内凹陷。常见于上呼吸道部分阻塞。

（二）肋下触及肝脏,如何规范地表述其大小（1分）？

答：以右锁骨中线肋下多少厘米表示。

五、职业素质（2分）

（一）体检前能向被检者告知。与被检者沟通时态度和蔼,体检中工作轻柔,能体现爱护被检者的意识。体检结束后能告知,有体现关爱被检者的动作（1分）

（二）着装（工作服）整洁,仪表举止大方,语言文明,体检认真细致,表现出良好的职业素质（1分）

15号题：

请你对被检者进行下列体格检查并回答提问。

体格检查考试项目：①腋窝淋巴结检查（须口述检查内容和报告检查结果）；②胸膜摩擦感检查（须报告检查结果）；③肝脏触诊（单、双手触诊）（须报告检查结果）。

考试时间：15分钟

评分标准（总分20分）

一、腋窝淋巴结检查（须口述检查内容和报告检查结果）（6分）

（一）考生站位正确,告知被检者体位、姿势正确（0.5分）

告知被检者取坐位或仰卧位,考生站在被检者前面或右侧。

（二）检查方法正确,动作规范（2.5分）

检查左侧时,考生左手握被检者左手,将其前臂稍外展（1分）,右手三指（示、中、环指）并拢,稍弯曲,由浅入深触诊被检者左侧腋窝淋巴结（0.5分）。

两侧均须检查,以左手检查右侧,步骤同左侧（1分）。

（三）检查内容、部位正确（2.5分）

腋窝的5组淋巴结群（腋尖群、中央群、胸肌群、肩胛下群、外侧群）均应触诊。

腋尖群：位于腋窝顶部（0.5分）。

中央群：位于腋窝内侧壁近肋骨及前锯肌处（0.5分）。

胸肌群：位于胸大肌下缘深部（0.5分）。

肩胛下群：位于腋窝后皱襞深部（0.5分）。

外侧群：位于腋窝外侧壁（0.5分）。

（四）检查结果正确（0.5分）

报告检查结果：是否触及淋巴结。

二、胸膜摩擦感检查（须报告检查结果）（2分）

（一）考生站位正确,告知被检者体位、姿势正确（0.5分）

告知被检者取坐位或仰卧位,充分暴露前胸部,考生站在被检者前面或右侧。

（二）检查方法正确,动作规范（1分）

考生将手掌平放于被检者前下侧胸部。嘱被检者深慢呼吸,注意吸气相和呼气相有无如皮革互相摩擦的感觉（0.5分）。嘱被检者屏住呼吸,重复前述检查（0.5分）。

（三）检查结果正确（0.5分）

报告检查结果：有无触及胸膜摩擦感。

三、肝脏触诊（单、双手触诊）（须报告检查结果）（8分）

(一)考生站位正确,告知被检查者体位、姿势正确(0.5分)

告知被检查者取仰卧位,双腿屈曲,暴露腹部,腹部放松,做腹式呼吸,考生站在被检查者右侧。

(二)检查方法正确,动作规范(7分)

1.单手触诊(4分)

考生将右手四指并拢,掌指关节伸直,平行地放在被检查者右侧腹部脐水平线上,用示、中指末端桡侧进行触诊(1分)。被检者呼气时,手指压向腹深部,吸气时,手指向前上迎下移的肝缘(1分)。如此反复进行,并逐渐向肋缘方向滑动,直至触及肝缘或右肋缘(2分)。

2.双手触诊(3分)

考生右手位置同单手触诊(1分),左手托住被检查者右腰部,拇指张开置于季肋部,触诊时左手向上推(1分),右手触诊方法同单手触诊(1分)。

(三)检查结果正确(0.5分)

报告检查结果:肝脏肋下是否触及。

四、提问(2分)

(一)男性,24岁。工地上淋雨受凉,寒战、高热2天,体温达40℃,体检发现语音震颤和语音共振明显增强,叩诊为实音,该患者右胸部听诊时可听到什么呼吸音(1分)?

答:可听到支气管呼吸音。

(二)什么是佝偻病胸(1分)?

答:佝偻病胸为佝偻病所致胸廓畸形(0.5分),如佝偻病串珠、漏斗胸和鸡胸等(0.5分)。

五、职业素质(2分)

(一)体检前能向被检者告知。与被检者沟通时态度和蔼,体检中动作轻柔,能体现爱护被检者的意识。体检结束后能告知,有体现关爱被检者的动作(1分)

(二)着装(工作服)整洁,仪表举止大方,语言文明,体检认真细致,表现出良好的职业素质(1分)

16号题:

请你对被检查者进行下列体格检查并回答提问。

体格检查考试项目:①对光反射检查(须报告检查结果);②心脏触诊检查(须口述检查内容,报告检查结果);③腹壁紧张度和腹部压痛、反跳痛检查(须报告检查结果)。

考试时间:15分钟

评分标准(总分20分)

一、对光反射检查(须报告检查结果)(4分)

(一)直接对光反射检查方法正确(1.5分)

用手电筒照射被检者一侧瞳孔,观察该侧瞳孔变化(0.5分);快速移开光源后再次观察该侧瞳孔变化(0.5分)。用上述方法检查另侧瞳孔(0.5分)。

(二)间接对光反射检查方法正确(1.5分)

手或遮挡物在被检者鼻梁处遮挡光线,用手电筒照射一侧瞳孔,观察对侧瞳孔变化(0.5分);快速移开光源后再次观察对侧瞳孔变化(0.5分)。用上述方法检查另侧瞳孔(0.5分)。

(三)检查结果正确(1分)

双眼直接对光反射正常(正常人):受到光线刺激后瞳孔立即缩小,移开光源后瞳孔迅速复原(0.5分)。

双眼间接对光反射正常(正常人):一侧瞳孔受到光线照射后,另一侧瞳孔立即缩小,移开光源,瞳孔复原(0.5分)。

二、心脏触诊检查(须口述检查内容,报告检查结果)(6分)

(一)考生站位正确,告知被检者体位、姿势正确(0.5分)

告知被检者取坐位或仰卧位,充分暴露前胸部,考生站在被检者前面或右侧。

(二)检查内容和方法正确,动作规范(4.5分)

心尖搏动及心前区搏动:考生用右手全手掌置于心前区(0.5分),示指、中指指腹并拢触诊(1分)。

震颤:用手掌尺侧(小鱼际)在各瓣膜区(1.5分)和胸骨左缘第③4肋间(0.5分)触诊。

心包摩擦感:在心前区或胸骨左缘第③4肋间用小鱼际或并拢四指的掌面触诊。嘱被检者屏住呼吸,检查心包摩擦感有无变化(1分)。

(三)检查结果正确(1分)

报告检查结果:心尖搏动的具体位置(正常成人心尖搏动位于第5肋间,左锁骨中线内侧0.5~1.0cm),有无增强或减弱(0.5分)。心前区有无异常搏动、有无触及震颤和心包摩擦感(0.5分)。

三、腹壁紧张度和腹部压痛、反跳痛检查(须报告检查结果)(6分)

(一)考生站位正确,告知被检者体位、姿势正确(0.5分)

告知被检者取仰卧位,双腿屈曲,暴露腹部,腹部放松,考生站在被检者右侧。

(二)检查方法正确,动作规范(5分)

1.腹壁紧张度(2分)

考生先将全手掌放于被检者腹壁上,让被检者适应片刻,此时可感受被检者腹壁紧张程度,然后以轻柔动作开始触诊(1分)。检查完一个区域后,考生的手应提起并离开腹壁,再以上述手法检查下一个区域(0.5分)。一般先从左下腹开始呢,逆时针方向进行触诊,最后检查病痛部位(0.5分)。

2.腹部压痛、反跳痛(3分)

考生先将全手掌放于被检者腹壁上,让被检者适应片刻,然后用于手指指腹压于腹壁,观察被检者有无疼痛反应(1分);当出现疼痛时,手指在远处停留片刻(1分),然后迅速将手指抬起,观察被检者疼痛有无骤然加重(1分)。

(三)检查结果正确(0.5分)

报告检查结果:有无腹壁紧张和压痛、反跳痛(正常人腹软,无腹部压痛和反跳痛)。

四、提问(2分)

(一)女性,26岁。游泳时突发剧烈头痛2小时急诊,初步诊断蛛网膜下腔出血,既往体健。体检时可能有哪些神经系统体征(1分)?

答:颈项强直(0.5分),Kerning征阳性、Brudzinski征阳性(0.5分)。

(二)心尖区抬举性搏动提示什么?

答:心尖区抬举性搏动提示左心室肥大。

五、职业素质(2分)

(一)体检前能向被检者告知。与被检者沟通时态度和蔼,体检中动作轻柔,能体现爱护被检者的意识。体检结束后能告知,有体现关爱被检者的动作(1分)

(二)着装(工作服)整洁,仪表举止大方,语言文明,体检认真细致,表现出良好的职业素质(1分)

17号题:

请你对被检者进行下列体格检查并回答提问。

体格检查考试项目:①甲状腺检查(须口述视诊内容和报告检查结果,前面触诊和后面触诊可任选一);②胸壁视诊检查(须口述检查结果);③脾脏触诊(双手触诊)(须报告检查结果)。

考试时间:15分钟

评分标准(总分20分)

一、甲状腺检查(须口述视诊内容和报告检查结果,前面触诊和后面触诊可任选一)

(一)视诊(口述内容):观察甲状腺大小,是否对称(1分)

(二)触诊方法正确,动作规范(4分)

1.甲状腺侧叶触诊(3分)

(1)后面触诊:告知被检者取坐位,考生站在其后,一手示、中指施压于一侧甲状软骨,将气管推向对侧(1分),另一手拇指在对侧胸锁乳突肌后缘向前推及甲状腺,示、中指在其前缘触诊甲状腺(1分),检查过程中,嘱被检者做吞咽动作,重复检查,用同样方法检查另一侧甲状腺(1分)。

(2)前面触诊:告知被检者取坐位,考生面对被检者,考生一手拇指施压于一侧甲状软骨,将气管推向对侧(1分),另一手示、中指在对侧胸锁乳突肌后缘向前推及甲状腺,拇指在胸锁乳突肌前缘触诊(1分),嘱被检者做吞咽动作,并随吞咽动作进行触诊。用同样方法检查另一侧甲状腺(1分)。

2.甲状腺峡部触诊(1分)

考生面对被检者,用拇指(或站在被检者后面用示指)自胸骨上切迹向上触摸,可触到气管前甲状腺组织,判断有无增厚,嘱被检者做吞咽动作。

(三)听诊方法正确,动作规范(0.5分)

考生用听诊器钟形体件放于甲状腺部位,两侧均需检查。

(四)检查结果正确(0.5分)

报告检查结果:甲状腺是否肿大,有无结节、震颤,听诊有无杂音。

二、胸壁视诊检查(须口述检查内容)(2分)

(一)考生站位正确,告知被检者体位、姿势正确(0.5分)

告知被检者取坐位或仰卧位,充分暴露前胸部,考生站在被检者前面或右侧。

(二)检查内容正确(1.5分)

有无皮疹、疤痕、蜘蛛痣(1分),胸壁静脉有无充盈、曲张(0.5分)。

三、脾脏触诊(双手触诊)(须报告检查结果)(8分)

(一)考生站位正确,告知被检者体位、姿势正确(1分)

告知被检者取仰卧位,双腿屈曲,暴露腹部,腹部放松,做腹式呼吸,考生站在被检者右侧(0.5分);告知被检者取右侧卧位时,右下肢伸直,左下肢屈曲(0.5分)。

(二)检查方法正确,动作规范(6.5分)

1.仰卧位触诊(4分)

考生左手掌置于被检者左腰部第9~11肋处,将其脾脏从后面托起(1分),右手掌平放于脐部(1分),右手三指(示、中、环指)伸直并拢,与肋缘大致呈垂直方向(1分),从脐水平开始,配合被检者腹式呼吸,用示、中指末端桡侧进行触诊,直至触及脾缘或左肋缘(1分)。

2.侧卧位触诊(2.5分)

嘱被检者右侧卧位,考生左手掌置于被检者左腰部第9~11肋处,将其脾脏从腰背部向腹部推(0.5分),右手三指(示、中、环指)伸直并拢,与肋缘大致呈垂直方向(1分),配合呼吸,用示、中指末端桡侧进行触诊,直至触及脾缘或左肋缘(1分)。

(三)检查结果正确(0.5分)

报告检查结果:脾脏肋下是否触及。

四、提问(2分)

(一)男性,24岁。工地上淋雨受凉,寒战、高热2天,体温达40℃,体检发现右胸语音震颤和语音共振明显增强,该患者右胸部叩诊可发现什么体征(1分)?

答:叩诊为浊音或实音。

(二)近期出现乳头内缩最常见的原因是什么(1分)?

答:近期出现乳头内缩最常见的原因为乳腺癌或炎症。

五、职业素质(2分)

(一)体检前能向被检者告知。与被检者沟通时态度和蔼,体检中动作轻柔,能体现爱护被检者的意识。体检结束后能告知,有体现关爱被检者的动作(1分)

(二)着装(工作服)整洁,仪表举止大方,语言文明,体检认真细致,表现出良好的职业素质(1分)

18号题:

请你对被检者进行下列体格检查并回答提问。

体格检查考试项目:①腋窝淋巴结检查(须口述检查内容和报告检查结果);②胸膜摩擦感检查(须报告检查结果);③脾脏触诊(双手触诊)(须报告检查结果)。

考试时间:15分钟

评分标准(总分20分)

一、腋窝淋巴结检查(须口述检查内容和报告检查结果)(6分)

(一)考生站位正确,告知被检者体位、姿势正确(0.5分)

告知被检者取坐位或仰卧位,考生站在被检者前面或右侧。

(二)检查方法正确,动作规范(2.5分)

检查左侧时,考生左手握被检者左手,将其前臂稍外展(1分),右手三指(示、中、环指)并拢,稍弯曲,由浅入深触诊被检者左侧腋窝淋巴结(0.5分)。

两侧均须检查,以左手检查右侧,步骤同左侧(1分)。

(三)检查内容、部位正确(2.5分)

腋窝的5组淋巴结群(液尖群、中央群、胸肌群、肩胛下群、外侧群)均应触诊。

液尖群:位于腋窝顶部(0.5分)。

中央群:位于腋窝内侧壁近肋骨及前锯肌处(0.5分)。

胸肌群:位于胸大肌下缘深部(0.5分)。

肩胛下群:位于腋窝后皱襞深部(0.5分)。

外侧群:位于腋窝外侧壁(0.5分)。

(四)检查结果正确(0.5分)

报告检查结果:是否触及淋巴结。

二、胸膜摩擦感检查(须报告检查结果)(2分)

(一)考生站位正确,告知被检者体位、姿势正确(0.5分)

告知被检者取坐位或仰卧位,充分暴露前胸部,考生站在被检者前面或右侧。

(二)检查方法正确,动作规范(1分)

考生将手掌平放于被检者前下侧胸部,嘱被检者深慢呼吸,注意吸气相和呼气相有无如皮革互相摩擦的感觉(0.5分)。嘱被检者屏住呼吸,重复前述检查(0.5分)。

(三)检查结果正确(0.5分)

报告检查结果:有无触及胸膜摩擦感。

三、脾脏触诊(双手触诊)(须报告检查结果)(8分)

(一)考生站位正确,告知被检者体位、姿势正确(1分)

告知被检者取仰卧位,双腿屈曲,暴露腹部,腹部放松,做腹式呼吸,考生站在被检者右侧(0.5分);告知被检者取右侧卧位时,右下肢伸直,左下肢屈曲(0.5分)。

(二)检查方法正确,动作规范(6.5分)

1.仰卧位触诊(4分)

考生左手掌置于被检者左腰部第9~11肋处,将其脾脏从后面托起(1分),右手掌平放于脐部(1分),右手三指(示、中、环指)伸直并拢,与肋缘大致呈垂直方向(1分),从脐水平开始,配合被检者腹式呼吸,用示、中指末端桡侧进行触诊,直至触及脾缘或左肋缘(1分)。

2.侧卧位触诊(2.5分)

嘱被检者右侧卧位,考生左手掌置于被检者左腰部第9~11肋处,将其脾脏从腰背部向腹部推(0.5分),右手三指(示、中、环指)伸直并拢,与肋缘大致呈垂直方向(1分),配合呼吸,用示、中指末端桡侧进行触诊,直至触及脾缘或左肋缘(1分)。

(三)检查结果正确(0.5分)

报告检查结果:脾脏肋下是否触及。

四、提问(2分)

(一)哮喘患者发作时可出现严重呼气性呼吸困难,胸部听诊时有哪些重要的体征(1分)?

答:可闻及哮鸣音或呼吸音明显减弱。

(二)右下腹压痛和反跳痛阳性常见于何种疾病(1分)?

答:常见于急性阑尾炎或女性右侧输卵管炎(0.5分)(答出一个即可得0.5分)伴局部腹膜炎(0.5分)。

五、职业素质(2分)

(一)体检前能向被检者告知。与被检者沟通时态度和蔼,体检中动作轻柔,能体现爱护被检者的意识。体检结束后能告知,有体现关爱被检者的动作(1分)

(二)着装(工作服)整洁,仪表举止大方,语言文明,体检认真细致,表现出良好的职业素质(1分)

19号题:

请你对被检者进行下列体格检查并回答提问。

体格检查考试项目:①扁桃体检查(须口述检查内容);②乳房触诊检查(使用女性胸部模具,须口述检查内容,报告检查结果);③腹壁紧张度和腹部压痛、反跳痛检查(须报告检查结果)。

考试时间:15分钟

评分标准(总分20分)

一、扁桃体检查(须口述检查内容)(4分)

(一)检查方法正确(2分)

告知被检查者取坐位,头略后仰,嘱其口张大并发长"啊"音(0.5分),此时考生用压舌板在在被检者舌前2/3与后1/3交界处迅速下压(1分),在光照的配合下观察扁桃体(0.5分)。

(二)检查内容正确(2分)

观察扁桃体有无红肿(0.5分),判断扁桃体肿大的程度(0.5分),其分泌物颜色、性状(0.5分),有无苔及片状假膜(0.5分)。

二、乳房触诊检查(使用女性胸部模具,须报告检查结果)(6分)

(一)考生站位正确(0.5分)

充分暴露被检者前胸,考生站在其前面或右侧。

(二)检查方法正确,动作规范(4.5分)

考生的手指和手掌置在乳房上,用指腹轻施压力,以旋转或来回滑动进行触诊(1分)。双侧乳房触诊先由健侧开始,后检查患者(0.5分)。检查左侧乳房时由外上象限开始。沿顺时针方向由浅入深触诊,直至4个象限检查完毕(1分),最后触诊乳头(1分)。检查右侧乳房也从外上象限开始,沿逆时针方向进行触诊(1分)。

(三)检查结果正确(1分)

报告检查结果:双侧乳房有无触(压)痛,有无包块及其大小、位置。硬度、活动度、压痛(0.5分),乳头有无触痛,有无硬结、弹性消失(0.5分)。

三、腹壁紧张度和腹部压痛、反跳痛检查(须报告检查结果)(6分)

(一)考生站位正确,告知被检者体位、姿势正确(0.5分)

告知被检者取仰卧位,双腿屈曲,暴露腹部,腹部放松,考生站在被检者右侧。

(二)检查方法正确,动作规范(5分)

1.腹壁紧张度(2分)

考生先将全手掌放于被检者腹壁上,让被检者适应片刻,此时可感受被检者腹壁紧张程度,然后以轻柔动作开始触诊(1分)。检查完一个区域后,考生的手应提起并离开腹壁,再以上述手法检查下一个区域(0.5分)。一般先从左下腹开始呢,逆时针方向进行触诊,最后检查病痛部位(0.5分)。

2.腹部压痛、反跳痛(3分)

考生先将全手掌放于被检者腹壁上,让被检者适应片刻,然后用于手指指腹压于腹壁,观察被检者有无疼痛反应(1分);当出现疼痛时,手指在远处停留片刻(1分),然后迅速将手指抬起,观察被检者疼痛有无骤然加重(1分)。

(三)检查结果正确(0.5分)

报告检查结果:有无腹壁紧张和压痛、反跳痛(正常人腹软,无腹部压痛和反跳痛)。

四、提问(2分)

(一)营养状态可分为哪几级(1分)?

答:分为三级:营养不良、营养中等、营养良好。

(二)体检时发现指甲为匙状甲(反甲),有什么临床意义(4分)?

答:匙状甲(反甲)常见于缺铁性贫血和高原疾病。

五、职业素质(2分)

(一)体检前能向被检者告知。与被检者沟通时态度和蔼,体检中动作轻柔,能体现爱护被检者的意识。体检结束后能告知,有体现关爱被检者的动作(1分)

(二)着装(工作服)整洁,仪表举止大方,语言文明,体检认真细致,表现出良好的职业素质(1分)

　　20号题:

请你对被检者进行下列体格检查并回答提问。

体格检查考试项目:①甲状腺检查(须口述视诊内容和报告检查结果,前面触诊和后面触诊可任选一);②胸膜摩擦感检查(须报告检查结果);③肝脏触诊(单、双手触诊)(须报告检查结果)。

考试时间:15分钟

评分标准(总分20分)

一、甲状腺检查(须口述视诊内容和报告检查结果,前面触诊和后面触诊可任选一)

(一)视诊(口述内容):观察甲状腺大小,是否对称(1分)

(二)触诊方法正确,动作规范(4分)

1.甲状腺侧叶触诊(3分)

后面触诊:告知被检者取坐位,考生站在其后,一手示、中指施压于一侧甲状软骨,将气管推向对侧(1分),另一手拇指在对侧胸锁乳突肌后缘向前推及甲状腺,示、中指在其前缘触诊甲状腺(1分),检查过程中,嘱被检者做吞咽动作,重复检查,用同样方法检查另一侧甲状腺(1分)。

前面触诊:告知被检者取坐位,考生面对被检者,考生一手拇指施压于一侧甲状软骨,将气管推向对侧(1分),另一手示、中指在对侧胸锁乳突肌后缘向前推及甲状腺,拇指在胸锁乳突肌前缘触诊(1分),嘱被检者做吞咽动作,并随吞咽动作进行触诊。用同样方法检查另一侧甲状腺(1分)。

2.甲状腺峡部触诊(1分)

考生面对被检者,用拇指(或站在被检者后面用示指)自胸骨上切迹向上触摸,可触到气管前甲状腺组织,判断有无增厚,嘱被检者做吞咽动作。

(三)听诊方法正确,动作规范(0.5分)

考生用听诊器钟形体件放于甲状腺部位,两侧均需检查。

(四)检查结果正确(0.5分)

报告检查结果:甲状腺是否肿大,有无结节、震颤,听诊有无杂音。

二、胸膜摩擦感检查(须报告检查结果)(2分)

(一)考生站位正确,告知被检者体位、姿势正确(0.5分)

告知被检者取坐位或仰卧位,充分暴露前胸部,考生站在被检者前面或右侧。

(二)检查方法正确,动作规范(1分)

考生将手掌平放于被检者前下侧胸部。嘱被检者深慢呼吸,注意吸气相和呼气相有无如皮革互相摩擦的感觉(0.5分)。嘱被检者屏住呼吸,重复前述检查(0.5分)。

(三)检查结果正确(0.5分)

报告检查结果:有无触及胸膜摩擦感。

三、肝脏触诊(单、双手触诊)(须报告检查结果)(8分)

(一)考生站位正确,告知被检查者体位、姿势正确(0.5分)

告知被检查者取仰卧位,双腿屈曲,暴露腹部,腹部放松,做腹式呼吸,考生站在被检查者右侧。

(二)检查方法正确,动作规范(7分)

1.单手触诊(4分)

考生将右手四指并拢,掌指关节伸直,平行地放在被检查者右侧腹部脐水平线上,用示、中指末端桡侧进行触诊(1分)。被检者呼气时,手指压向腹深部,吸气时,手指向前上迎下移的肝缘(1分)。如此反复进行,并逐渐向肋缘方向滑动,直至触及肝缘或右肋缘(2分)

2.双手触诊(3分)

考生右手位置同单手触诊(1分),左手托住被检查者右腰部,拇指张开置于季肋部,触诊时左手向上推(1分),右手触诊方法同单手触诊(1分)。

(三)检查结果正确(0.5分)

报告检查结果:肝脏肋下是否触及。

四、提问(2分)

(一)女性,56 岁。患风湿性心脏病 15 年,进来渐觉劳累后呼吸困难,夜间咳嗽,咳粉色泡沫样痰。在体检听诊肺部时可能有什么异常发现(1分)?

答:两肺湿啰音(0.5 分),可伴有哮鸣音(0.5 分)。

(二)桶状胸的特点是什么? 常见于何种疾病(1分)?

答:桶状胸特点是胸廓前后径与左右径之比≥1(0.5 分),常见于肺气肿(0.5 分)。

五、职业素质(2分)

(一)体检前能向被检者告知。与被检者沟通时态度和蔼,体检中动作轻柔,能体现爱护被检者的意识。体检结束后能告知,有体现关爱被检者的动作(1分)

(二)着装(工作服)整洁,仪表举止大方,语言文明,体检认真细致,表现出良好的职业素质(1分)

21 号题:

请你对被检者进行下列体格检查并回答提问。

体格检查考试项目:①甲状腺检查(须口述视诊内容和报告检查结果,前面触诊和后面触诊可任选一);②肝脏触诊(单、双手触诊)(须报告检查结果);③肱二头肌反射检查(坐位、仰卧位两种检查方法任选一种,须报告正常表现和检查结果)。

考试时间:15 分钟

评分标准(总分20分)

一、甲状腺检查(须口述视诊内容和报告检查结果,前面触诊和后面触诊可任选一)

(一)视诊(口述内容):观擦甲状腺大小,是否对称(1分)

(二)触诊方法正确,动作规范(4分)

1.甲状腺侧叶触诊(3分)

后面触诊:告知被检者取坐位,考生站在其后,一手示、中指施压于一侧甲状软骨,将气管推向对侧(1分),另一手拇指在对侧胸锁乳突肌后缘向前推及甲状腺,示、中指在其前缘触诊甲状腺(1分),检查过程中,嘱被检者做吞咽动作,重复检查,用同样方法检查另一侧甲状腺(1分)。

前面触诊:告知被检者取坐位,考生面对被检者,考生一手拇指施压于一侧甲状软骨,将气管推向对侧(1分),另一手示、中指在对侧胸锁乳突肌后缘向前推及甲状腺,拇指在胸锁乳突肌前缘触诊(1分),嘱被检者做吞咽动作,并随吞咽动作进行触诊。用同样方法检查另一侧甲状腺(1分)。

2.甲状腺峡部触诊(1分)

考生面对被检者,用拇指(或站在被检者后面用示指)自胸骨上切迹向上触摸,可触到气管前甲状腺组织,判断有无增厚,嘱被检者做吞咽动作。

(三)听诊方法正确,动作规范(0.5分)

考生用听诊器钟形体件放于甲状腺部位,两侧均需检查。

(四)检查结果正确(0.5分)

报告检查结果:甲状腺是否肿大,有无结节、震颤,听诊有无杂音。

二、肝脏触诊(单、双手触诊)(须报告检查结果)(8分)

(一)考生站位正确,告知被检查者体位、姿势正确(0.5分)

告知被检查者取仰卧位,双腿屈曲,暴露腹部,腹部放松,做腹式呼吸,考生站在被检查者右侧。

(二)检查方法正确,动作规范(7分)

1.单手触诊(4分)

考生将右手四指并拢,掌指关节伸直,平行地放在被检查者右侧腹部脐水平线上,用示、中指末端桡侧进行触诊(1分)。被检者呼气时,手指压向腹深部,吸气时,手指向前上迎下移的肝缘(1分)。如此反复进行,并逐渐向肋缘方向滑动,直至触及肝缘或右肋缘(2分)。

2.双手触诊(3分)

考生右手位置同单手触诊(1分),左手托住被检查者右腰部,拇指张开置于季肋部,触诊时左手向上推(1分),右手触诊方法同单手触诊(1分)。

(三)检查结果正确(0.5分)

报告检查结果:肝脏肋下是否触及。

三、肱二头肌反射检查(坐位、仰卧位两种检查方法任选一种,须报告正常表现和检查)(2分)

(一)检查方法正确,动作规范(1分)

1.坐位检查:告知被检者取坐位,双上肢自然悬垂于躯干两侧,考生左手托起被检者手臂,使其屈肘,前臂稍内旋至于考生前臂上(0.5分),考生左手拇指置于肱二头肌肌腱上,右手持叩诊锤叩击考生拇指(0.5分)。

2.仰卧位检查:告知被检者取仰卧位,双上肢自然伸直置于躯干两旁,上下肢自然伸直,考生站在被检者右侧,左手托起被检者肘部,使其屈肘,前臂稍内旋置于被检者腹部(0.5分),考生左手拇指置于被检者肱二头肌肌腱上,右手持叩诊锤叩击考生拇指(0.5分)。

(考生须检查双侧反射,若只差一侧扣0.5分)

(二)报告正常表现和检查结果正确(1分)

肱二头肌反射正常表现为叩击肱二头肌肌腱时引发肱二头肌收缩、前臂屈曲动作(0.5分)。

报告检查结果:双侧肱二头肌反射对称引出(0.5分)。

四、提问(2分)

(一)男性,46岁。慢性乙肝炎病史多年,腹胀、尿少1个月,腹部视诊时可有哪些发现(1分)?

答:常见于肠梗阻、肠扭转、肠套叠和巨结肠症等。

(二)腹部视诊发现局部条形膨隆常见于哪些疾病(1分)?

答:常见于肠梗阻、肠扭转、肠套叠和巨结肠症等。

五、职业素质(2分)

(一)体检前能向被检者告知。与被检者沟通时态度和蔼,体检中动作轻柔,能体现爱护被检者的意识。体检结束后能告知,有体现关爱被检者的动作(1分)

(二)着装(工作服)整洁,仪表举止大方,语言文明,体检认真细致,表现出良好的职业素质(1分)

22号题:

请你对被检者进行下列体格检查并回答提问。

体格检查考试项目:①测量血压(间接测量法,报告测量结果);②腋窝淋巴结检查(须口述检查内容和报告检查结果);③脾脏触诊(仰卧位双手触诊)(须报告检查结果)。

考试时间:15分钟

评分标准(总分20分)

一、测量血压(间接测量法,报告测量结果)(4分)

(一)测量方法正确(2.5分)

1.检查血压计水银柱是否在"0"点,被检者取坐位时肘部、血压计"0"点与心脏在同一水平(0.5分)

2.气袖均匀紧贴皮肤,缠于上臂,其下缘在肘窝以上约 2 ~3cm,气袖的中央位于肱动脉表面,其松紧度适宜(0.5分)

3.考生触诊肘部确定肱动脉搏动位置后,将听诊器体件置于肱动脉搏动处听诊动脉搏动音,不能将体件塞于气袖下(0.5分)

4.向袖带内充气,边充气边听诊至肱动脉搏动音消失后,水银柱再升高 30mmHg(0.5分),缓慢放气(水银柱下降速度约为 2 ~3mmHg/秒),双眼平视观察水银柱,根据听诊动脉搏动音变化和水银柱位置读出收缩压、舒张压数值(0.5分)

(二)结果正确(1.5分)

报告测得实际血压,读数正确(1分),先报收缩压,后报舒张压(0.5分)。

(考官复测,验证考生测定的血压是否正确。)

二、腋窝淋巴结检查(须口述检查内容和报告检查结果)(6分)

(一)考生站位正确,告知被检者体位、姿势正确(0.5分)

告知被检者取坐位或仰卧位,考生站在被检者前面或右侧。

(二)检查方法正确,动作规范(2.5分)

检查左侧时,考生左手握被检者左手,将其前臂稍外展(1分),右手三指(示、中、环指)并拢,稍弯曲,由浅入深触诊被检者左侧腋窝淋巴结(0.5分)。

两侧均须检查,以左手检查右侧,步骤同左侧(1分)。

(三)检查内容、部位正确(2.5分)

腋窝的 5 组淋巴结群(腋尖群、中央群、胸肌群、肩胛下群、外侧群)均应触诊。

腋尖群:位于腋窝顶部(0.5分)。

中央群:位于腋窝内侧壁近肋骨及前锯肌处(0.5分)。

胸肌群:位于胸大肌下缘深部(0.5分)。

肩胛下群:位于腋窝后皱襞深部(0.5分)。

外侧群:位于腋窝外侧壁(0.5分)。

(四)检查结果正确(0.5分)

报告检查结果:是否触及淋巴结。

三、脾脏触诊(仰卧位双手触诊)(须报告检查结果)(6分)

(一)考生站位正确,告知被检者体位、姿势正确(0.5分)

告知被检者取仰卧位,双腿屈曲,暴露腹部,腹部放松,做腹式呼吸,考生站在被检者右侧。

(二)检查方法正确,动作规范(5分)

考生左手掌置于被检者左腰部第 9~11 肋处,将其脾脏从后面向前托起(1分),右手掌平放于脐部(1分),右手三指(示、中、环指)伸直并拢,与肋缘大致呈垂直方向(1分),从脐水平开始,配合被检者腹式呼吸,用示、中指末端桡侧进行触诊,直至触及脾缘或左肋缘(2分)。

(三)检查结果正确(0.5分)

报告检查结果:脾脏肋下是否触及。

四、提问(2分)

(一)男性,65 岁。高血压病史 10 年。早晨锻炼时突发剧烈头痛 2 小时,头颅 CT 示右侧基底节出血。体检时可能有哪些重要神经系统体征(1分)?

答:右侧肢体瘫痪,右侧偏身针刺觉(痛觉)减退(0.5分)(答右侧偏身温度觉减退可得分)、右侧病理征阳性(0.5分)。

(二)肛门指诊检查后,应该注意观察指套上有哪些残留物(1分)?

答:观察指套上有无黏液、脓液和血迹等。

五、职业素质(2分)

(一)体检前能向被检者告知。与被检者沟通时态度和蔼,体检中动作轻柔,能体现爱护被检者的意识。体检结束后能告知,有体现关爱被检者的动作(1分)

(二)着装(工作服)整洁,仪表举止大方,语言文明,体检认真细致,表现出良好的职业素质(1分)

23号题:

请你对被检者进行下列体格检查并回答提问。

体格检查考试项目:①腋窝淋巴结检查(须口述检查内容和报告检查结果);②胸廓视诊检查(须口述检查内容);③脾脏触诊(双手触诊)(须报告检查结果)。

考试时间:15分钟

评分标准(总分20分)

一、腋窝淋巴结检查(须口述检查内容和报告检查结果)(6分)

(一)考生站位正确,告知被检者体位、姿势正确(0.5分)

告知被检者取坐位或仰卧位,考生站在被检者前面或右侧。

(二)检查方法正确,动作规范(2.5分)

检查左侧时,考生左手握被检者左手,将其前臂稍外展(1分),右手三指(示、中、环指)并拢,稍弯曲,由浅入深触诊被检者左侧腋窝淋巴结(0.5分)。

两侧均须检查,以左手检查右侧,步骤同左侧(1分)。

(三)检查内容、部位正确(2.5分)

腋窝的5组淋巴结群(腋尖群、中央群、胸肌群、肩胛下群、外侧群)均应触诊。

腋尖群:位于腋窝顶部(0.5分)。

中央群:位于腋窝内侧壁近肋骨及前锯肌处(0.5分)。

胸肌群:位于胸大肌下缘深部(0.5分)。

肩胛下群:位于腋窝后皱襞深部(0.5分)。

外侧群:位于腋窝外侧壁(0.5分)。

(四)检查结果正确(0.5分)

报告检查结果:是否触及淋巴结。

二、胸廓视诊检查(须口述检查内容)(2分)

(一)考生站位正确,告知被检者体位、姿势正确(0.5分)

告知被检者取仰卧位或坐位,充分暴露前胸和背部,考生站在被检者右侧(坐位时站在被检者前面和后面)。

(二)检查内容正确(1.5分)

观察胸廓形状,两侧是否对称(0.5分),有无畸形、局部隆起(0.5分),肋间隙有无异常(0.5分)。

三、脾脏触诊(双手触诊)(须报告检查结果)(8分)

(一)考生站位正确,告知被检者体位、姿势正确(1分)

告知被检者取仰卧位,双腿屈曲,暴露腹部,腹部放松,做腹式呼吸,考生站在被检者右侧(0.5分);告知被检者取右侧卧位时,右下肢伸直,左下肢屈曲(0.5分)。

(二)检查方法正确,动作规范(6.5分)

1.仰卧位触诊(4分)

考生左手掌置于被检者左腰部第9~11肋处,将其脾脏从后面托起(1分),右手掌平放于脐部(1分),右手三指(示、中、环指)伸直并拢,与肋缘大致呈垂直方向(1分),从脐水平开始,配合被检者腹式呼吸,用示、中指末端桡侧进行触诊,直至触及脾缘或左肋缘(1分)。

2.侧卧位触诊(2.5分)

嘱被检者右侧卧位,考生左手掌置于被检者左腰部第9~11肋处,将其脾脏从腰背部向腹部推(0.5分),右手三指(示、中、环指)伸直并拢,与肋缘大致呈垂直方向(1分),配合呼吸,用示、中指末端桡侧进行触诊,直至触及脾缘或左肋缘(1分)。

(三)检查结果正确(0.5分)

报告检查结果:脾脏肋下是否触及。

四、提问(2分)

(一)男性,48岁。晨起出现颈部活动受限,予以针灸治疗,半小时后,突然感觉右侧胸痛,进行性呼吸困难,口唇发绀,在进行胸部视诊检查时可有哪些异常(1分)?

答:右侧胸廓饱满(0.5分)、呼吸运动减弱(0.5分)。

(二)语音共振检查时耳语音增强的临床意义是什么(1分)?

答:耳语音增强常见于大范围肺实变等。

五、职业素质(2分)

(一)体检前能向被检者告知。与被检者沟通时态度和蔼,体检中动作轻柔,能体现爱护被检者的意识。体检结束后能告知,有体现关爱被检者的动作(1分)

(二)着装(工作服)整洁,仪表举止大方,语言文明,体检认真细致,表现出良好的职业素质(1分)

24号题:

请你对被检者进行下列体格检查并回答提问。

体格检查考试项目:①眼睑、巩膜、结膜检查(须口述检查内容);②肺部听诊检查(须报告检查结果);③腹部移动性浊音检查(须报告检查结果)。

考试时间:15分钟

评分标准(总分20分)

一、眼睑、巩膜、结膜检查(须口述检查内容)(4分)

(一)检查内容叙述正确(2分)

眼睑有无水肿,上睑有无下垂,有无闭合障碍,有无倒睫(1分);巩膜有无黄染(0.5分);睑结膜有无苍白或充血,球结膜有无充血或水肿(0.5分)。

(二)检查方法正确(2分)

告知被检者闭眼、睁眼(0.5分),以示指和拇指捏起上睑中外1/3交界处的边缘,告知被检者向下看,趁机将眼睑轻轻向前下方牵拉,示指向下压睑板上缘,与拇指配合将睑缘向上捻转(0.5分)。另嘱被检者向上看,以拇指轻压下眼睑下缘,充分暴露巩膜与结膜(0.5分)。同样方法检查另一侧(0.5分)。

二、肺部听诊检查(须报告检查结果)(6分)

(一)考生站位正确,告知被检者体位、姿势正确(0.5分)

告知被检者取仰卧位或坐位,充分暴露前胸部和背部,考生站在被检者右侧(坐位时站在被检者前面和后面)。

(二)检查方法正确,动作规范(4.5分)

1.考生用听诊器的膜型体件在胸壁检查,听诊顺序由肺尖开始,自上而下,由前胸到侧胸、背部(1分),左右两侧对称部位进行比较(0.5分),每处至少听1~2个呼吸周期(0.5分)。要求被检者均匀而平静地呼吸,必要时嘱被检者深呼吸、屏气或咳嗽(0.5分)

2.语音共振检查

嘱被检者用一般声音强度重复发"yi"长音(或耳语"1、2、3"),考生用听诊器的膜型体件在被检者胸壁由上而下,左右两侧对称部位对比听诊(1分)。

3.胸膜摩擦音检查

考生将听诊器的膜型体件置于被检者前下侧胸部进行听诊,嘱被检者屏住呼吸和深呼吸时重复听诊(1分)。

(三)检查结果正确(1分)

报告检查结果:双肺呼吸音是否清晰,有无增强或减弱,有无异常呼吸音,有无啰音,有无胸膜摩擦音,语音共振有无增强或减弱。

三、腹部移动性浊音检查(须报告检查结果)(6分)

(一)考生站位正确,告知被检者体位、姿势正确(0.5分)

告知被检者取仰卧位,双腿屈曲,暴露腹部,腹部放松,考生站在被检者右侧。

(二)检查方法正确,动作规范(5分)

考生自被检者腹中部脐水平向左侧腹部叩诊,直至出现浊音,左手扳指不离开腹壁(1分),请被检者右侧卧(1分),再继续叩诊,若叩诊音呈鼓音,则为移动性浊音阳性(1分)。自该处继续向腹下侧叩诊,直至再度出现浊音(1分);再请被检者左侧卧,同样方法叩击(1分)。

(三)检查结果正确(0.5分)

报告检查结果:移动性浊音阳性或阴性(正常人移动性浊音检查为阴性)。

四、提问(2分)

(一)左右瞳孔大小不等见于哪些颅内病变(1分)?

答:左右瞳孔大小不等常常提示有脑疝(0.5分)或脑外伤、脑肿瘤、中枢神经梅毒(0.5分),答出2项即可得0.5分)。

(二)中腹壁反射弧中枢在胸髓哪个位置(1分)?

答:中腹壁反射弧中枢在胸髓9~10节段。

五、职业素质(2分)

(一)体检前能向被检者告知。与被检者沟通时态度和蔼,体检中动作轻柔,能体现爱护被检者的意识。体检结束后能告知,有体现关爱被检者的动作(1分)

(二)着装(工作服)整洁,仪表举止大方,语言文明,体检认真细致,表现出良好的职业素质(1分)

25号题:

请你对被检者进行下列体格检查并回答提问。

体格检查考试项目:①眼睑、巩膜、结膜检查(须口述检查内容);②心脏听诊检查(须指出听诊区部位和名称,报告检查内容和结果);③腹部移动性浊音检查(须报告检查结果)。

考试时间:15分钟

评分标准(总分20分)

一、眼睑、巩膜、结膜检查(须口述检查内容)(4分)

(一)检查内容叙述正确(2分)

眼睑有无水肿,上睑有无下垂,有无闭合障碍,有无倒睫(1分);巩膜有无黄染(0.5分);睑结膜有无苍白或充血,球结膜有无充血或水肿(0.5分)。

（二）检查方法正确（2分）

告知被检者闭眼、睁眼（0.5分）以示指和拇指捏起上睑中外1/3交界处的边缘，告知被检者向下看，趁机将眼睑轻轻向下方牵拉，示指向下压睑板上缘，与拇指配合将睑缘向上捻转（0.5分）。另嘱被检者向上看，以拇指轻压下眼睑下缘，充分暴露巩膜与结膜（0.5分）。同样方法检查另一侧（0.5分）。

二、心脏听诊检查（须指出听诊区部位和名称，报告检查内容和结果）（6分）

（一）考生站位正确，告知被检者体位、姿势正确（0.5分）

告知被检者取坐位或仰卧位，充分暴露前胸部，考生站在被检者前面或右侧。

（二）听诊区部位和听诊顺序、时间及内容正确（5.5分）

1.心脏瓣膜听诊区部位正确（2.5分）

心脏瓣膜听诊区为4个瓣膜5个区：二尖瓣区（心尖区）位于心尖搏动最强点（0.5分），肺动脉瓣区位于胸骨左缘第2肋间（0.5分），主动脉瓣区位于胸骨右缘第2肋间（0.5分），主动脉瓣第二听诊区位于胸骨左缘第3肋间（0.5分），三尖瓣区位于胸骨左缘第4、5肋间（0.5分）。

2.听诊顺序和时间正确（1分）

通常按逆时针方向依次听诊：从心尖区（二尖瓣区）开始→肺动脉瓣区→主动脉瓣区→主动脉瓣第二听诊区→三尖瓣区（0.5分）。

心尖区听诊时间不少于30秒（0.5分）。

（三）检查内容和结果正确（2分）

报告检查内容和结果：每分钟实测心率次数，以次/分表示（0.5分）。心率是否规整（0.5分），心音有无异常（0.5分），有无额外心音、心脏杂音和心包摩擦音（0.5分）。

三、腹部移动性浊音检查（须报告检查结果）（6分）

（一）考生站位正确，告知被检者体位、姿势正确（0.5分）

告知被检者取仰卧位，双腿屈曲，暴露腹部，腹部放松，考生站在被检者右侧。

（二）检查方法正确，动作规范（5分）

考生自被检者腹中部脐水平向左侧腹部叩诊，直至出现浊音，左手扳指不离开腹壁（1分），请被检者右侧卧（1分），再继续叩诊，若叩诊音呈鼓音，则为移动性浊音阳性（1分）。同样的方法，向右侧叩诊，叩得浊音后，再请被检者左侧卧位，以核实浊音是否移动（1分）。

（三）检查结果正确（0.5分）

报告检查结果：移动性浊音阳性或阴性（正常人移动性浊音检查为阴性）。

四、提问（2分）

（一）男性，50岁。半个月来尿量明显减少，明显腹胀和双下肢水肿。既往有慢性乙肝炎病史10余年。该患者触诊肝脏时可能有什么发现（1分）？

答：触及肝脏时肝质地硬，边缘较薄，表面尚光滑，或不能触及肝脏。

（二）请说出心前区触及连续性震颤的临床意义（1分）。

答：见于动脉导管未闭。

五、职业素质（2分）

（一）体检前能向被检者告知。与被检者沟通时态度和蔼，体检中动作轻柔，能体现爱护被检者的意识。体检结束后能告知，有体现关爱被检者的动作（1分）

（二）着装（工作服）整洁，仪表举止大方，语言文明，体检认真细致，表现出良好的职业素质（1分）

26号题：

请你对被检者进行下列体格检查并回答提问。

体格检查考试项目:①腋窝淋巴结检查(须口述检查内容和报告检查结果);②胸壁视诊检查(须口述检查内容);③肝脏触诊(单、双手触诊)(须报告检查结果)。

考试时间:15分钟

评分标准(总分20分)

一、腋窝淋巴结检查(须口述检查内容和报告检查结果)(6分)

(一)考生站位正确,告知被检者体位、姿势正确(0.5分)

告知被检者取坐位或仰卧位,考生站在被检者前面或右侧。

(二)检查方法正确,动作规范(2.5分)

检查左侧时,考生左手握被检者左手,将其前臂稍外展(1分),右手三指(示、中、环指)并拢,稍弯曲,由浅入深触诊被检者左侧腋窝淋巴结(0.5分)。

两侧均须检查,以左手检查右侧,步骤同左侧(1分)。

(三)检查内容、部位正确(2.5分)

腋窝的5组淋巴结群(腋尖群、中央群、胸肌群、肩胛下群、外侧群)均应触诊。

腋尖群:位于腋窝顶部(0.5分)。

中央群:位于腋窝内侧壁近肋骨及前锯肌处(0.5分)。

胸肌群:位于胸大肌下缘深部(0.5分)。

肩胛下群:位于腋窝后皱襞深部(0.5分)。

外侧群:位于腋窝外侧壁(0.5分)。

(四)检查结果正确(0.5分)

报告检查结果:是否触及淋巴结。

二、胸壁视诊检查(须口述检查内容)(2分)

(一)考生站位正确,告知被检者体位、姿势正确(0.5分)

告知被检者取坐位或仰卧位,充分暴露前胸部,考生站在被检者前面或右侧。

(二)检查内容正确(1.5分)

有无皮疹、疤痕、蜘蛛痣(1分),胸壁静脉有无充盈、曲张(0.5分)。

三、肝脏触诊(单、双手触诊)(须报告检查结果)(8分)

(一)考生站位正确,告知被检查者体位、姿势正确(0.5分)

告知被检查者取仰卧位,双腿屈曲,暴露腹部,腹部放松,做腹式呼吸,考生站在被检查者右侧。

(二)检查方法正确,动作规范(7分)

1.单手触诊(4分)

考生将右手四指并拢,掌指关节伸直,平行地放在被检查者右侧腹部脐水平线上,用示、中指末端桡侧进行触诊(1分)。被检者呼气时,手指压向腹深部,吸气时,手指向前上迎下移的肝缘(1分)。如此反复进行,并逐渐向肋缘方向滑动,直至触及肝缘或右肋缘(2分)。

2.双手触诊(3分)

考生右手位置同单手触诊(1分),左手托住被检查者右腰部,拇指张开置于季肋部,触诊时左手向上推(1分),右手触诊方法同单手触诊(1分)。

(三)检查结果正确(0.5分)

报告检查结果:肝脏肋下是否触及。

四、提问(2分)

(一)左侧大量胸腔积液患者在胸部视诊检查时,可发现哪些异常体征(1分)?

答:左侧呼吸动度减弱、左侧胸廓饱满。

(二)板状腹有何临床意义(1分)?

答:多见于急性胃肠穿孔或腹腔脏器破裂(0.5分)所致急性弥漫性腹膜炎(0.5分)。

五、职业素质(2分)

(一)体检前能向被检者告知。与被检者沟通时态度和蔼,体检中动作轻柔,能体现爱护被检者的意识。体检结束后能告知,有体现关爱被检者的动作(1分)

(二)着装(工作服)整洁,仪表举止大方,语言文明,体检认真细致,表现出良好的职业素质(1分)

27号题:

请你对被检者进行下列体格检查并回答提问。

体格检查考试项目:①腋窝淋巴结检查(须口述检查内容和报告检查结果);②胸壁视诊检查(须口述检查内容);③脾脏触诊(双手触诊)(须报告检查结果)。

考试时间:15分钟

评分标准(总分20分)

一、腋窝淋巴结检查(须口述检查内容和报告检查结果)(6分)

(一)考生站位正确,告知被检者体位、姿势正确(0.5分)

告知被检者取坐位或仰卧位,考生站在被检者前面或右侧。

(二)检查方法正确,动作规范(2.5分)

检查左侧时,考生左手握被检者左手,将其前臂稍外展(1分),右手三指(示、中、环指)并拢,稍弯曲,由浅入深触诊被检者左侧腋窝淋巴结(0.5分)。

两侧均须检查,以左手检查右侧,步骤同左侧(1分)。

(三)检查内容、部位正确(2.5分)

腋窝的5组淋巴结群(腋尖群、中央群、胸肌群、肩胛下群、外侧群)均应触诊。

腋尖群:位于腋窝顶部(0.5分)。

中央群:位于腋窝内侧壁近肋骨及前锯肌处(0.5分)。

胸肌群:位于胸大肌下缘深部(0.5分)。

肩胛下群:位于腋窝后皱襞深部(0.5分)。

外侧群:位于腋窝外侧壁(0.5分)。

(四)检查结果正确(0.5分)

报告检查结果:是否触及淋巴结。

二、胸壁视诊检查(须口述检查内容)(2分)

(一)考生站位正确,告知被检者体位、姿势正确(0.5分)

告知被检者取坐位或仰卧位,充分暴露前胸部,考生站在被检者前面或右侧。

(二)检查内容正确(1.5分)

有无皮疹、疤痕、蜘蛛痣(1分),胸壁静脉有无充盈、曲张(0.5分)。

三、脾脏触诊(双手触诊)(须报告检查结果)(8分)

(一)考生站位正确,告知被检者体位、姿势正确(1分)

告知被检者取仰卧位,双腿屈曲,暴露腹部,腹部放松,做腹式呼吸,考生站在被检者右侧(0.5分);告知被检者取右侧卧位时,右下肢伸直,左下肢屈曲(0.5分)。

(二)检查方法正确,动作规范(6.5分)

1.仰卧位触诊(4分)

考生左手掌置于被检者左腰部第9~11肋处,将其脾脏从后向前托起(1分),右手掌平放于脐部(1分),右手三指(示、中、环指)伸直并拢,与肋缘大致呈垂直方向(1分),从脐水平开始,配合被检者腹式呼吸,用示、中指末端桡侧进行触诊,直至触及肋缘或左肋缘(1分)。

2.侧卧位触诊(2.5分)

嘱被检者右侧卧位,考生左手掌置于被检者左腰部第9~11肋处,将其脾脏从腰背部向腹部推(0.5分),右手三指(示、中、环指)伸直并拢,与肋缘大致呈垂直方向(1分),配合呼吸,用示、中指末端桡侧进行触诊,直至触及脾缘或左肋缘(1分)。

(三)检查结果正确(0.5分)

报告检查结果:脾脏肋下是否触及。

四、提问(2分)

(一)男性,24岁,工地上淋浴受凉,寒战、高热2天,体温达40℃,体检发现右胸语音震颤和语音共振明显增强,该患者右胸部叩诊可发现什么体征(1分)?

答:叩诊为浊音或实音。

(二)桶状胸的特点是什么?常见于何种疾病(1分)?

答:桶状胸的特点是前后径与左右径之比≥1(0.5分),常见于肺气肿(0.5分)。

五、职业素质(2分)

(一)体检前能向被检者告知。与被检者沟通时态度和蔼,体检中动作轻柔,能体现爱护被检者的意识。体检结束后能告知,有体现关爱被检者的动作(1分)

(二)着装(工作服)整洁,仪表举止大方,语言文明,体检认真细致,表现出良好的职业素质(1分)

28号题:

请你对被检者进行下列体格检查并回答提问。
体格检查考试项目:①眼睑、巩膜、结膜检查(须口述检查内容);②肺部听诊检查(须报告检查内容和结果);③腹壁紧张度和腹部压痛、反跳痛检查(须报告检查结果)。
考试时间:15分钟
评分标准(总分20分)
一、眼睑、巩膜、结膜检查(须口述检查内容)(4分)
(一)检查内容叙述正确(2分) 眼睑有无水肿,上睑有无下垂,有无闭合障碍,有无倒睫(1分);巩膜有无黄染(0.5分);睑结膜有无苍白或充血,球结膜有无充血或水肿(0.5分)。
(二)检查方法正确(2分) 告知被检者闭眼、睁眼(0.5分)以示指和拇指捏起上睑中外1/3交界处的边缘,告知被检者向下看,趁机将眼睑轻轻向下方牵拉,示指向下压睑板上缘,与拇指配合将睑缘向上捻转(0.5分)。另嘱被检者向上看,以拇指轻压下眼睑下缘,充分暴露巩膜与结膜(0.5分)。同样方法检查另一侧(0.5分)。
二、肺部听诊检查(须报告检查内容和结果)(6分)
(一)考生站位正确,告知被检者体位、姿势正确(0.5分) 告知被检者取仰卧位或坐位,充分暴露前胸部和背部,考生站在被检者右侧(坐位时站在被检者前面或后面)。
(二)检查方法正确,动作规范(4.5分) 考生用听诊器的膜型体件在胸壁检查,听诊顺序由肺尖开始,自上而下,由前胸到侧胸、背部(1分),左右两侧对称部位进行比较(0.5分),每处至少听1~2个呼吸周期(0.5分)。要求被检者均匀而平静地呼吸,必要时嘱被检者深呼吸、屏气或咳嗽(0.5分)。

语音共振检查:嘱被检者用一般声音强度重复发"yi"长音(或耳语"1、2、3"),考生用听诊器的膜型体件在被检者胸壁由上而下,左右两侧对称部位对比听诊(1分)。

胸膜摩擦音检查:考生将听诊器的膜型体件置于被检者前下侧胸部进行听诊,嘱被检者屏住呼吸和深呼吸时重复听诊(1分)。

(三)检查结果正确(1分)

报告检查结果:双肺呼吸音是否清晰,有无增强或减弱,有无异常呼吸音,有无啰音,有无胸膜摩擦音,语音共振有无增强或减弱。

三、腹壁紧张度和腹部压痛、反跳痛检查(须报告检查结果)(6分)

(一)考生站位正确,告知被检者体位、姿势正确(0.5分)

告知被检者取仰卧位,双腿屈曲,暴露腹部,腹部放松,考生站在被检者右侧。

(二)检查方法正确,动作规范(5分)

1.腹壁紧张度(2分)

考生先将全手掌放于被检者腹壁上,让被检者适应片刻,此时可感受被检者腹壁紧张强度,然后以轻柔动作开始触诊(1分)。检查完一个区域后,考生的手应提起离开腹壁,再以上述方法检查下一区域(0.5分)。一般先从左下腹开始,逆时针方向进行触诊,最后检查病痛部位(0.5分)。

2.腹部压痛、反跳痛(3分)

考生先将全手掌放于被检者腹壁上,让被检者适应片刻,然后用手指指腹压于腹壁观察被检者有无疼痛反应(1分);当出现疼痛时,手指在远处停留片刻(1分),然后迅速将手指抬起观察被检者疼痛有无骤然加重(1分)。

(三)检查结果正确(0.5分)

报告检查结果:有无腹壁紧张和压痛、反跳痛(正常人腹软,无腹部压痛和反跳痛)。

四、提问(2分)

冬季,男孩,5岁。高热、头痛3天伴呕吐急诊,作为首诊医师,体检时应重点检查哪些内容?
答:生命体征、意识状态、瞳孔大小、脑膜刺激征、病理反射、皮下出血。

五、职业素质(2分)

(一)体检前能向被检者告知。与被检者沟通时态度和蔼,体检中动作轻柔,能体现爱护被检者的意识。体检结束后能告知,有体现关爱被检者的动作(1分)

(二)着装(工作服)整洁,仪表举止大方,语言文明,体检认真细致,表现出良好的职业素质(1分)

29号题:

请你对被检者进行下列体格检查并回答提问。

体格检查考试项目:①甲状腺检查(须口述视诊内容和报告检查结果,前面触诊和后面触诊可任选一);②胸廓视诊检查(须口述检查结果);③脾脏触诊(双手触诊)(须报告检查结果)。

考试时间:15分钟

评分标准(总分20分)

一、甲状腺检查(须口述视诊内容和报告检查结果,前面触诊和后面触诊可任选一)(6分)

(一)视诊(口述内容);观察甲状腺大小,是否对称(1分)

(二)触诊方法正确,动作规范(4分)

1.甲状腺侧叶触诊(3分)

前面触诊:告知被检者取坐位,考生站在其后,一手示、中指施压于一侧甲状软骨,将气管推向对侧(1分),另一手拇指在对侧胸锁乳突肌后缘向前推及甲状腺,示、中指在其前缘触诊甲状腺(1分),检查过程中,嘱被检者做吞咽动作,重复检查,用同样方法检查另一侧甲状腺(1分)。

后面触诊:告知被检者取坐位,考生面对被检者,考生一手拇指施压于一侧甲状软骨,将气管推向对侧(1分),一手示、中指在对侧胸锁乳突肌后缘向前推及甲状腺,拇指在胸锁乳突肌前缘触诊(1分),嘱被检者做吞咽动作,并随吞咽动作进行触诊。用同样方法检查另一侧甲状腺(1分)。

2.甲状腺峡部触诊(1分)

考生面对被检者,用拇指(或站在被检者后面用示指)自胸骨上切迹向上触摸,可触到气管前甲状腺组织,判断有无增厚,嘱被检者做吞咽动作。

(三)听诊方法正确,动作规范(0.5分)

考生用听诊器钟形体件放于甲状腺部位,两侧均须检查。

(四)检查结果正确(0.5分)

报告检查结果:甲状腺是否肿大,有无结节、震颤,听诊有无杂音。

二、胸廓视诊检查(须口述检查内容)(2分)

(一)考生站位正确,告知被检者体位、姿势正确(0.5分)

告知被检者取仰卧位或坐位,充分暴露前胸部和背部,考生站在被检者右侧(坐位时站在被检者前面和后面)。

(二)检查内容正确(1.5分)

观察胸廓形状,两侧是否对称(0.5分),有无畸形、局部隆起(0.5分),肋间隙有无异常(0.5分)。

三、脾脏触诊(双手触诊)(须报告检查结果)(8分)

(一)考生站位正确,告知被检者体位、姿势正确(1分)

告知被检者取仰卧位,双腿屈曲,暴露腹部,腹部放松,做腹式呼吸,考生站在被检者前面或右侧(0.5分);告知被检者取右侧卧位时,右下肢伸直,左下肢屈曲(0.5分)。

(二)检查方法正确,动作规范(6.5分)

1.仰卧位触诊(4分)

考生左手掌置于被检者左腰部第9~11肋处,将其脾脏从后向前托起(1分),右手掌平放于脐部(1分),右手三指(示、中、环指)伸直并拢,与肋缘大致呈垂直方向(1分),从脐水平开始,配合被检者腹式呼吸,用示、环指末端桡侧进行触诊,直至触及脾缘或左肋缘(1分)。

2.侧卧位触诊(2.5分)

嘱被检者右侧卧位,考生左手掌置于被检者左腰部第9~11肋处,将其脾脏从腰背部向腹部推(0.5分),右手三指(示、中、环指)伸直并拢,与肋缘大致呈垂直方向(1分),配合呼吸,用示、中指末端桡侧进行触诊,直至触及脾缘或左肋缘(1分)。

(三)检查结果正确(0.5分)

报告检查结果:脾脏肋下是否触及。

四、提问(2分)

(一)左侧大量胸腔积液患者在胸部视诊检查时,可发现哪些异常体征(1分)?

答:左侧呼吸动度减弱、左侧胸廓饱满。

(二)心尖区抬举性搏动提示什么(1分)?

答:心尖区抬举性搏动提示左心室肥大。

五、职业素质(2分)

(一)体检前能向被检者告知。与被检者沟通时态度和蔼,体检中动作轻柔,能体现爱护被检者的意识。体检结束后能告知,有体现关爱被检者的动作(1分)

(二)着装(工作服)整洁,仪表举止大方,语言文明,体检认真细致,表现出良好的职业素质(1分)

30号题:

请你对被检者进行下列体格检查并回答提问。

体格检查考试项目:①扁桃体检查(需口述检查内容);②心脏听诊检查(需指出听诊区部位和名称,报告检查内容结果);③腹壁紧张度和腹部压痛、反跳痛检查(需报告检查结果)。

考试时间:15分钟

评分标准(总分20分)

一、扁桃体检查(需口述检查内容)(4分)

(一)检查方法正确(2分)

告知被检查者取坐位,头略后仰,嘱其口张大并发长"啊"音(0.5分),此时考生用压舌板在被检者舌前2/3与后1/3交界处迅速下压(1分),在光照的配合下观察扁桃体(0.5分)。

(二)检查内容正确(2分)

观察扁桃体有无红肿(0.5分),判断扁桃体肿大的程度(0.5分),其分泌物颜色、性状(0.5分),有无苔片状假膜(0.5分)。

二、心脏听诊检查(需指出听诊区部位和名称,报告检查内容和结果)(6分)

(一)考生站位正确,告知被检者体位、姿势正确(0.5分)

告知被检者取坐位或仰卧位,充分暴露前胸部,考生站在被检者前面或右侧。

(二)听诊区部位和听诊顺序、时间及内容正确(5.5分)

1.心脏瓣膜听诊区部位正确(2.5分)

心脏瓣膜听诊区为4个瓣膜5个区:二尖瓣区(心尖区)位于心尖搏动最强点(0.5分),肺动脉瓣区位于胸骨左缘第2肋间(0.5分),主动脉瓣区位于胸骨右缘第2肋间(0.5分),主动脉瓣第二听诊区位于胸骨左缘第3肋间(0.5分),三尖瓣区位于胸骨左缘第4、5肋间(0.5分)。

2.听诊顺序和时间正确(1分)

通常按逆时针方向依次听诊:从心尖区(二尖瓣区)开始→肺动脉瓣区→主动脉瓣区→主动脉瓣第二听诊区→三尖瓣区(0.5分)。

心尖区听诊时间不少于30秒,若有心率不齐时,听诊时间不少于1分钟(0.5分)。

3.检查内容和结果正确(2分)

报告检查内容和结果:每分钟实测心率次数,以多少次/分表示(0.5分)。心率是否规整(0.5分),心音有无异常(0.5分),有无额外心音、心脏杂音和心包摩擦音(0.5分)。

三、腹壁紧张度和腹部压痛、反跳痛检查(需报告检查结果)(6分)

(一)考生站位正确,告知被检者体位、姿势正确(0.5分)

告知被检者取仰卧位,双腿屈曲,暴露腹部,腹部放松,考生站在被检者右侧。

(二)检查方法正确,动作规范(5分)

1.腹壁紧张度(2分)

考生先将全手掌放于被检者腹壁上,让被检者适应片刻,此时可感受被检者腹壁紧张强度,然后以轻柔动作开始触诊(1分)。检查完一个区域后,考生的手应提起并离开腹壁,再以上述方法检查下一区域(0.5分)。一般先从左下腹开始,逆时针方向进行触诊,最后检查病痛部位(0.5分)。

2.腹部压痛、反跳痛(3分)

考生先将全手掌放于被检者腹壁上,让被检者适应片刻,然后用手指指腹压于腹壁,观察被检者有无疼痛反应(1分);当出现疼痛时,手指在此处停留片刻(1分),然后迅速将手指抬起,观察被检者疼痛有无骤然加重(1分)。

(三)检查结果正确(0.5分)

报告检查结果:有无腹壁紧张和压痛、反跳痛(正常人腹软,无腹部压痛和反跳痛)。

四、提问(2分)

(一)男性,23岁。1天来呕吐咖啡样液体约120毫升,黑便3次。既往十二指肠溃疡病史4年。最可能提示该患者持续消化道出血的腹部体征是什么(1分)?

答:肠鸣音活跃(答肠鸣音亢进得0.5分)。

(二)浮髌试验阳性表现是什么(1分)?

答:按压髌骨时有浮动感。

五、职业素质(2分)

(一)体检前能向被检者告知。与被检者沟通时态度和蔼,体检中动作轻柔,能体现爱护被检者的意识。体检结束后能告知,有体现关爱被检者的动作(1分)

(二)着装(工作服)整洁,仪表举止大方,语言文明,体检认真细致,表现出良好的职业素质(1分)

31号题:

请你对被检者进行下列体格检查并回答提问。

体格检查考试项目:①腹壁移动性浊音检查(需报告检查结果);②肝脏触诊(单、双手触诊)(需报告检查结果);③跟腱反射(卧位姿势、跪位姿势两种检查方法任选一种,需报告正常表现和检查结果)。

考试时间:15分钟

评分标准(总分20分)

一、腹部移动性浊音检查(需报告检查结果)(6分)

(一)考生站位正确,告知被检者体位、姿势正确(0.5分)

告知被检者取仰卧位,双腿屈曲,暴露腹部,腹部放松,考生站在被检者右侧。

(二)检查方法正确,动作规范(5分)

考生自被检者腹中部脐水平向左侧腹部叩诊,直至出现浊音,左手扳指不离开腹壁(1分),嘱咐被检者右侧卧位(1分),再继续叩诊,若叩诊音呈鼓音,则为移动性浊音阳性(1分)。自该处继续向腹下侧叩诊,直至再次出现浊音(1分);再请被检者左侧卧,同样方法叩诊(1分)。

(三)检查结果正确(0.5分)

报告检查结果:移动性浊音阳性或阴性(正常人移动性浊音检查为阴性)。

二、肝脏触诊(单、双手触诊)(需报告检查结果)(8分)

(一)考生站位正确,告知被检者体位、姿势正确(0.5分)

告知被检者取仰卧位,双腿屈曲,暴露腹部,腹部放松,做腹式呼吸,考生站在被检者右侧。

(二)检查方法正确,动作规范(7分)

1.单手触诊(4分)

考生将右手四指并拢,掌指关节伸直,平行地放在被检者右侧腹部脐水平线上,用示、中指末端桡侧进行触诊(1分),嘱被检者做腹式呼吸,当被检者呼气时,手指压向腹深部,吸气时,手指向前上迎触下移的肝下缘(1分)。如此反复进行,并逐渐向肋缘方向滑动,直至触及肝下缘或右肋缘(2分)。

2.双手触诊(3分)

考生右手位置同单手触诊(1分),左手托住被检者右腰部,拇指张开置于季肋部,触诊时左手向上托(1分),右手触诊方法同单手触诊(1分)。

(三)检查结果正确(0.5分)

报告检查结果:肝脏肋下是否触及。

三、跟腱反射(卧位姿势、跪位姿势两种检查方法任选一种,需报告正常表现和检查结果)(2分)

(一)检查方法正确、动作规范(1分)

1.卧位姿势检查

(1)告知被检者体位、姿势正确(0.5分)。

被检者取仰卧位,外展下肢并屈曲髋、膝关节。

(2)检查方法正确,动作规范(0.5分)。

考生左手推压被检者足部,使其踝关节背屈成直角,右手持叩诊锤叩击跟腱。

2.跪位姿势检查

(1)告知被检者体位、姿势正确(0.5分)。

被检者双膝跪位并背对考生,臀部上抬,双侧踝关节自然悬垂。

(2)检查方法正确,动作规范(0.5分)。

考生右手持叩诊锤叩击跟腱。

(考生需检查双侧反射,若只查一侧扣0.5分)

(二)报告正常表现和检查结果正确(1分)

跟腱反射正常表现为叩击跟腱时,引发腓肠肌收缩,足向跖面屈曲(0.5分)。

报告检查结果:双侧跟腱反射对称引出(0.5分)。

四、提问(2分)

(一)咽部检查主要观察哪些内容(1分)?

答:观察咽部粘膜有无充血、水肿,分泌物是否增多(0.5分)及扁桃体大小,有无红肿分泌物等(0.5分)。

(二)脾脏触诊时,什么情况下需采用侧卧位双手触诊法(1分)?

答:如果脾脏轻度肿大或脾脏位置较深,仰卧位不易触到时,可采用侧卧位双手触诊。

五、职业素质(2分)

(一)体检前能向被检者告知。与被检者沟通时态度和蔼,体检中动作轻柔,能体现爱护被检者的意识。体检结束后能告知,有体现关爱被检者的动作(1分)。

(二)着装(工作服)整洁,仪表举止大方,语言文明,体检认真细致,表现出良好的职业素质(1分)。

跟腱反射

32 号题:

请你对被检者进行下列体格检查并回答提问。
体格检查考试项目:①扁桃体检查(需口述检查内容);②心脏触诊检查(需口述检查内容,报告检查结果);③腋窝淋巴结检查(需口述检查内容和报告检查结果)。
考试时间:15 分钟
评分标准(总分 20 分)

一、扁桃体检查(需口述检查内容)(4 分)

(一)检查方法正确(2 分)

告知被检查者取坐位,头略后仰,嘱其口张大并发长"啊"音(0.5 分),此时考生用压舌板在在被检者舌前 2/3 与后 1/3 交界处迅速下压(1 分),在光照的配合下观察扁桃体(0.5 分)。

(二)检查内容正确(2 分)

扁桃体有无红肿(0.5 分),扁桃体肿大的程度(0.5 分),其分泌物颜色、形状(0.5 分),有无苔片状假膜等(0.5 分)。

(一)考生站位正确,告知被检者体位、姿势正确(0.5 分)

告知被检者取坐位或仰卧位,充分暴露前胸部,考生站在被检者前面或右侧。

(二)检查内容和方法正确,动作规范(4.5 分)

心尖搏动及心前区搏动:考生用右手全手掌置于心前区(0.5 分),示指、中指指腹并拢触诊(1 分)。

震颤:用手掌尺侧(小鱼际)在各瓣膜区(1.5 分)和胸骨左缘第③4 肋间(0.5 分)触诊。

心包摩擦感:用小鱼际或并拢四指的掌面在心前区或胸骨左缘第③4 肋间触诊。嘱被检者屏住呼吸,检查心包摩擦感有无变化(1 分)。

(三)检查结果正确(1 分)

报告检查结果:心尖搏动的具体位置(正常成人心尖搏动位于第 5 肋间,左锁骨中线内侧 0.5~1.0cm),有无增强或减弱(0.5 分)。心前区有无异常搏动、有无触及震颤和心包摩擦感(0.5 分)。

二、心脏触诊检查(需口述检查内容,报告检查结果)(6 分)

(一)考生站位正确,告知被检者体位、姿势正确(0.5 分)

告知被检者取坐位或仰卧位,充分暴露前胸部,考生站在被检者前面或右侧。

(二)检查内容和方法正确,动作规范(4.5 分)

心尖搏动及心前区搏动:考生用右手全手掌置于心前区(0.5 分),示指、中指指腹并拢触诊(1 分)。

震颤:用手掌尺侧(小鱼际)在各瓣膜区(1.5 分)和胸骨左缘第③4 肋间(0.5 分)触诊。

心包摩擦感:在心前区或胸骨左缘第③4 肋间用小鱼际或并拢四指的掌面触诊。嘱被检者屏住呼吸,检查心包摩擦感有无变化(1 分)。

(三)检查结果正确(1 分)

报告检查结果:心尖搏动的具体位置(正常成人心尖搏动位于第 5 肋间,左锁骨中线内侧 0.5~1.0cm),有无增强或减弱(0.5 分)。心前区有无异常搏动、有无触及震颤和心包摩擦感(0.5 分)。

三、腋窝淋巴结检查(需口述检查内容和报告检查结果)(6 分)

(一)考生站位正确,告知被检者体位、姿势正确(0.5 分)

告知被检者取坐位或仰卧位,考生站在被检者前面或右侧。

(二)检查方法正确,动作规范(2.5 分)

检查左侧时,考生左手握被检者左手,将其前臂稍外展(1 分),右手三指(示、中、环指)并拢,稍弯曲,由浅入深触诊被检者左侧腋窝淋巴结(0.5 分)。

两侧均需检查,以左手检查右腋窝,步骤同左侧(1 分)。

（三）检查内容、部位正确（2.5分）

腋窝的5组淋巴结群（腋尖群、中央群、胸肌群、肩胛下群、外侧群）均应触诊。

腋尖群：位于腋窝顶部（0.5分）。

中央群：位于腋窝内侧壁近肋骨及前锯肌处（0.5分）。

胸肌群：位于胸大肌下缘深部（0.5分）。

肩胛下群：位于腋窝后皱襞深部（0.5分）。

外侧群：位于腋窝外侧壁（0.5分）。

（四）检查结果正确（0.5分）

报告检查结果：是否触及淋巴结。

四、提问（2分）

（一）典型甲状腺功能亢进症患者作甲状腺触诊时，除发现甲状腺肿大外，还可能会有什么发现（1分）？

答：可能触到结节、震颤

（二）心尖区抬举性搏动提示什么（1分）？

答：心尖抬举性搏动提示左心室肥大。

五、职业素质（2分）

（一）体检前能向被检者告知。与被检者沟通时态度和蔼，体检中动作轻柔，能体现爱护被检者的意识。体检结束后能告知，有体现关爱被检者的动作（1分）

（二）着装（工作服）整洁，仪表举止大方，语言文明，体检认真细致，表现出良好的职业素质（1分）

33号题：

请你对被检者进行下列体格检查并回答提问。

体格检查考试项目：①扁桃体检查（需口述检查内容）；②甲状腺检查（需口述视诊内容和报告检查结果，前面触诊和后面触诊可任选一）；③腹壁紧张度和腹部压痛、反跳痛检查（需报告检查结果）。

考试时间：15分钟

评分标准（总分20分）

一、扁桃体检查（需口述检查内容）（4分）

（一）检查方法正确（2分）

告知被检查者取坐位，头略后仰，嘱其口张大并发长"啊"音（0.5分），此时考生用压舌板在在被检者舌前2/3与后1/3交界处迅速下压（1分），在光照的配合下观察扁桃体（0.5分）。

（二）检查内容正确（2分）

观察扁桃体有无红肿（0.5分），判断扁桃体肿大的程度（0.5分），其分泌物颜色、形状（0.5分），有无苔片状假膜（0.5分）

二、甲状腺检查（需口述视诊内容和报告检查结果，前面触诊和后面触诊可任选一）（6分）

（一）视诊（口述内容）：观察甲状腺大小，是否对称（1分）

（二）触诊方法正确，动作规范（4分）

1.甲状腺侧叶触诊（3分）

后面触诊：告知被检者取坐位，考生站在其后，一手示、中指施压于一侧甲状软骨，将气管推向对侧（1分），另一手拇指在对侧胸锁乳突肌后缘向前推挤甲状腺，示、中指在其前缘触诊甲状腺（1分），检查过程中，嘱被检者做吞咽动作，重复检查，用同样方法检查另一侧甲状腺（1分）。

前面触诊:告知被检者取坐位,考生面对被检者,考生一手拇指施压于一侧甲状软骨,将气管推向对侧(1分),另一手示、中指在对侧胸锁乳突肌后缘向前推挤甲状腺,拇指在胸锁乳突肌前缘触诊(1分),嘱被检者做吞咽动作,并随吞咽动作进行触诊。用同样方法检查另一侧甲状腺(1分)。

2.甲状腺峡部触诊(1分)

考生面对被检者,用拇指(或站在被检者后面用示指)自胸骨上切迹向上触摸,可触到气管前甲状腺组织,判断有无增厚,嘱被检者做吞咽动作。

(三)听诊方法正确,动作规范(0.5分)

考生用听诊器钟形体件放于甲状腺部位听诊,两侧均需检查。

(四)检查结果正确(0.5分)

报告检查结果:甲状腺是否肿大,有无结节、震颤,听诊有无杂音。

三、腹壁紧张度和腹部压痛、反跳痛检查(需报告检查结果)(6分)

(一)考生站位正确,告知被检者体位、姿势正确(0.5分)

告知被检者取仰卧位,双腿屈曲,暴露腹部,腹部放松,考生站在被检者右侧。

(二)检查方法正确,动作规范(5分)

1.腹壁紧张度(2分)

考生先将全手掌放于被检者腹壁上,让被检者适应片刻,此时可感受被检者腹壁紧张强度,然后以轻柔动作开始触诊(1分)。检查完一区域后,考生的手应提起并离开腹壁,再以上述方法检查下一区域(0.5分)。一般先从左下腹开始,逆时针方向进行触诊,最后检查病痛部位(0.5分)。

2.腹部压痛、反跳痛(3分)

考生先将全手掌放于被检者腹壁上,让被检者适应片刻,然后用手指指腹压于腹壁观察被检者有无疼痛反应(1分);当出现疼痛时,手指在远处停留片刻(1分),然后迅速将手指抬起观察被检者疼痛有无骤然加重(1分)。

(三)检查结果正确(0.5分)

报告检查结果:有无腹壁紧张和压痛、反跳痛(正常人腹软,无腹部压痛和反跳痛)。

四、提问(2分)

(一)稽留热常见于哪些疾病(1分)?

答:常见于大叶性肺炎、斑疹伤寒及伤寒高热期(答出2项即可得1分)。

(二)什么情况下应该避免脊柱活动(1分)?

答:脊柱可疑骨折或关节脱位时应该避免脊柱活动。

五、职业素质(2分)

(一)体检前能向被检者告知。与被检者沟通时态度和蔼,体检中动作轻柔,能体现爱护被检者的意识。体检结束后能告知,有体现关爱被检者的动作(1分)

(二)着装(工作服)整洁,仪表举止大方,语言文明,体检认真细致,表现出良好的职业素质(1分)

34号题:

请你对被检者进行下列体格检查并回答提问。
体格检查考试项目:①肺部听诊检查(需报告检查结果);②语音震颤检查(需口述检查结果);③脾脏触诊(双手触诊)(需报告检查结果)。
考试时间:15分钟
评分标准(总分20分)

一、肺部听诊检查(需报告检查内容和结果)(6分)

(一)考生站位正确,告知被检者体位、姿势正确(0.5分)

告知被检者取仰卧位或坐位,充分暴露前胸部和背部,考生站在被检者右侧(坐位时站在被检者前面或后面)。

(二)检查方法正确,动作规范(4.5分)

1.考生用听诊器的膜型体件置于胸壁检查,听诊顺序由肺尖开始,自上而下,由前胸到侧胸、背部(1分),左右两侧对称部位进行比较(0.5分),每处至少听1~2个呼吸周期(0.5分)。要求被检者均匀而平静地呼吸,必要时嘱被检者深呼吸、屏气或咳嗽(0.5分)

2.语音共振检查

嘱被检者用一般声音强度重复发"yi"长音(或耳语"1、2、3"),考生用听诊器的膜型体件置于被检者前、后胸壁,由上而下,左右两侧对称部位对比听诊(1分)。

3.胸膜摩擦音检查

考生将听诊器的膜型体件置于被检者前下侧胸部进行听诊,嘱被检者屏住呼吸和深呼吸时重复听诊(1分)。

(三)检查结果正确(1分)

报告检查结果:双肺呼吸音是否清晰,有无增强或减弱,有无异常呼吸音,有无啰音,有无胸膜摩擦音,语音共振有无增强或减弱。

二、语音震颤检查(需报告检查结果)(2分)

(一)考生站位正确,告知被检者体位、姿势正确(0.5分)

告知被检者取仰卧位或坐位,充分暴露前胸部和背部,考生站在被检者右侧(坐位时站在被检者前面和后面)。

(二)检查方法正确,动作规范(1分)

考生双手掌或手掌尺侧缘(小鱼际)平放于被检者前、后胸壁两侧的对称部位,嘱被检者发同等强度的长音"yi"(0.5分),由上而下,由内到外,反复比较左右两侧对称部位语音震颤的异同(0.5分)。

(三)检查结果正确(0.5分)

报告检查结果:语音震颤有无增强或减弱。

三、脾脏触诊(双手触诊)(需报告检查结果)(8分)

(一)考生站位正确,告知被检者体位、姿势正确(1分)

告知被检者取仰卧位,双腿屈曲,暴露腹部,腹部放松,做腹式呼吸,考生站在被检者右侧(0.5分);告知被检者取右侧卧位时,右下肢伸直,左下肢屈曲(0.5分)。

(二)检查方法正确,动作规范(6.5分)

1.仰卧位触诊(4分)

考生左手掌置于被检者左腰部第9~11肋处,将其脾脏从后向前托起(1分),右手掌平放于脐部(1分),右手三指(示、中、环指)伸直并拢,与肋缘大致呈垂直方向(1分),从脐水平开始,配合被检者腹式呼吸,用示、中指末端桡侧进行触诊,直至触及脾下缘或左肋缘(1分)。

2.侧卧位触诊(2.5分)

嘱被检者右侧卧位,考生左手掌置于被检者左腰部第9~11肋处,将其脾脏从腰背部向腹部推(0.5分),右手三指(示、中、环指)伸直并拢,与肋缘大致呈垂直方向(1分),配合腹式呼吸,用示、中指末端桡侧进行触诊,直至触及脾下缘或左肋缘(1分)。

(三)检查结果正确(0.5分)

报告检查结果:脾脏肋下是否触及。

四、提问(2分)

(一)男性,18 岁。打篮球时突发左侧胸痛伴憋气 3 小时来急诊,体检时应重点检查哪些内容(1 分)?
答:气管位置,胸部视诊、触诊、叩诊、听诊。
(二)中腹壁反射弧中枢在胸髓哪个位置(1 分)?
答:中腹壁反射弧中枢在胸髓 9~10 节段。

五、职业素质(2 分)

(一)体检前能向被检者告知。与被检者沟通时态度和蔼,体检中动作轻柔,能体现爱护被检者的意识。体检结束后能告知,有体现关爱被检者的动作(1 分)

(二)着装(工作服)整洁,仪表举止大方,语言文明,体检认真细致,表现出良好的职业素质(1 分)

35 号题:

请你对被检者进行下列体格检查并回答提问。

体格检查考试项目:①测量血压(间接测量法,报告测量结果);②腹部移动性浊音检查(需报告检查结果);③肝脏触诊(单手触诊)(需报告检查结果)。

考试时间:15 分钟

评分标准(总分 20 分)

一、测量血压(间接测量法,报告测量结果)(4 分)

(一)测量方法正确(2.5 分)

1.检查血压计水银柱是否在"0"点,被检者取坐位,肘部、血压计"0"点与心脏在同一水平(0.5 分)

2.气袖均匀紧贴皮肤,缠于上臂,其下缘在肘窝以上约 2~3cm,气袖的中央位于肱动脉表面,其松紧度适宜(0.5 分)

3.考生触诊肘部确定肱动脉搏动位置后,将听诊器体件置于肱动脉搏动处听诊动脉搏动音,不能将体件塞于气袖下(0.5 分)

4.向袖带内充气,边充气边听诊至肱动脉搏动音消失后,水银柱再升高 30mmHg(0.5 分),缓慢放气(水银柱下降速度约为 2~3mmHg/秒),双眼平视观察水银柱,根据听诊动脉搏动音变化和水银柱位置读出收缩压、舒张压数值(0.5 分)

(二)结果正确(1.5 分)

报告测得实际血压,读数正确(1 分),先报收缩压,后报舒张压(0.5 分)。

(考官复测,验证考生测定的血压是否正确)。

二、腹部移动性浊音检查(需报告检查结果)(6 分)

(一)考生站位正确,告知被检者体位、姿势正确(0.5 分)

告知被检者取仰卧位,双腿屈曲,暴露腹部,腹部放松,考生站在被检者右侧。

(二)检查方法正确,动作规范(5 分)

考生自被检者腹中部脐水平向左侧腹部叩诊,直至出现浊音,左手扳指不离开腹壁(1 分),

请被检者右侧卧(1 分),再继续叩诊,若叩诊音呈鼓音,则为移动性浊音阳性(1 分)。自该处继续向腹下侧叩诊,直至再度出现浊音(1 分);再请被检者左侧卧,同样方法叩诊(1 分)。

(三)检查结果正确(0.5 分)

报告检查结果:移动性浊音阳性或阴性(正常人移动性浊音检查为阴性)。

三、肝脏触诊(单手触诊)(需报告检查结果)(6 分)

(一)考生站位正确,告知被检者体位、姿势正确(0.5 分)

告知被检者取仰卧位,双腿屈曲,暴露腹部,腹部放松,做腹式呼吸,考生站在被检者右侧。

（二）检查方法正确，动作规范（7分）

考生将右手四指并拢，掌指关节伸直，平行地放在被检者右侧腹部脐水平线上，用示、中指末端桡侧进行触诊（1分），嘱做腹式呼吸，被检者呼气时，手指压向腹深部，吸气时，手指向上迎触下移的肝下缘（1分）。如此反复进行，并逐渐向肋缘方向滑动，直至触及肝下缘或右肋缘（2分）。

（三）检查结果正确（0.5分）

报告检查结果：肝脏肋下是否触及。

四、提问（2分）

（一）男性，63岁。高血压病史12年。早晨锻炼时突发剧烈头痛3小时，头颅CT示右侧基底节出血。体检时可能有哪些重要神经系统体征（1分）？

答：右侧肢体瘫痪，右侧偏身针刺觉（痛觉）减退（0.5分）（答"右侧偏身温度觉减退"，可得分）、右侧病理征阳性（0.5分）。

（二）Murphy征阳性常见于什么疾病（1分）？

答：急性胆囊炎。

五、职业素质（2分）

（一）体检前能向被检者告知。与被检者沟通时态度和蔼，体检中动作轻柔，能体现爱护被检者的意识。体检结束后能告知，有体现关爱被检者的动作（1分）

（二）着装（工作服）整洁，仪表举止大方，语言文明，体检认真细致，表现出良好的职业素质（1分）

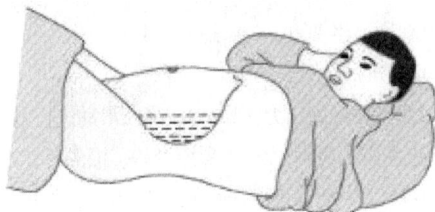

平卧位
(dorsal position)

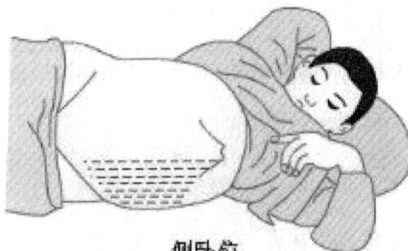

侧卧位
(lateral position)

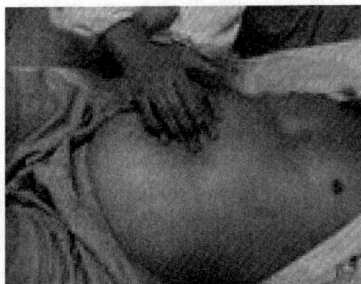

36 号题:

请你对被检者进行下列体格检查并回答提问。
体格检查考试项目:①眼睑、巩膜、结膜检查(需口述检查内容);②乳房触诊检查(使用女性胸部模具,需口述检查内容,报告检查结果);③甲状腺检查(需口述视诊内容和报告检查结果,前面触诊和后面触诊可任选一)。
考试时间:15 分钟
评分标准(总分 20 分)

一、眼睑、巩膜、结膜检查(需口述检查内容)(4分)

(一)检查内容叙述正确(2分)

眼睑有无水肿,上睑有无下垂,有无闭合障碍,有无倒睫(1分);巩膜有无黄染(0.5分);睑结膜有无苍白或充血,球结膜有无充血或水肿(0.5分)。

(二)检查方法正确(2分)

告知被检者闭眼、睁眼(0.5分)以示指和拇指捏起上睑中外1/3交界处的边缘,告知被检者向下看,趁机将眼睑轻轻向下方牵拉,示指向下压睑板上缘,与拇指配合将睑缘向上捻转(0.5分)。另嘱被检者向上看,以拇指轻压下眼睑下缘,充分暴露巩膜与结膜(0.5分)。同样方法检查另一侧(0.5分)。

二、乳房触诊检查(使用女性胸部模具,需报告检查结果)(6分)

(一)考生站位正确(0.5分)

考生站在其前面或右侧,充分暴露被检者前胸。

(二)检查方法正确,动作规范(4.5分)

考生的四指和手掌平置在乳房上,用指腹轻施压力,以旋转或来回滑动进行触诊(1分)。双侧乳房触诊先由健侧开始,后检查患者(0.5分)。检查左侧乳房时,由外上象限开始。沿顺时针方向由浅入深触诊,直至4个象限检查完毕(1分),最后触诊乳头(1分)。检查右侧乳房也从外上象限开始,沿逆时针方向进行触诊(1分)。

(三)检查结果正确(1分)

报告检查结果:双侧乳房有无触(压)痛,有无包块及其大小、位置、硬度、活动度、压痛(0.5分),乳头有无触痛,有无硬结、弹性消失(0.5分)。

三、甲状腺检查(需口述视诊内容和报告检查结果,前面触诊和后面触诊可任选一)(6分)

(一)视诊(口述内容):观察甲状腺大小,是否对称(1分)

(二)触诊方法正确,动作规范(4分)

1.甲状腺侧叶触诊(3分)

后面触诊:告知被检者取坐位,考生站在其后,一手示、中指施压于一侧甲状软骨,将气管推向对侧(1分),另一手拇指在对侧胸锁乳突肌后缘向前推挤甲状腺,示、中指在其前缘触诊甲状腺(1分),检查过程中,嘱被检者做吞咽动作,重复检查,用同样方法检查另一侧甲状腺(1分)。

前面触诊:告知被检者取坐位,考生面对被检者,考生一手拇指施压于一侧甲状软骨,将气管推向对侧(1分),另一手示、中指在对侧胸锁乳突肌后缘向前推挤甲状腺,拇指在胸锁乳突肌前缘触诊(1分),嘱被检者做吞咽动作,并随吞咽动作进行触诊。用同样方法检查另一侧甲状腺(1分)。

2.甲状腺峡部触诊(1分)

考生面对被检者,用拇指(若站在被检者后面用示指)自胸骨上切迹向上触摸,可触到气管前甲状腺组织,判断有无增厚,嘱被检者做吞咽动作。

（三）听诊方法正确,动作规范(0.5分)

考生用听诊器钟形体件放于甲状腺部位,两侧均需检查。

（四）检查结果正确(0.5分)

报告检查结果:甲状腺是否肿大,有无结节、震颤,听诊有无杂音。

四、提问(2分)

（一）瞳孔缩小常见于哪些临床病症(1分)?

答:瞳孔缩小常见于有机磷农药中毒、虹膜炎症、吗啡等药物反应(答出2项即可得1分)。

（二）需要除外哪些情况才能认定颈强直为脑膜刺激征(1分)?

答:需要除外颈椎(0.5分)、颈部肌肉局部病变(0.5分)后才能确认颈强直为脑膜刺激征。

五、职业素质(2分)

（一）体检前能向被检者告知。与被检者沟通时态度和蔼,体检中动作轻柔,能体现爱护被检者的意识。体检结束后能告知,有体现关爱被检者的动作(1分)

（二）着装(工作服)整洁,仪表举止大方,语言文明,体检认真细致,表现出良好的职业素质(1分)

37号题:

请你对被检者进行下列体格检查并回答提问。

体格检查考试项目:①甲状腺检查(需口述视诊内容和报告检查结果,前面触诊和后面触诊可任选一);②肝脏触诊(单、双手触诊)(需报告检查结果);③肱二头肌反射检查(坐位、仰卧位两种检查方法任选一种,需报告正常表现和检查结果)。

考试时间:15分钟

评分标准(总分20分)

一、甲状腺检查(需口述视诊内容和报告检查结果,前面触诊和后面触诊可任选一)(6分)

（一）视诊(口述内容):观察甲状腺大小,是否对称(1分)

（二）触诊方法正确,动作规范(4分)

1.甲状腺侧叶触诊(3分)

后面触诊:告知被检者取坐位,考生站在其后,一手示、中指施压于一侧甲状软骨,将气管推向对侧(1分),另一手拇指在对侧胸锁乳突肌后缘向前推挤甲状腺,示、中指在其前缘触诊甲状腺(1分),检查过程中,嘱被检者做吞咽动作,重复检查,用同样方法检查另一侧甲状腺(1分)。

前面触诊:告知被检者取坐位,考生面对被检者,考生一手拇指施压于一侧甲状软骨,将气管推向对侧(1分),另一手示、中指在对侧胸锁乳突肌后缘向前推挤甲状腺,拇指在胸锁乳突肌前缘触诊(1分),嘱被检者做吞咽动作,并随吞咽动作进行触诊。用同样方法检查另一侧甲状腺(1分)。

2.甲状腺峡部触诊(1分)

考生面对被检者,用拇指(或站在被检者后面用示指)自胸骨上切迹向上触摸,可触到气管前甲状腺组织,判断有无增厚,嘱被检者做吞咽动作。

（三）听诊方法正确,动作规范(0.5分)

考生用听诊器钟形体件放于甲状腺部位,两侧均需检查。

（四）检查结果正确(0.5分)

报告检查结果:甲状腺是否肿大,有无结节、震颤,听诊有无杂音。

二、肝脏触诊(单、双手触诊)(需报告检查结果)(8分)

(一)考生站位考生站位正确,告知被检者体位、姿势正确(0.5分)

告知被检者取仰卧位,双腿屈曲,暴露腹部,腹部放松,做腹式呼吸,考生站在被检者右侧。

(二)检查方法正确,动作规范(7分)

1.单手触诊(4分)

考生将右手四指并拢,掌指关节伸直,平行地放在被检者右侧腹部脐水平线上,用示、中指末端桡侧进行触诊(1分),嘱做腹式呼吸,被检者呼气时,手指压向腹深部,吸气时,手指向上迎触下移的肝下缘(1分)。如此反复进行,并逐渐向肋缘方向滑动,直至触及肝下缘或右肋缘(2分)。

2.双手触诊(3分)

考生右手位置同单手触诊(1分),左手托住被捡者右腰部,拇指张开置于季肋部,触诊时左手向上推(1分),右手触诊方法同单手触诊(1分)。

(三)检查结果正确(0.5分)

报告检查结果:肝脏肋下是否触及。

三、肱二头肌反射检查(坐位、仰卧位两种检查方法任选一种,需报告正常表现和检查结果)(2分)

(一)检查方法正确,动作规范(1分)

1.坐位检查

告知被检者取坐位,双上肢自然悬垂于躯干两侧,考生左手托起被检者肘部,使其屈肘,前臂稍内旋至于考生前臂上(0.5分),考生左手拇指置于肱二头肌肌腱上,右手持叩诊锤叩击考生拇指(0.5分)。

2.仰卧位检查

告知被检者取仰卧位,双上肢自然伸直置于躯干两旁,上下肢自然下垂。考生站在被检者右侧,左手托起被检者肘部,使其屈肘,前臂稍内旋置于被检者腹部(0.5分),考生左手拇指置于被检者肱二头肌肌腱上,右手持叩诊锤叩击考生拇指(0.5分)。

(考生需检查双侧反射,若只查一侧扣0.5分)

(二)报告正常表现和检查结果正确(1分)

肱二头肌反射正常表现为叩击肱二头肌肌腱时引发肱二头肌收缩、前臂屈曲动作(0.5分)。

报告检查结果:双侧肱二头肌反射对称引出(0.5分)。

四、提问(2分)

(一)消化性溃疡患者急性胃穿孔,腹部叩诊检查时发现的重要阳性体征可能(1分)?

答:肝浊音界缩小或消失。

(二)肛门指诊检查后,应该注意观察指套上有哪些残留物(1分)?

答:观察指套上有无粘液、脓液或血迹等。

五、职业素质(2分)

(一)体检前能向被检者告知。与被检者沟通时态度和蔼,体检中动作轻柔,能体现爱护被检者的意识。体检结束后能告知,有体现关爱被检者的动作(1分)

(二)着装(工作服)整洁,仪表举止大方,语言文明,体检认真细致,表现出良好的职业素质(1分)

38 号题:

请你对被检者进行下列体格检查并回答提问。
体格检查考试项目:①甲状腺检查(需口述视诊内容和报告检查结果,前面触诊和后面触诊可任选一);②胸廓扩张度(前)检查(需报告检查结果);③脾脏触诊(双手触诊)(需报告检查结果)。
考试时间:15分钟

评分标准(总分20分)

一、甲状腺检查(需口述视诊内容和报告检查结果,前面触诊和后面触诊可任选一)(6分)

(一)视诊(口述内容):观察甲状腺大小,是否对称(1分)

(二)触诊方法正确,动作规范(4分)

1.甲状腺侧叶触诊(3分)

后面触诊:告知被检者取坐位,考生站在其后,一手示、中指施压于一侧甲状软骨,将气管推向对侧(1分),另一手拇指在对侧胸锁乳突肌后缘向前推挤甲状腺,示、中指在其前缘触诊甲状腺(1分),检查过程中,嘱被检者做吞咽动作,重复检查,用同样方法检查另一侧甲状腺(1分)。

前面触诊:告知被检者取坐位,考生面对被检者,考生一手拇指施压于一侧甲状软骨,将气管推向对侧(1分),另另一手示、中指在对侧胸锁乳突肌后缘向前推挤甲状腺,拇指在胸锁乳突肌前缘触诊(1分),嘱被检者做吞咽动作,并随吞咽动作进行触诊。用同样方法检查另一侧甲状腺(1分)。

2.甲状腺峡部触诊(1分)

考生面对被检者,用拇指(或站在被检者后面用示指)自胸骨上切迹向上触摸,可触到气管前甲状腺组织,判断有无增厚,并嘱被检者做吞咽动作。

(三)听诊方法正确,动作规范(0.5分)

考生用听诊器钟形体件放于甲状腺部位,两侧均需检查。

(四)检查结果正确(0.5分)

报告检查结果:甲状腺是否肿大,有无结节、震颤,听诊有无杂音。

二、胸廓扩张度(前)检查(需报告检查结果)(2分)

(一)考生站位正确,告知被检者体位、姿势正确(0.5分)

告知被检者取坐位或仰卧位,充分暴露前胸部,考生站在被检者前面或右侧。

(二)检查方法正确,动作规范(1分)

考生双手放在被检者胸廓前侧部,双拇指分别沿两侧肋缘指向剑突,拇指尖在前正中线两侧对称部位,手掌和伸展的手指置于前侧胸壁(0.5分),嘱被检者作深呼吸运动,利用双手掌感觉并观察双侧呼吸运动强度和一致性(0.5分)。

(三)检查结果正确(0.5分)

报告检查结果:(正常人)两侧胸廓呈对称性的张缩。

三、脾脏触诊(双手触诊)(需报告检查结果)(8分)

(一)考生站位正确,告知被检者体位、姿势正确(1分)

告知被检者取仰卧位,双腿屈曲,暴露腹部,腹部放松,做腹式呼吸,考生站在被检者右侧(0.5分);告知被检者取右侧卧位时,右下肢伸直,左下肢屈曲(0.5分)。

(二)检查方法正确,动作规范(6.5分)

1.仰卧位触诊(4分)

考生左手掌置于被检者左腰部第9~11肋处,将其脾脏从后向前托起(1分),右手掌平放于脐部(1分,右手三指(示、中、环指)伸直并拢,与肋缘大致呈垂直方向(1分),从脐水平开始,配合被检者腹式呼吸,用示、中指末端桡侧进行触诊,直至触及脾下缘或左肋缘(1分)。

2.侧卧位触诊(2.5分)

嘱被检者右侧卧位,考生左手掌置于被检者左腰部第9~11肋处,将其脾脏从腰背部向腹部推(0.5分),右手三指(示、中、环指)伸直并拢,与肋缘大致呈垂直方向(1分),配合呼吸,用示、中指末端桡侧进行触诊,直至触及脾下缘或左肋缘(1分)。

(三)检查结果正确(0.5分)

报告检查结果:脾脏肋下是否触及。

四、提问(2分)

(一)男性,48岁。晨起出现颈部活动受限,予以针灸治疗,半小时后,突然感觉右侧胸痛,进行性呼吸困难,口唇发绀,在进行胸部听诊检查时可发现哪些异常体征(1分)?

答:右肺呼吸音减弱或消失(0.5分),语音共振减弱或消失(0.5分)。

(二)负性心尖搏动多见于哪些疾病(1分)?

答:常见于缩窄性心包炎(0.5分)或右心室肥大(0.5分)。

五、职业素质(2分)

(一)体检前能向被检者告知。与被检者沟通时态度和蔼,体检中动作轻柔,能体现爱护被检者的意识。体检结束后能告知,有体现关爱被检者的动作(1分)

(二)着装(工作服)整洁,仪表举止大方,语言文明,体检认真细致,表现出良好的职业素质(1分)

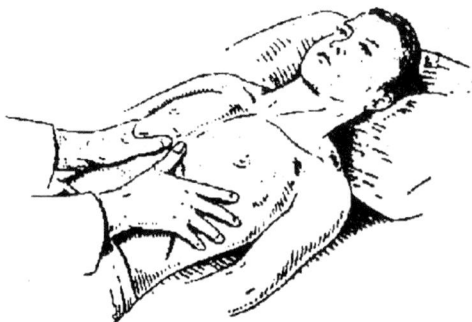

39号题:

请你对被检者进行下列体格检查并回答提问。

体格检查考试项目:①甲状腺检查(需口述视诊内容和报告检查结果,前面触诊和后面触诊可任选一);②胸膜摩擦音检查(需口述检查结果);③肝脏触诊(单、双手触诊)(需报告检查结果)。

考试时间:15分钟

评分标准(总分20分)

一、甲状腺检查(需口述视诊内容和报告检查结果,前面触诊和后面触诊可任选一)(6分)

(一)视诊(口述内容):观察甲状腺大小,是否对称(1分)

(二)触诊方法正确,动作规范(4分)

1.甲状腺侧叶触诊(3分)

后面触诊:告知被检者取坐位,考生站在其后,一手示、中指施压于一侧甲状软骨,将气管推向对侧(1分),另一手拇指在对侧胸锁乳突肌后缘向前推挤甲状腺,示、中指在其前缘触诊甲状腺(1分),检查过程中,嘱被检者做吞咽动作,重复检查,用同样方法检查另一侧甲状腺(1分)。

前面触诊:告知被检者取坐位,考生面对被检者,考生一手拇指施压于一侧甲状软骨,将气管推向对侧(1分),另另一手示、中指在对侧胸锁乳突肌后缘向前推挤甲状腺,拇指在胸锁乳突肌前缘触诊(1分),嘱被检者做吞咽动作,并随吞咽动作进行触诊。用同样方法检查另一侧甲状腺(1分)。

2.甲状腺峡部触诊(1分)

考生面对被检者,用拇指(或站在被检者后面用示指)自胸骨上切迹向上触摸,可触到气管前甲状腺组织,判断有无增厚,并嘱被检者做吞咽动作。

(三)听诊方法正确,动作规范(0.5分)

考生用听诊器钟形体件放于甲状腺部位,两侧均需检查。

(四)检查结果正确(0.5分)

报告检查结果:甲状腺是否肿大,有无结节、震颤,听诊有无杂音。

二、胸膜摩擦音检查(需口述检查内容)(2分)

(一)考生站位正确,告知被检者体位、姿势正确(0.5分)

告知被检者取坐位或仰卧位,充分暴露前胸部,考生站在被检者前面或右侧。

(二)检查内容正确(1.5分)

考生将听诊器的模型体件置于前下侧胸部进行听诊(0.5分)。嘱被检者深慢呼吸,注意吸气相和呼气相有无胸膜摩擦的声音,嘱被检者屏气,听诊时摩擦音消失(0.5分)。

(三)检查结果正确

报告检查结果:有无胸膜摩擦音。

三、肝脏触诊(单、双手触诊)(需报告检查结果)(8分)

(一)考生站位考生站位正确,告知被检者体位、姿势正确(0.5分)

告知被检者取仰卧位,双腿屈曲,暴露腹部,腹部放松,做腹式呼吸,考生站在被检者右侧。

(二)检查方法正确,动作规范(7分)

1.单手触诊(4分)

考生将右手四指并拢,掌指关节伸直,平行地放在被检者右侧腹部脐水平线上,用示、中指末端桡侧进行触诊(1分),嘱做腹式呼吸,被检者呼气时,手指压向腹深部,吸气时,手指向上迎触下移的肝下缘(1分)。如此反复进行,并逐渐向肋缘方向滑动,直至触及肝下缘或右肋缘(2分)。

2.双手触诊(3分)

考生右手位置同单手触诊(1分),左手托住被检者右腰部,拇指张开置于季肋部,触诊时左手向上推(1分),右手触诊方法同单手触诊(1分)。

(三)检查结果正确(0.5分)

报告检查结果:肝脏肋下是否触及。

四、提问(2分)

(一)女性,55岁。搬运重物后,出现进行性呼吸困难伴右侧胸痛来医院急诊。在进行胸部叩诊检查时可能有什么发现(1分)?

答:右侧胸部呈鼓音(0.5分),左侧胸部叩诊音正常(0.5分)。

(二)语音共振检查时耳语音增强的临床意义是什么(1分)?

答:耳语音增强常见于大范围肺实变等。

五、职业素质(2分)

(一)体检前能向被检者告知。与被检者沟通时态度和蔼,体检中动作轻柔,能体现爱护被检者的意识。体检结束后能告知,有体现关爱被检者的动作(1分)

(二)着装(工作服)整洁,仪表举止大方,语言文明,体检认真细致,表现出良好的职业素质(1分)

40号题：

请你对被检者进行下列体格检查并回答提问。
体格检查考试项目：①眼睑、巩膜、结膜检查(需口述检查内容)；②心脏触诊检查(需检查内容，报告检查结果)；③肺部听诊检查(需报告检查内容和结果)。
考试时间：15分钟
评分标准(总分20分)

一、眼睑、巩膜、结膜检查(需口述检查内容)(4分)

(一)检查内容叙述正确(2分)

眼睑有无水肿，上睑有无下垂，有无闭合障碍，有无倒睫(1分)；巩膜有无黄染(0.5分)；睑结膜有无苍白或充血，球结膜有无充血或水肿(0.5分)。

(二)检查方法正确(2分)

告知被检者闭眼、睁眼(0.5分)以示指和拇指捏起上睑中外1/3交界处的边缘，告知被检者向下看，趁机将眼睑轻轻向下方牵拉，示指向下压睑板上缘，与拇指配合将睑缘向上捻转(0.5分)。另嘱被检者向上看，以拇指轻压下眼睑下缘，充分暴露巩膜与结膜(0.5分)。同样方法检查另一侧(0.5分)。

二、心脏触诊检查(需口述检查内容，报告检查结果)(6分)

(一)考生站位正确，告知被检者体位、姿势正确(0.5分)

告知被检者取坐位或仰卧位，充分暴露前胸部，考生站在被检者前面或右侧。

(二)检查内容和方法正确，动作规范(4.5分)

心尖搏动及心前区搏动：考生用右手全手掌置于心前区(0.5分)，示指、中指指腹并拢触诊(1分)。

震颤：用手掌尺侧(小鱼际)在各瓣膜区(1.5分)和胸骨左缘第③4肋间(0.5分)触诊。

心包摩擦感：在心前区或胸骨左缘第③4肋间用小鱼际或并拢四指的掌面触诊。嘱被检者屏住呼吸，检查心包摩擦感有无变化(1分)。

(三)检查结果正确(1分)

报告检查结果：心尖搏动的具体位置(正常成人心尖搏动位于第5肋间，左锁骨中线内侧0.5~1.0cm)，有无增强或减弱(0.5分)。心前区有无异常搏动、有无触及震颤和心包摩擦感(0.5分)。

三、肺部听诊检查(需报告检查内容和结果)(6分)

(一)考生站位正确，告知被检者体位、姿势正确(0.5分)

告知被检者取仰卧位或坐位，充分暴露前胸部和背部，考生站在被检者右侧(坐位时站在被检者前面或后面)。

(二)检查方法正确，动作规范(4.5分)

1.考生用听诊器的膜型体件置于胸壁，听诊顺序由肺尖开始，自上而下，由前胸到侧胸、背部(1分)，左右两侧对称部位进行比较(0.5分)，每处至少听1~2个呼吸周期(0.5分)。要求被检者均匀而平静地呼吸，必要时嘱被检者深呼吸、屏气或咳嗽(0.5分)

2.语音共振检查

嘱被检者用一般声音强度重复发"yi"长音(或耳语"1、2、3")，考生用听诊器的膜型体件在被检者胸壁由上而下、左右两侧对称部位对比听诊(1分)

3.胸膜摩擦音检查

考生将听诊器的膜型体件置于被检者前下侧胸部进行听诊，嘱被检者屏住呼吸和深呼吸时重复听诊(1分)。

(三)检查结果正确(1分)

报告检查结果：双肺呼吸音是否清晰，有无增强或减弱，有无异常呼吸音，有无啰音，有无胸膜摩擦音，语音共振有无增强或减弱。

四、提问(2分)

(一)瞳孔扩大常见于哪些临床病症(1分)?

答:瞳孔扩大常见于脑疝、视神经萎缩、阿托品等药物反应(答出2项即可得1分)。

(二)正常膝反射的表现是什么(1分)?

答:叩击股四头肌肌腱时引起股四头肌收缩,下肢伸展动作。

五、职业素质(2分)

(一)体检前能向被检者告知。与被检者沟通时态度和蔼,体检中动作轻柔,能体现爱护被检者的意识。体检结束后能告知,有体现关爱被检者的动作(1分)

(二)着装(工作服)整洁,仪表举止大方,语言文明,体检认真细致,表现出良好的职业素质(1分)

41号题:

请你对被检查者进行下列体格检查并回答提问。

体格检查考试项目:①对光反射检查(需报告检查结果);②腹部移动性浊音检查(需报告检查结果);③腹壁紧张度和腹部压痛、反跳痛检查(需报告检查结果)。

考试时间:15分钟

评分标准(总分20分)

一、对光反射检查(需报告检查结果)(4分)

(一)直接对光反射检查方法正确(1.5分)

用手电筒照射被检者一侧瞳孔,观察该侧瞳孔变化(0.5分);快速移开光源后再次观察该侧瞳孔变化(0.5分)。用上述方法检查另侧瞳孔(0.5分)。

(二)间接对光反射检查方法正确(1.5分)

手或遮挡物在被检者鼻梁处遮挡光线,用手电筒照射一侧瞳孔,观察对侧瞳孔变化(0.5分);快速移开光源后再次观察对侧瞳孔变化(0.5分)。用上述方法检查另侧瞳孔(0.5分)。

(三)检查结果正确(1分)

双眼直接对光反射正常(正常人):受到光线刺激后瞳孔立即缩小,移开光源后瞳孔迅速复原(0.5分)。双眼间接对光反射正常(正常人):一侧瞳孔受到光线照射后,另一侧瞳孔立即缩小,移开光源,瞳孔复原(0.5分)。

二、腹部移动性浊音检查(需报告检查结果)(6分)

(一)考生站位正确,告知被检者体位、姿势正确(0.5分)

告知被检者取仰卧位,双腿屈曲,暴露腹部,腹部放松,考生站在被检者右侧。

(二)检查方法正确,动作规范(5分)

考生自被检者腹中部脐水平向左侧腹部叩诊,直至出现浊音,左手扳指不离开腹壁(1分),请被检者右侧卧(1分),再继续叩诊,若叩诊音呈鼓音,则为移动性浊音阳性(1分)。自该处继续向腹下侧叩诊,直至再度出现浊音(1分);再请被检者左侧卧,同样方法叩击(1分)。

(三)检查结果正确(0.5分)

报告检查结果:移动性浊音阳性或阴性(正常人移动性浊音检查为阴性)。

三、腹壁紧张度和腹部压痛、反跳痛检查(需报告检查结果)(6分)

(一)考生站位正确,告知被检者体位、姿势正确(0.5分)

告知被检者取仰卧位,双腿屈曲,暴露腹部,腹部放松,考生站在被检者右侧。

（二）检查方法是正确，动作规范(5分)

1.腹壁紧张度(2分)

考生先将全手掌放于被检者腹壁上，让被检者适应片刻，此时可感受被检者腹壁紧张程度，然后以轻柔动作开始触诊(1分)。检查完一个区域后，考生的手应提起并离开腹壁，再以上述手法检查下一区域(0.5分)。一般先从左下腹开始，逆时针方向进行触诊，最后检查病痛部位(0.5分)。

2.腹部压痛、反跳痛(3分)

考生先将全手掌放于被检者腹壁上，让被检者适应片刻，然后迅速将手指指腹压于腹壁，观察被检者有无疼痛反应(1分)；当出现疼痛时，手指在原处停留片刻(1分)，然后迅速将手指抬起观察被检者疼痛有无骤然加重(1分)。

（三）检查结果正确(0.5分)

报告检查结果：有无腹壁紧张和压痛、反跳痛(正常人腹软，无腹部压痛和反跳痛)。

四、提问(2分)

冬季，男孩，6岁。高热、头痛2天伴呕吐急诊，作为首诊医师，体检时应重点检查哪些内容？

答：生命征、意识状态、瞳孔大小、脑膜刺激征、病理反射、皮下出血。

五、职业素质(2分)

（一）体检前能向被检者告知。与被检者沟通时态度和蔼，体检中动作轻柔，能体现爱护被检者的意识。体检结束后能告知，有体现关爱被检者的动作(1分)

（二）着装(工作服)整洁，仪表举止大方，语言文明，体检认真细致，表现出良好的职业素质(1分)

42号题：

请你对被检者进行下列体格检查并回答提问。

体格检查考试项目：①甲状腺检查(需口述视诊内容和报告检查结果，前面触诊和后面触可任选一)；②胸壁视诊检查(需口述检查结果)；③脾脏触诊(双手触诊)(需报告检查结果)。

考试时间：15分钟

评分标准（总分20分）

一、甲状腺检查(需口述视诊内容和报告检查结果，前面触诊和后面触诊可任选一)(6分)

（一）视诊(口述内容)：观察甲状腺大小，是否对称(1分)

（二）触诊方法正确，动作规范(4分)

1.甲状腺侧叶触诊(3分)

后面触诊：告知被检者取坐位，考生站在其后，一手示、中指施压于一侧甲状软骨，将气管推向对侧(1分)，另一手拇指在对侧胸锁乳突肌后缘向前推挤甲状腺，示、中指在其前缘触诊甲状腺(1分)。检查过程中，嘱被检者做吞咽动作，重复检查，用同样方法检查另一侧甲状腺(1分)。

前面触诊：告知被检者取坐位，考生面对被检者，考生一手拇指施压于一侧甲状软骨，将气管推向对侧(1分)，另一手示、中指在对侧胸锁乳突肌后缘向前推挤甲状腺，拇指在胸锁乳突肌前缘触诊(1分)，嘱被检者做吞咽动作，并随吞咽动作进行触诊。用同样方法检查另一侧甲状腺(1分)。

2.甲状腺峡部触诊(1分)

考生面对被检者，用拇指(或站在被检者后面用示指)自胸骨上切迹向上触摸，可触到气管前甲状腺组织，判断有无增厚，嘱被检者做吞咽动作。

（三）听诊方法正确,动作规范(0.5分)

考生用听诊器钟形体件放于甲状腺部位,两侧均需检查。

（四）检查结果正确(0.5分)

报告检查结果:甲状腺是否肿大,有无结节、震颤,听诊有无杂音。

二、胸壁视诊检查(需口述检查内容)(2分)

（一）考生站位正确,告知被检者体位、姿势正确(0.5分)

告知被检者取坐位或仰卧位,充分暴露前胸部,考生站在被检者前面或右侧。

（二）检查内容正确(1.5分)

有无皮疹、瘢痕、蜘蛛痣(1分),胸壁静脉有无充盈、曲张(0.5分)。

三、脾脏触诊(双手触诊)(需报告检查结果)(8分)

（一）考生站位正确,告知被检者体位、姿势正确(1分)

告知被检者取仰卧位,双腿屈曲,暴露腹部,腹部放松,做腹式呼吸,考生站在被检者右侧(0.5分);告知被检者取右侧卧位时,右下肢伸直,左下肢屈曲(0.5分)。

（二）检查方法正确,动作规范(6.5分)

1.仰卧位触诊(4分)

考生左手掌置于被检者左腰部第9~11肋处,将其脾脏从后向前托起(1分),右手掌平放于脐部(1分,右手三指(示、中、环指)伸直并拢,与肋缘大致呈垂直方向(1分),从脐水平开始,配合被检者腹式呼吸,用示、中指末端桡侧进行触诊,直至触及脾下缘或左肋缘(1分)。

2.侧卧位触诊(2.5分)

嘱被检者右侧卧位,考生左手掌置于被检者左腰部第9~11肋处,将其脾脏从腰背部向腹部推(0.5分),右手三指(示、中、环指)伸直并拢,与肋缘大致呈垂直方向(1分),配合腹式呼吸,用示、中指末端桡侧进行触诊,直至触及脾下缘或左肋缘(1分)。

（三）检查结果正确(0.5分)

报告检查结果:脾脏肋下是否触及。

四、提问(2分)

（一）男性,50岁。晨起出现颈部活动受限,予以针灸治疗,半小时后,突然感觉右侧胸痛,进行性呼吸困难,口唇发绀,在进行胸部视诊检查时可有哪些异常(1分)?

答:右侧胸廓饱满(0.5分)、呼吸动度减弱(0.5分)。

（二）请说出心前区触及连续性震颤的临床意义(1分)。

答:见于动脉导管未闭。

五、职业素质(2分)

（一）体检前能向被检者告知。与被检者沟通时态度和蔼,体检中动作轻柔,能体现爱护被检者的意识。体检结束后能告知,有体现关爱被检者的动作(1分)

（二）着装(工作服)整洁,仪表举止大方,语言文明,体检认真细致,表现出良好的职业素质(1分)

43号题:

请你对被检者进行下列体格检查并回答提问。

体格检查考试项目:①腋窝淋巴结检查(需口述检查内容和报告检查结果);②胸膜摩擦音检查(需报告检查结果);③肝脏触诊(单、双手触诊)(需报告检查结果)

考试时间:15分钟

评分标准(总分20分)

一、腋窝淋巴结检查(需口述检查内容和报告检查结果)(6分)

(一)考生站位正确,告知被检者体位、姿势正确(0.5分)

告知被检者取坐位或仰卧位,考生站在被检者前面或右侧。

(二)检查方法正确,动作规范(2.5分)

检查左侧时,考生左手握被检者左手,将其前臂稍外展(1分),右手三指(示、中、环指)并拢,稍弯曲,由浅入深触诊被检者左侧腋窝淋巴结(0.5分)。

两侧均需检查,以左手检查右腋窝,步骤同左侧(1分)。

(三)检查内容、部位正确(2.5分)

腋窝的5组淋巴结群(腋尖群、中央群、胸肌群、肩胛下群、外侧群)均应触诊。

腋尖群:位于腋窝顶部(0.5分)。

中央群:位于腋窝内侧壁近肋骨及前锯肌处(0.5分)。

胸肌群:位于胸大肌下缘深部(0.5分)。

肩胛下群:位于腋窝后皱襞深部(0.5分)。

外侧群:位于腋窝外侧壁(0.5分)。

(四)检查结果正确(0.5分)

报告检查结果:是否触及淋巴结。

二、胸膜摩擦音检查(需报告检查结果)

(一)考生站位正确,告知被检者体位、姿势正确(0.5分)

告知被检者取坐位或仰卧位,充分暴露前胸部,考生站在被检者前面或右侧。

(二)检查方法正确,动作规范(1分)

考生将听诊器的膜型体件置于前下侧胸部进行听诊(0.5分)。嘱被检者深慢呼吸,注意吸气相和呼气相有无胸膜摩擦的声音,嘱被检者屏气,听诊时摩擦音消失(0.5分)。

(三)检查结果正确(0.5分)

报告检查结果:有无胸膜摩擦音。

三、肝脏触诊(单、双手触诊)(需报告检查结果)(8分)

(一)考生站位正确,告知被检者体位、姿势正确(0.5分)

告知被检者取仰卧位,双腿屈曲,暴露腹部,腹部放松,做腹式呼吸,考生站在被检者右侧。

(二)检查方法正确,动作规范(7分)

1.单手触诊(4分)

考生将右手四指并拢,掌指关节伸直,平行地放在被检者右侧腹部脐水平线上,用示、中指末端桡侧进行触诊(1分),嘱做腹式呼吸,被检者呼气时,手指压向腹深部,吸气时,手指指腹向上迎触下移的肝下缘(1分)。如此反复进行,并逐渐向肋缘方向滑动,直至触及肝下缘或右肋缘(2分)。

2.双手触诊(3分)

考生右手位置同单手触诊(1分),左手托住被检者右腰部,拇指张开置于季肋部,触诊时左手向上推(1分),右手触诊方法同单手触诊(1分)。

(三)检查结果正确(0.5分)

报告检查结果:肝脏肋下是否触及。

四、提问(2分)

(一)根据身体各部位发育的外观情况,成年人可分为哪几种体型(1分)?

答:正力型、无力型、超力型。

(二)中腹壁反射弧中枢在胸髓哪个位置(1分)?

答:中腹壁反射弧中枢在胸髓9~10节段。

五、职业素质(2分)

(一)体检前能向被检者告知。与被检者沟通时态度和蔼,体检中动作轻柔,能体现爱护被检者的意识。体检结束后能告知,有体现关爱被检者的动作(1分)

(二)着装(工作服)整洁,仪表举止大方,语言文明,体检认真细致,表现出良好的职业素质(1分)

44号题:

请你对被检者进行下列体格检查并回答提问。

体格检查考试项目:①甲状腺检查(需口述检查内容和报告检查结果);②胸廓视诊检查(需口述检查内容);③肝脏触诊(双手触诊)(需报告检查结果)。

考试时间:15分钟

评分标准(总分20分)

一、甲状腺检查(需口述视诊内容和报告检查结果,前面触诊和后面触诊可任选一)(6分)

(一)视诊(口述内容):观察甲状腺大小,是否对称(1分)

(二)触诊方法正确,动作规范(4分)

1.甲状腺侧叶触诊(3分)

后面触诊:告知被检者取坐位,考生站在其后,一手示、中指施压于一侧甲状软骨,将气管推向对侧(1分),另一手拇指在对侧胸锁乳突肌后缘向前推挤甲状腺,示、中指在其前缘触诊甲状腺(1分)。检查过程中,嘱被检者做吞咽动作,重复检查,用同样方法检查另一侧甲状腺(1分)。

前面触诊:告知被检者取坐位,考生面对被检者,考生一手拇指施压于一侧甲状软骨,将气管推向对侧(1分),另一手示、中指在对侧胸锁乳突肌后缘向前推挤甲状腺,拇指在胸锁乳突肌前缘触诊(1分),嘱被检者做吞咽动作,并随吞咽动作进行触诊。用同样方法检查另一侧甲状腺(1分)。

2.甲状腺峡部触诊(1分)

考生面对被检查者,用拇指(或站在被检查后面用示指)自胸骨上切迹向上触摸,可触气管前甲状腺组织,判断有无增厚,嘱被检者做吞咽动作。

(三)听诊方法正确,动作规范(0.5分)

考生用听诊器钟形体件放于甲状腺部位,两侧均需检查。

(四)检查结果正确(0.5分)

报告检查结果:甲状腺是否肿大,有无结节、震颤,听诊有无杂音。

二、胸廓视诊检查(需口述检查内容)(2分)

(一)考生站位正确,告知被检者体位、姿势正确(0.5分)

告知被检者取仰卧位或坐位,充分暴露前胸和背部,考生站在被检者右侧(坐位时站在被检者前面和后面)。

(二)检查内容正确(1.5分)

观察胸廓形状,两侧是否对称(0.5分),有无畸形、局部隆起(0.5分),肋间隙有无异常(0.5分)。

三、肝脏触诊(单、双手触诊)(需报告检查结果)(8分)

(一)考生站位正确,告知被检者体位、姿势正确(0.5分)

告知被检者取仰卧位,双腿屈曲,暴露腹部,腹部放松,做腹式呼吸,考生站在被检者右侧。

(二)检查方法正确,动作规范(7分)

1.单手触诊(4分)

　　考生将右手四指并拢,掌指关节伸直,平行地放在被检者右侧腹部脐水平线上,用示、中指末端桡侧进行触诊(1分),嘱做腹式呼吸,被检者呼气时,手指压向腹深部,吸气时,手指向上迎触下移的肝下缘(1分)。如此反复进行,并逐渐向肋缘方向滑动,直至触及肝下缘或右肋缘(2分)。

2.双手触诊(3分)

考生右手位置同单手触诊(1分),左手托住被检者右腰部,拇指张开置于季肋部,触诊时左手向上推(1分),右手触诊方法同单手触诊(1分)。

(三)检查结果正确(0.5分)

报告检查结果:肝脏肋下是否触及。

四、提问(2分)

(一)女性,55岁。搬运重物后,出现进行性呼吸困难伴右侧胸痛来医院急诊,在右胸部叩诊检查时可能有什么发现(1分)?

答:右侧胸部呈鼓音(0.5分),左侧胸部叩诊音正常(0.5分)。

(二)浮髌试验阳性提示什么(1分)?

答:提示膝关节积液。

五、职业素质(2分)

(一)体检前能向被检者告知。与被检者沟通时态度和蔼,体检中动作轻柔,能体现爱护被检者的意识。体检结束后能告知,有体现关爱被检者的动作(1分)

(二)着装(工作服)整洁,仪表举止大方,语言文明,体检认真细致,表现出良好的职业素质(1分)

45号题:

请你对被检者进行下列体格检查并回答提问。

体格检查考试项目:①腋窝淋巴结检查(需口述视诊内容和报告检查结果,前面触诊和后面触诊可任选一);②脾脏触诊(双手触诊)(需报告检查结果);③手部及其关节视诊检查(需口述视诊内容)。

考试时间:15分钟

评分标准(总分20分)

一、腋窝淋巴结检查(需口述检查内容和报告检查结果)(6分)

(一)考生站位正确,告知被检者体位、姿势正确(0.5分)

告知被检者取坐位或仰卧位,考生站在被检者前面或右侧。

(二)检查方法正确,动作规范(2.5分)

检查左侧时,考生左手握被检者左手,将其前臂稍外展(1分),右手三指(示、中、环指)并拢,稍弯曲,由浅入深触诊被检者左侧腋窝淋巴结(0.5分)。

两侧均需检查,以左手检查右腋窝,步骤同左侧(1分)。

(三)检查内容、部位正确(2.5分)

腋窝的5组淋巴结群(腋尖群、中央群、胸肌群、肩胛下群、外侧群)均应触诊。

腋尖群:位于腋窝顶部(0.5分)。

中央群:位于腋窝内侧壁近肋骨及前锯肌处(0.5分)。

胸肌群:位于胸大肌下缘深部(0.5分)。

肩胛下群:位于腋窝后皱襞深部(0.5分)。

外侧群:位于腋窝外侧壁(0.5分)。

(四)检查结果正确(0.5分)报告检查结果:是否触及淋巴结。

二、脾脏触诊(双手触诊)(需报告检查结果)(8分)

(一)考生站位正确,告知被检者体位、姿势正确(1分)

告知被检者取仰卧位,双腿屈曲,暴露腹部,腹部放松,做腹式呼吸,考生站在被检者右侧(0.5分);告知被检者取右侧卧位时,右下肢伸直,左下肢屈曲(0.5分)。

（二）检查方法正确,动作规范(6.5分)

1.仰卧位触诊(4分)

考生左手掌置于被检者左腰部第9~11肋处,将其脾脏从后面托起(1分),右手掌平放于脐部(1分),右手三指(示、中、环指)伸直并拢,与肋缘大致呈垂直方向(1分),从脐水平开始,配合被检者腹式呼吸,用示、中指末端桡侧进行触诊,直至触及脾缘或左肋缘(1分)。

2.侧卧位触诊(2.5分)

嘱被检者右侧卧位,考生左手掌置于被检者左腰部第9~11肋处,将其脾脏从腰背部向腹部推(0.5分),右手三指(示、中、环指)伸直并拢,与肋缘大致呈垂直方向(1分),配合腹式呼吸,用示、中指末端桡侧进行触诊,直至触及脾下缘或左肋缘(1分)。

（三）检查结果正确(0.5分)

报告检查结果:脾脏肋下是否触及。

三、手部及其关节视诊检查(须口述视诊内容)(2分)

（一）考生站位正确,告知被检者体位、姿势正确(0.5分)

告知被检查者取立位、坐位或仰卧位,双手自然放松并充分暴露,考生站在被检查者前面或右侧。

（二）视诊检查内容正确(1.5分)

被检者双手有无红肿、皮肤破损、皮下出血,有无肌萎缩等(0.5分):手指末端有无发绀、苍白,有无杵状指、反甲(匙状甲)(0.5分)双手指关节有无畸形、肿胀、活动受限等(0.5分)。

四、提问(2分)

（一）典型甲状腺功能亢进症患者作甲状腺触诊时,除发现甲状腺肿大外,还可能会有什么发现(1分)?

答:可能触到结节、震颤。

（二）Murphy征阳性常见于什么疾病(1分)?

答:常见于急性胆囊炎。

五、职业素质(2分)

（一）体检前能向被检者告知。与被检者沟通时态度和蔼,体检中动作轻柔,能体现爱护被检者的意识。体检结束后能告知,有体现关爱被检者的动作(1分)

（二）着装(工作服)整洁,仪表举止大方,语言文明,体检认真细致,表现出良好的职业素质(1分)

46号题:

请你对被检者进行下列体格检查并回答提问。

体格检查考试项目:①扁桃体检查(需口述检查内容);②心脏听诊检查(需指出听诊区部位和名称,报告检查内容结果);③腹部移动性浊音检查(需报告检查结果)。

考试时间:15分钟

评分标准(总分20分)

一、扁桃体检查(需口述检查内容)(4分)

（一）检查方法正确(2分)

告知被检查者取坐位,头略后仰,嘱其口张大并发长"啊"音(0.5分),此时考生用压舌板在在被检者舌前2/3与后1/3交界处迅速下压(1分),在光照的配合下观察扁桃体(0.5分)。

（二）检查内容正确(2分)

观察扁桃体有无红肿(0.5分),判断扁桃体肿大的程度(0.5分),其分泌物颜色、形状(0.5分),有无苔片状假膜(0.5分)。

二、心脏听诊检查(需指出听诊区部位和名称,报告检查内容和结果)(6分)

(一)考生站位正确,告知被检者体位、姿势正确(0.5分)

告知被检者取坐位或仰卧位,充分暴露前胸部,考生站在被检者前面或右侧。

(二)听诊区部位和听诊顺序、时间及内容正确(5.5分)

1.心脏瓣膜听诊区部位正确(2.5分)

心脏瓣膜听诊区为4个瓣膜5个区:二尖瓣区(心尖区)位于心尖搏动最强点(0.5分),肺动脉瓣区位于胸骨左缘第2肋间(0.5分),主动脉瓣区位于胸骨右缘第2肋间(0.5分),主动脉瓣第二听诊区位于胸骨左缘第3肋间(0.5分),三尖瓣区位于胸骨左缘第4、5肋间(0.5分)。

2.听诊顺序和时间正确(1分)

通常按逆时针方向依次听诊:从心尖区(二尖瓣区)开始→肺动脉瓣区→主动脉瓣区→主动脉瓣第二听诊区→三尖瓣区(0.5分)。

心尖区听诊时间不少于30秒(0.5分)。若有心率不齐时,听诊时间不少于1分钟。

3.检查内容和结果正确(2分)

报告检查内容和结果:每分钟实测心率次数,以次/分表示(0.5分)。心率是否规整(0.5分),心音有无异常(0.5分),有无额外心音、心脏杂音和心包摩擦音(0.5分)。

三、腹部移动性浊音检查(需报告检查结果)(6分)

(一)考生站位正确,告知被检者体位、姿势正确(0.5分)

告知被检者取仰卧位,双腿屈曲,暴露腹部,腹部放松,考生站在被检者右侧。

(二)检查方法正确,动作规范(5分)

考生自被检者腹中部脐水平向左侧腹部叩诊,直至出现浊音,左手扳指不离开腹壁(1分),请被检者右侧卧(1分),再继续叩诊,若叩诊音呈鼓音,则为移动性浊音阳性(1分)。自该处继续向腹下侧叩诊,直至再度出现浊音(1分);再请被检者左侧卧,同样方法叩击(1分)。

(三)检查结果正确(0.5分)

报告检查结果:移动性浊音阳性或阴性(正常人移动性浊音检查为阴性)。

四、提问(2分)

(一)板状腹有何临床意义(1分)?

答:多见于急性胃肠穿孔或腹腔脏器破裂(0.5分)所致急性弥漫性腹膜炎(0.5分)。

(二)男性,25岁。工地上淋浴受凉,寒战、高热3天,体温达39℃,体检发现右胸语音震颤和语音共振明显增强,该患者右胸部叩诊可发现什么体征(1分)?

答:叩诊为浊音或实音。

五、职业素质(2分)

(一)体检前能向被检者告知。与被检者沟通时态度和蔼,体检中动作轻柔,能体现爱护被检者的意识。体检结束后能告知,有体现关爱被检者的动作(1分)

(二)着装(工作服)整洁,仪表举止大方,语言文明,体检认真细致,表现出良好的职业素质(1分)

47号题:

请你对被检者进行下列体格检查并回答提问。

体格检查考试项目:①甲状腺检查(需口述视诊内容和报告检查结果,前面触诊和后面触诊可任选一);②脾脏触诊(双手触诊)(需报告检查结果);③跟腱反射(卧位姿势、跪位姿势两种检查方法任选一种,需报告正常表现和检查结果)。

考试时间:15分钟

评分标准(总分20分)

一、甲状腺检查(需口述视诊内容和报告检查结果,前面触诊和后面触诊可任选一)(6分)

(一)视诊(口述内容):观察甲状腺大小,是否对称(1分)

(二)触诊方法正确,动作规范(4分)

1.甲状腺侧叶触诊(3分)

后面触诊:告知被检者取坐位,考生站在其后,一手示、中指施压于一侧甲状软骨,将气管推向对侧(1分),另一手拇指在对侧胸锁乳突肌后缘向前推挤甲状腺,示、中指在其前缘触诊甲状腺(1分),检查过程中,嘱被检者做吞咽动作,重复检查,用同样方法检查另一侧甲状腺(1分)。

前面触诊:告知被检者取坐位,考生面对被检者,考生一手拇指施压于一侧甲状软骨,将气管推向对侧(1分),另一手示、中指在对侧胸锁乳突肌后缘向前推挤甲状腺,拇指在胸锁乳突肌前缘触诊(1分),嘱被检者做吞咽动作,并随吞咽动作进行触诊。用同样方法检查另一侧甲状腺(1分)。

2.甲状腺峡部触诊(1分)

考生面对被检查者,用拇指(或站在被检查后面用示指)自胸骨上切迹向上触摸,可触气管前甲状腺组织,判断有无增厚,嘱被检者做吞咽动作。

(三)听诊方法正确,动作规范(0.5分)

考生用听诊器钟形体件放于甲状腺部位,两侧均需检查。

(四)检查结果正确(0.5分)

报告检查结果:甲状腺是否肿大,有无结节、震颤,听诊有无杂音。

二、脾脏触诊(双手触诊)(需报告检查结果)(8分)

(一)考生站位正确,告知被检者体位、姿势正确(1分)

告知被检者取仰卧位,双腿屈曲,暴露腹部,腹部放松,做腹式呼吸,考生站在被检者右侧(0.5分);告知被检者取右侧卧位时,右下肢伸直,左下肢屈曲(0.5分)。

(二)检查方法正确,动作规范(6.5分)

1.仰卧位触诊(4分)

考生左手掌置于被检者左腰部第9~11肋处,将其脾脏从后向前托起(1分),右手掌平放于脐部(1分,右手三指(示、中、环指)伸直并拢,与肋缘大致呈垂直方向(1分),从脐水平开始,配合被检者腹式呼吸,用示、中指末端桡侧进行触诊,直至触及脾下缘或左肋缘(1分)。

2.侧卧位触诊(2.5分)

嘱被检者右侧卧位,考生左手掌置于被检者左腰部第9~11肋处,将其脾脏从腰背部向腹部推(0.5分),右手三指(示、中、环指)伸直并拢,与肋缘大致呈垂直方向(1分),配合腹式呼吸,用示、中指末端桡侧进行触诊,直至触及脾下缘或左肋缘(1分)。

(三)检查结果正确(0.5分)

报告检查结果:脾脏肋下是否触及。

三、跟腱反射(卧位姿势、跪位姿势两种检查方法任选一种,需报告正常表现和检查结果)(2分)

(一)检查方法正确、动作规范(1分)

1.卧位姿势检查

(1)告知被检者体位、姿势正确(0.5分)

被检者取仰卧位,外展下肢并屈曲髋、膝关节。

(2)检查方法正确,动作规范(0.5分)。

考生左手推压被检者足部,使其踝关节背屈成直角,右手持叩诊锤叩击跟腱。

2.跪位姿势检查

(1)告知被检者体位、姿势正确(0.5分)。

被检者双膝跪位并背对考生,臀部上抬,双侧踝关节自然悬垂。

(2)检查方法正确,动作规范(0.5分)。

考生右手持叩诊锤叩击跟腱。

(考生需检查双侧反射,若只查一侧扣0.5分)

(二)报告正常表现和检查结果正确(1分)

跟腱反射正常表现为叩击跟腱时,引发腓肠肌收缩,足向跖面屈曲(0.5分)。

报告检查结果:双侧跟腱反射对称引出(0.5分)。

四、提问(2分)

(一)男性,30岁。午饭后觉上腹部不适,傍晚出现右下腹隐痛,来院急诊,腹部触诊时应重点注意哪些内容(1分)?

答:腹部有无压痛,右下腹有无反跳痛和肌紧张。

(二)请说出肾盂和输尿管起始部在人体体表的投影部位(1分)

答:相当于肋脊角位置。

五、职业素质(2分)

(一)体检前能向被检者告知。与被检者沟通时态度和蔼,体检中动作轻柔,能体现爱护被检者的意识。体检结束后能告知,有体现关爱被检者的动作(1分)

(二)着装(工作服)整洁,仪表举止大方,语言文明,体检认真细致,表现出良好的职业素质(1分)

48号题:

请你对被检者进行下列体格检查并回答提问。

体格检查考试项目:①测量血压(间接测量法,报告测量结果);②甲状腺检查(需口述视诊内容和报告检查结果,前面触诊和后面触诊可任选一);③脾脏触诊(仰卧位双手触诊)(需报告检查结果)。

考试时间:15分钟

评分标准(总分20分)

一、测量血压(间接测量法,报告测量结果)(4分)

(一)测量方法正确(2.5分)

1.检查血压计水银柱是否在"0"点,被检者取坐位时肘部、血压计"0"点与心脏在同一水平(0.5分)

2.气袖均匀紧贴皮肤,缠于上臂,其下缘在肘窝以上约2~3cm,气袖的中央位于肱动脉表面,其松紧度适宜(0.5分)

3.考生触诊肘部确定肱动脉搏动位置后,将听诊器体件置于肱动脉搏动处听诊动脉搏动音,不能将体件塞于气袖下(0.5分)

4.向袖带内充气,边充气边听诊至肱动脉搏动音消失后,水银柱再升高30mmHg(0.5分),缓慢放气(水银柱下降速度约为2~3mmHg/秒),双眼平视观察水银柱,根据听诊动脉搏动音变化和水银柱位置读出收缩压、舒张压数值(0.5分)

(二)结果正确(1.5分)

报告测得实际血压,读数正确(1分),先报收缩压,后报舒张压(0.5分)。

(考官复测,验证考生测定的血压是否正确)

二、甲状腺检查(需口述视诊内容和报告检查结果,前面触诊和后面触诊可任选一)(6分)

(一)视诊(口述内容);观察甲状腺大小,是否对称(1分)

(二)触诊方法正确,动作规范(4分)

1.甲状腺侧叶触诊(3分)

后面触诊:告知被检者取坐位,考生站在其后,一手示、中指施压于一侧甲状软骨,将气管推向对侧(1分),另一手拇指在对侧胸锁乳突肌后缘向前推挤甲状腺,示、中指在其前缘触诊甲状腺(1分),检查过程中,嘱被检者做吞咽动作,重复检查,用同样方法检查另一侧甲状腺(1分)。

前面触诊:告知被检者取坐位,考生面对被检者,考生一手拇指施压于一侧甲状软骨,将气管推向对侧(1分),另一手示、中指在对侧胸锁乳突肌后缘向前推挤甲状腺,拇指在胸锁乳突肌前缘触诊(1分),嘱被检者做吞咽动作,并随吞咽动作进行触诊。用同样方法检查另一侧甲状腺(1分)。

2.甲状腺峡部触诊(1分)

考生面对被检者,用拇指(或站在被检者后面用示指)自胸骨上切迹向上触摸,可触 气管前甲状腺组织,判断有无增厚,嘱被检者做吞咽动作。

(三)听诊方法正确,动作规范(0.5分)

考生用听诊器钟形体件放于甲状腺部位,两侧均需检查。

(四)检查结果正确(0.5分)

报告检查结果:甲状腺是否肿大,有无结节、震颤,听诊有无杂音。

三、脾脏触诊(仰卧位双手触诊)(需报告检查结果)(6分)

(一)考生站位正确,告知被检者体位、姿势正确(0.5分)

告知被检者取仰卧位,双腿屈曲,暴露腹部,腹部放松,做腹式呼吸,考生站在被检者右侧。

(二)检查方法正确,动作规范(5分)

考生左手掌置于被检者左腰部第9~11肋处,将其脾脏从后面向前托起(1分),右手掌平放于脐部(1分),右手三指(示、中、环指)伸直并拢,与肋缘大致呈垂直方向(1分),从脐水平开始,配合被检者腹式呼吸,用示、中指末端桡侧进行触诊,直至触及脾缘或左肋缘(2分)。

(三)检查结果正确(0.5分)

报告检查结果:脾脏肋下是否触及。

四、提问(2分)

(一)男性,48岁。2周前来尿量明显减少,明显腹胀和双下肢水肿。既往有慢性乙型肝炎病史10余年。该患者腹壁静脉曲张明显,其血液方向如何(1分)?

答:脐上的静脉血液方向是由下向上,脐下的静脉血流方向是由上向下的。

(二)腹部视诊发现局部条形膨隆常见于哪些疾病(1分)?

答:常见于肠梗塞、肠扭转、肠套叠和巨结肠症等。

五、职业素质(2分)

(一)体检前能向被检者告知。与被检者沟通时态度和蔼,体检中动作轻柔,能体现爱护被检者的意识。体检结束后能告知,有体现关爱被检者的动作(1分)

(二)着装(工作服)整洁,仪表举止大方,语言文明,体检认真细致,表现出良好的职业素质(1分)

49号题:

请你对被检者进行下列体格检查并回答提问。

体格检查考试项目:①甲状腺检查(需口述视诊内容和报告检查结果,前面触诊和后面触诊可任选一);②语音共振检查(需报告检查结果);③肝脏触诊(单、双手触诊)(需报告检查结果)。

考试时间:15分钟

评分标准(总分20分)

一、甲状腺检查(需口述视诊内容和报告检查结果,前面触诊和后面触诊可任选一)(6分)

(一)视诊(口述内容):观察甲状腺大小,是否对称(1分)

(二)触诊方法正确,动作规范(4分)

1.甲状腺侧叶触诊(3分)

后面触诊

告知被检者取坐位,考生站在其后,一手示、中指施压于一侧甲状软骨,将气管推向对侧(1分),另一手拇指在对侧胸锁乳突肌后缘向前推挤甲状腺,示、中指在其前缘触诊甲状腺(1分),检查过程中,嘱被检者做吞咽动作,重复检查,用同样方法检查另一侧甲状腺(1分)。

前面触诊

告知被检者取坐位,考生面对被检者,考生一手拇指施压于一侧甲状软骨,将气管推向对侧(1分),另一手示、中指在对侧胸锁乳突肌后缘向前推挤甲状腺,拇指在胸锁乳突肌前缘触诊(1分),嘱被检者做吞咽动作,并随吞咽动作进行触诊。用同样方法检查另一侧甲状腺(1分)。

2.甲状腺峡部触诊(1分)

考生面对被检者,用拇指(或站在被检者后面用示指)自胸骨上切迹向上触摸,可触气管前甲状腺组织,判断有无增厚,嘱被检者做吞咽动作。

(三)听诊方法正确,动作规范(0.5分)

考生用听诊器钟形体件放于甲状腺部位,两侧均需检查。

(四)检查结果正确(0.5分)

报告检查结果:甲状腺是否肿大,有无结节、震颤,听诊有无杂音。

二、语音共振检查(需报告检查结果)(2分)

(一)考生站位正确,告知被检者体位、姿势正确(0.5分)告知被检者取仰卧位或坐位,充分暴露前胸部和背部,考生站在被检者右侧(坐位时站在被检者前面和后面)。

(二)检查方法正确,动作规范(1分)

嘱被检者用一般声音强度重复发"yi"长音(或耳语"1、2、3")(0.5分)。考生用听诊器的膜型体件在被检者前、后胸壁由上而下,左右两侧对称部位对比听诊(0.5分)。

(三)检查结果正确(0.5分)

报告检查结果:有无语音共振增强或减弱。

三、肝脏触诊(单、双手触诊)(需报告检查结果)(8分)

(一)考生站位正确,告知被检者体位、姿势正确(0.5分)

告知被检者取仰卧位,双腿屈曲,暴露腹部,腹部放松,做腹式呼吸,考生站在被检者右侧。

(二)检查方法正确,动作规范(7分)

1.单手触诊(4分)

考生将右手四指并拢,掌关节伸直,平行地放在被检者右侧腹部脐水平线上,用示、中指末端桡侧进行触诊(1分)。被检者呼气时,手压向腹深部,吸气时,手指向前迎触下移的肝缘(1分)。如此反复进行,并逐渐向肋缘方向滑动,直至触及肝下缘或右肋缘(2分)。

2.双手触诊(3分)

考生右手位置同单手触诊(1分),左手托住被检者右腰部,拇指张开置于季肋部,触诊时左手向上推(1分),右手触诊方法同单手触诊(1分)。

(三)检查结果正确(0.5分)

报告检查结果:肝脏肋下是否触及。

四、提问(2分)

气管向右侧偏移有何临床意义?

答:气管右侧偏移可见于左侧胸腔大量积液、积气,左侧甲状腺肿大(1分)或右侧肺不张、(二)肺硬化、右侧胸膜粘连等(1分)。

五、职业素质(2分)

(一)体检前能向被检者告知。与被检者沟通时态度和蔼,体检中动作轻柔,能体现爱护被检者的意识。体检结束后能告知,有体现关爱被检者的动作(1分)

(二)着装(工作服)整洁,仪表举止大方,语言文明,体检认真细致,表现出良好的职业素质(1分)

50号题:

请你对被检者进行下列体格检查并回答提问。

体格检查考试项目:①扁桃体检查(需口述检查内容);②肺部听诊检查(需报告检查结果);③腹部移动性浊音检查(需报告检查结果)。

考试时间:15分钟

评分标准(总分20分)

一、扁桃体检查(需口述检查内容)(4分)

(一)检查方法正确(2分)

告知被检查者取坐位,头略后仰,嘱其口张大并发长"啊"音(0.5分),此时考生用压舌板在在被检者舌前2/3与后1/3交界处迅速下压(1分),在光照的配合下观察扁桃体(0.5分)。

(二)检查内容正确(2分)

观察扁桃体有无红肿(0.5分),判断扁桃体肿大的程度(0.5分),其分泌物颜色、形状(0.5分),有无苔片状假膜(0.5分)。

二、肺部听诊检查(需报告检查内容和结果)(6分)

(一)考生站位正确,告知被检者体位、姿势正确(0.5分)

告知被检者取仰卧位或坐位,充分暴露前胸部和背部,考生站在被检者右侧(坐位时站在被检者前面或后面)。

(二)检查方法正确,动作规范(4.5分)

1.考生用听诊器的膜型体件置于胸壁,听诊顺序由肺尖开始,自上而下,由前胸到侧胸、背部(1分),左右两侧对称部位进行比较(0.5分),每处至少听1~2个呼吸周期(0.5分)。要求被检者均匀而平静地呼吸,必要时嘱被检者深呼吸、屏气或咳嗽(0.5分)

2.语音共振检查

嘱被检者用一般声音强度重复发"yi"长音(或耳语"1、2、3"),考生用听诊器的膜型体件在被检者胸壁由上而下,左右两侧对称部位对比听诊(1分)。

3.胸膜摩擦音检查

考生将听诊器的膜型体件置于被检者前下侧胸部进行听诊,嘱被检者屏住呼吸和深呼吸时重复听诊(1分)。

(三)检查结果正确(1分)

报告检查结果:双肺呼吸音是否清晰,有无增强或减弱,有无异常呼吸音,有无啰音,有无胸膜摩擦音,语音共振有无增强或减弱。

三、腹部移动性浊音检查(需报告检查结果)(6分)

(一)考生站位正确,告知被检者体位、姿势正确(0.5分)

告知被检者取仰卧位,双腿屈曲,暴露腹部,腹部放松,考生站在被检者右侧。

(二)检查方法正确,动作规范(5分)

考生自被检者腹中部脐水平向左侧腹部叩诊,直至出现浊音,左手扳指不离开腹壁(1分),请被检者右侧卧(1分),再继续叩诊,若叩诊音呈鼓音,则为移动性浊音阳性(1分)。自该处继续向腹下侧叩诊,直至再度出现浊音(1分);再请被检者左侧卧,同样方法叩击(1分)。

(三)检查结果正确(0.5分)

报告检查结果:移动性浊音阳性或阴性(正常人移动性浊音检查为阴性)

四、提问(2分)

(一)扁桃体肿大如何分度(1分)?

答:扁桃体不超过咽腭弓为Ⅰ度,超过咽腭弓为Ⅱ度,达到或超过咽后壁中线为Ⅲ度。

(二)桶状胸的特点是什么? 常见于何种疾病(1分)?

答:桶状胸特点是胸廓前后径与左右径之比≥1(0.5分),多见于肺气肿(0.5分)。

五、职业素质(2分)

(一)体检前能向被检者告知。与被检者沟通时态度和蔼,体检中动作轻柔,能体现爱护被检者的意识。体检结束后能告知,有体现关爱被检者的动作(1分)

(二)着装(工作服)整洁,仪表举止大方,语言文明,体检认真细致,表现出良好的职业素质(1分)

51号题:

请你对被检者进行下列体格检查并回答提问。

体格检查考试项目:①腋窝淋巴结检查(需口述检查内容和报告检查结果);②语音震颤检查(需报告检查结果);③脾脏触诊(双手触诊)(需报告检查结果)。

考试时间:15分钟

评分标准(总分20分)

一、腋窝淋巴结检查(需口述检查内容和报告检查结果)(6分)

(一)考生站位正确,告知被检者体位、姿势正确(0.5分)

告知被检者取坐位或仰卧位,考生站在被检者前面或右侧。

(二)检查方法正确,动作规范(2.5分)

检查左侧时,考生左手握被检者左手,将其前臂稍外展(1分),右手三指(示、中、环指)并拢,稍弯曲,由浅入深触诊被检者左侧腋窝淋巴结(0.5分)。

两侧均需检查,以左手检查右腋窝,步骤同左侧(0.5分)。

(三)检查内容、部位正确(2.5分)

腋窝的5组淋巴结群(腋尖群、中央群、胸肌群、肩胛下群、外侧群)均应触诊。

腋尖群:位于腋窝顶部(0.5分)。

中央群:位于腋窝内侧壁近肋骨及前锯肌处(0.5分)。

胸肌群:位于胸大肌下缘深部(0.5分)。

肩胛下群:位于腋窝后皱襞深部(0.5分)。

外侧群:位于腋窝外侧壁(0.5分)。

(四)检查结果正确(0.5分)

报告检查结果:是否触及淋巴结。

二、语音震颤检查(需报告检查结果)(2分)

(一)考生站位正确,告知被检者体位、姿势正确(0.5分)

告知被检者取仰卧位或坐位,充分暴露前胸部和背部,考生站在被检者右侧(坐位时站在被检者前面和后面)。

(二)检查方法正确,动作规范(1分)

考生双手掌或手掌尺侧缘(小鱼际)平放于被检者前、后胸壁两侧的对称部位,嘱被检者发同等强度的"yi"长音(0.5分),由上而下,由内到外,反复比较左右两侧对称部位语音震颤的异同(0.5分)。

(三)检查结果正确(0.5分)

报告检查结果:语音震颤有无增强或减弱。

三、脾脏触诊(双手触诊)(需报告检查结果)(8分)

(一)考生站位正确,告知被检者体位、姿势正确(1分)

告知被检者取仰卧位,双腿屈曲,暴露腹部,腹部放松,做腹式呼吸,考生站在被检者右侧(0.5分);告知被检者取右侧卧位时,右下肢伸直,左下肢屈曲(0.5分)。

(二)检查方法正确,动作规范(6.5分)

1.仰卧位触诊(4分)

考生左手掌置于被检者左腰部第9~11肋处,将其脾脏从后面托起(1分),右手掌放于脐部(1分),右手三指(示、中、环指)伸直并拢,与肋缘大致呈垂直方向(1分),从脐水平开始,配合被检者腹式呼吸,用示、中指末端桡侧进行触诊,直至触及脾缘或左肋缘(1分)。

2.侧卧位触诊(2.5分)

嘱被检者右侧卧位,考生左手掌置于被检者左腰部第9~11肋处,将其脾脏从腰背部向腹部推(0.5分),右手三指(示、中、环指)伸直并拢,与肋缘大致呈垂直方向(1分),配合腹式呼吸,用示、中指末端桡侧进行触诊,直至触及脾下缘或左肋缘(1分)。

((三)检查结果正确(0.5分)

报告检查结果:脾脏肋下是否触及。

四、提问(2分)

(一)女性,60岁。患风湿性心脏病13年,近来渐觉劳累后呼吸困难,夜间不能平卧,咳嗽,咳粉红色泡沫样痰。在体检听诊肺部时可能有什么发现(1分)?

答:两肺湿啰音(0.5分)。可伴有哮鸣音(0.5分)。

(二)板状腹有何临床意义(1分)?

答:多见于急性胃肠穿孔或腹腔脏器破裂(0.5分)所致急性弥漫性腹膜炎(0.5分)。

五、职业素质(2分)

(一)体检前能向被检者告知。与被检者沟通时态度和蔼,体检中动作轻柔,能体现爱护被检者的意识。体检结束后能告知,有体现关爱被检者的动作(1分)

(二)着装(工作服)整洁,仪表举止大方,语言文明,体检认真细致,表现出良好的职业素质(1分)

　52号题:

请你对被检者进行下列体格检查并回答提问。

体格检查考试项目:①眼睑、巩膜、结膜检查(需口述检查内容);②心脏听诊检查(需指出听诊区部位和名称,报告检查内容和结果);③腹壁紧张度和腹部压痛、反跳痛检查(需报告检查结果)。

考试时间:15分钟

评分标准(总分20分)

一、眼睑、巩膜、结膜检查(需口述检查内容)(4分)

(一)检查内容叙述正确(2分)

眼睑有无水肿,上睑有无下垂,有无闭合障碍,有无倒睫(1分);巩膜有无黄染(0.5分);睑结膜有无苍白或充血,球结膜有无充血或水肿(0.5分)。

(二)检查方法正确(2分)

告知被检者闭眼、睁眼(0.5分)以示指和拇指捏起上睑中外1/3交界处的边缘,告知被检者向下看,趁机将眼睑轻轻向下方牵拉,示指向下压睑板上缘,与拇指配合将睑缘向上捻转(0.5分)。另嘱被检者向上看,以拇指轻压下眼睑下缘,充分暴露巩膜与结膜(0.5分)。同样方法检查另一侧(0.5分)。

二、心脏听诊检查(需指出听诊区部位和名称,报告检查内容和结果)(6分)

(一)考生站位正确,告知被检者体位、姿势正确(0.5分)

告知被检者取坐位或仰卧位,充分暴露前胸部,考生站在被检者前面或右侧。

(二)听诊区部位和听诊顺序、时间及内容正确(5.5分)

1.心脏瓣膜听诊区部位正确(2.5分)

心脏瓣膜听诊区为4个瓣膜5个区:二尖瓣区(心尖区)位于心尖搏动最强点(0.5分),肺动脉瓣区位于胸骨左缘第2肋间(0.5分),主动脉瓣区位于胸骨右缘第2肋间(0.5分),主动脉瓣第二听诊区位于胸骨左缘第3肋间(0.5分),三尖瓣区位于胸骨左缘第4、5肋间(0.5分)。

2.听诊顺序和时间正确(1分)

通常按逆时针方向依次听诊:从心尖区(二尖瓣区)开始→肺动脉瓣区→主动脉瓣区→主动脉瓣第二听诊区→三尖瓣区(0.5分)。

心尖区听诊时间不少于30秒(0.5分)。若有心率不齐时,听诊时间不少于1分钟。

3.检查内容和结果正确(2分)

报告检查内容和结果:每分钟实测心率次数,以多少次/分表示(0.5分)。心率是否规整(0.5分),心音有无异常(0.5分),有无额外心音、心脏杂音和心包摩擦音(0.5分)。

三、腹壁紧张度和腹部压痛、反跳痛检查(需报告检查结果)(6分)

(一)考生站位正确,告知被检者体位、姿势正确(0.5分)

告知被检者取仰卧位,双腿屈曲,暴露腹部,腹部放松,考生站在被检者右侧。

(二)检查方法正确,动作规范(5分)

1.腹壁紧张度(2分)

考生先将全手掌放于被检者腹壁上,让被检者适应片刻,此时可感受被检者腹壁紧张强度,然后以轻柔动作开始触诊(1分)。检查完一区域后,考生的手应提起并离开腹壁,再以上述方法检查下一区域(0.5分)。一般先从左下腹开始,逆时针方向进行触诊,最后检查病痛部位(0.5分)。

2.腹部压痛、反跳痛(3分)

考生先将全手掌放于被检者腹壁上,让被检者适应片刻,然后用手指指腹压于腹壁观察被检者有无疼痛反应(1分);当出现疼痛时,手指在远处停留片刻(1分),然后迅速将手指抬起观察被检者疼痛有无骤然加重(1分)。

（三）检查结果正确(0.5分)

报告检查结果:有无腹壁紧张和压痛、反跳痛(正常人腹软,无腹部压痛和反跳痛)。

四、提问(2分)

(一)脉压减小常见于哪些临床病症(1分)?

答:脉压减小常见于主动脉瓣狭窄、严重心力衰竭、心包积液(答出2项即可得1分)。

(二)消化性溃疡患者呕吐隔夜宿食,腹部触诊检查时发现的重要阳性体征可能是什么(1分)?

答:腹部振水音阳性。

五、职业素质(2分)

(一)体检前能向被检者告知。与被检者沟通时态度和蔼,体检中动作轻柔,能体现爱护被检者的意识。体检结束后能告知,有体现关爱被检者的动作(1分)

(二)着装(工作服)整洁,仪表举止大方,语言文明,体检认真细致,表现出良好的职业素质(1分)

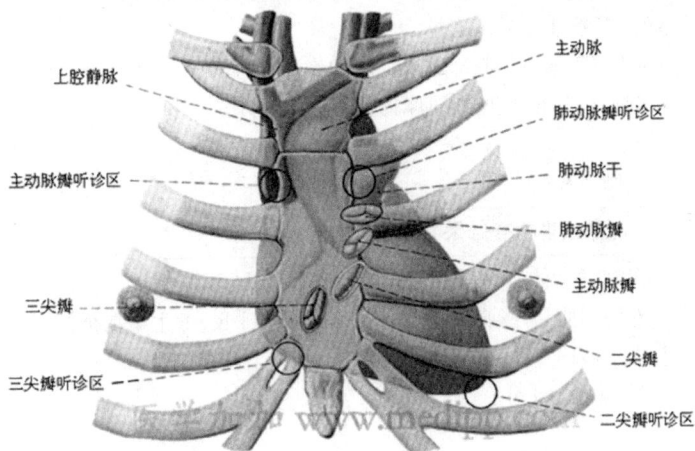

53号题:

请你对被检者进行下列体格检查并回答提问。

体格检查考试项目:①甲状腺检查(需口述视诊内容和报告检查结果,前面触诊和后面触诊可任选一);②胸膜摩擦音检查(需报告检查结果);3.脾脏触诊(双手触诊)(需报告检查结果)。

考试时间:15分钟

评分标准(总分20分)

一、甲状腺检查(需口述视诊内容和报告检查结果,前面触诊和后面触诊可任选一)(6分)

(一)视诊(口述内容):观察甲状腺大小,是否对称(1分)

(二)触诊方法正确,动作规范(4分)

1.甲状腺侧叶触诊(3分)

后面触诊:告知被检者取坐位,考生站在其后,一手示、中指施压于一侧甲状软骨,将气管推向对侧(1分),另一手拇指在对侧胸锁乳突肌后缘向前推挤甲状腺,示、中指在其前缘触诊甲状腺(1分),检查过程中,嘱被检者做吞咽动作,重复检查,用同样方法检查另一侧甲状腺(1分)。

前面触诊:告知被检者取坐位,考生面对被检者,考生一手拇指施压于一侧甲状软骨,将气管推向对侧(1分),另另一手示、中指在对侧胸锁乳突肌后缘向前推挤甲状腺,拇指在胸锁乳突肌前缘触诊(1分),嘱被检者做吞咽动作,并随吞咽动作进行触诊。用同样方法检查另一侧甲状腺(1分)。

2.甲状腺峡部触诊(1分)

考生面对被检者,用拇指(或站在被检者后面用示指)自胸骨上切迹向上触摸,可触到气管前甲状腺组织,判断有无增厚,嘱被检者做吞咽动作。

(三)听诊方法正确,动作规范(0.5分)

考生用听诊器钟形体件放于甲状腺部位,两侧均需检查。

(四)检查结果正确(0.5分)

报告检查结果:甲状腺是否肿大,有无结节、震颤,听诊有无杂音。

二、胸膜摩擦音检查(需报告检查结果)(2分)

(一)考生站位正确,告知被检者体位、姿势正确(0.5分)

告知被检者取坐位或仰卧位,充分暴露前胸部,考生站在被检者前面或右侧。

(二)检查方法正确,动作规范(1分)

考生将听诊器的膜型体件置于前下侧胸部进行听诊(0.5分)。嘱被检者深慢呼吸,注意吸气相和呼气相有无胸膜摩擦的声音,嘱被检者屏气,听诊时摩擦音消失(0.5分)。

(三)检查结果正确(0.5分)

报告检查结果:有无胸膜摩擦音。

三、脾脏触诊(双手触诊)(需报告检查结果)(8分)

(一)考生站位正确,告知被检者体位、姿势正确(1分)

告知被检者取仰卧位,双腿屈曲,暴露腹部,腹部放松,做腹式呼吸,考生站在被检者右侧(0.5分);告知被检者取右侧卧位时,右下肢伸直,左下肢屈曲(0.5分)。

(二)检查方法正确,动作规范(6.5分)

1.仰卧位触诊(4分)

考生左手掌置于被检者左腰部第9~11肋处,将其脾脏从后向前托起(1分),右手掌平放于脐部(1分,右手三指(示、中、环指)伸直并拢,与肋缘大致呈垂直方向(1分),从脐水平开始,配合被检者腹式呼吸,用示、中指末端桡侧进行触诊,直至触及脾下缘或左肋缘(1分)。

2.侧卧位触诊(2.5分)

嘱被检者右侧卧位,考生左手掌置于被检者左腰部第9~11肋处,将其脾脏从腰背部向腹部推(0.5分),右手三指(示、中、环指)伸直并拢,与肋缘大致呈垂直方向(1分),配合腹式呼吸,用示、中指末端桡侧进行触诊,直至触及脾下缘或左肋缘(1分)。

(三)检查结果正确(0.5分)

报告检查结果:脾脏肋下是否触及。

四、提问(2分)

(一)女性,56岁。患风湿性心脏病15年,心脏超声检查提示二尖瓣狭窄,在体检听诊心尖区时可能有什么杂音(1分)?

答:心尖区可听到舒张中晚期、隆隆样杂音。(答舒张期杂音得0.5分)

(二)语音共振检查时耳语音增强的临床意义是什么(1分)?

答:耳语音增强常见于大范围肺实变等。

五、职业素质(2分)

（一）体检前能向被检者告知。与被检者沟通时态度和蔼,体检中动作轻柔,能体现爱护被检者的意识。体检结束后能告知,有体现关爱被检者的动作(1分)

（二）着装(工作服)整洁,仪表举止大方,语言文明,体检认真细致,表现出良好的职业素质(1分)

54号题:

请你对被检者进行下列体格检查并回答提问。

体格检查考试项目:①甲状腺检查(需口述视诊内容和报告检查结果,前面触诊和后面触诊可任选一);②胸廓扩张度(前)检查(需口述检查结果);③肝脏触诊(单、双手触诊)(需报告检查结果)。

考试时间:15分钟

评分标准(总分20分)

一、甲状腺检查(需口述视诊内容和报告检查结果,前面触诊和后面触诊可任选一)(6分)

（一）视诊(口述内容);观察甲状腺大小,是否对称(1分)

（二）触诊方法正确,动作规范(4分)

1.甲状腺侧叶触诊(3分)

后面触诊:告知被检者取坐位,考生站在其后,一手示、中指施压于一侧甲状软骨,将气管推向对侧(1分),另一手拇指在对侧胸锁乳突肌后缘向前推挤甲状腺,示、中指在其前缘触诊甲状腺(1分),检查过程中,嘱被检者做吞咽动作,重复检查,用同样方法检查另一侧甲状腺(1分)。

前面触诊:告知被检者取坐位,考生面对被检者,考生一手拇指施压于一侧甲状软骨,将气管推向对侧(1分),另另一手示、中指在对侧胸锁乳突肌后缘向前推挤甲状腺,拇指在胸锁乳突肌前缘触诊(1分),嘱被检者做吞咽动作,并随吞咽动作进行触诊。用同样方法检查另一侧甲状腺(1分)。

2.甲状腺峡部触诊(1分)

考生面对被检者,用拇指(或站在被检者后面用示指)自胸骨上切迹向上触摸,可触到气管前甲状腺组织,判断有无增厚,嘱被检者做吞咽动作。

（三）听诊方法正确,动作规范(0.5分)

考生用听诊器钟形体件放于甲状腺部位,两侧均需检查。

（四）检查结果正确(0.5分)

报告检查结果:甲状腺是否肿大,有无结节、震颤,听诊有无杂音。

二、胸廓扩张度(前)检查(需口述检查内容)(2分)

（一）考生站位正确,告知被检者体位、姿势正确(0.5分)

告知被检者取坐位或仰卧位,充分暴露前胸部,考生站在被检者前面或右侧。

（二）检查方法正确,动作规范(1分)

考生双手放在被检者胸廓前侧部,双拇指分别沿两侧肋缘指向剑突,拇指尖在前正中线两侧对称部位,手掌和伸展的手指置于前侧胸壁(0.5分),嘱被检者作深呼吸运动,利用双手掌感觉并观察双侧呼吸运动强度和一致性(0.5分)。

（三）检查结果正确(0.5分)

报告检查结果:(正常人)两侧胸廓呈对称性的张缩。

三、肝脏触诊(单、双手触诊)(需报告检查结果)(8分)

(一)考生站位正确,告知被检者体位、姿势正确(0.5分)

告知被检者取仰卧位,双腿屈曲,暴露腹部,腹部放松,做腹式呼吸,考生站在被检者右侧。

(二)检查方法正确,动作规范(7分)

1.单手触诊(4分)

考生将右手四指并拢,掌关节伸直,平行地放在被检者右侧腹部脐水平线上,用示、中指末端桡侧进行触诊(1分)。被检者呼气时,手指压向腹深部,吸气时,手指向前上迎触下移的肝下缘(1分)。如此反复进行,并逐渐向肋缘方向滑动,直至触及肝下缘或右肋缘(2分)。

2.双手触诊(3分)

考生右手位置同单手触诊(1分),左手托住被捡者右腰部,拇指张开置于季肋部,触诊时左手向上推(1分),右手触诊方法同单手触诊(1分)。

(三)检查结果正确(0.5分)

报告检查结果:肝脏肋下是否触及。

四、提问(2分)

(一)女性,19岁。反复发热3周,查血象疑为急性白血病,进行胸壁检查时应注意检查哪些内容(1分)?

答:皮肤有无瘀点、瘀斑(0.5分),胸骨有无压痛(0.5分)。

(二)负性心尖搏动多见于哪些疾病(1分)?

答:常见于缩窄性心包炎(0.5分)或右心室明显肥大(0.5分)。

五、职业素质(2分)

(一)体检前能向被检者告知。与被检者沟通时态度和蔼,体检中动作轻柔,能体现爱护被检者的意识。体检结束后能告知,有体现关爱被检者的动作(1分)

(二)着装(工作服)整洁,仪表举止大方,语言文明,体检认真细致,表现出良好的职业素质(1分)

55号题:

请你对被检查者进行下列体格检查并回答提问。

体格检查考试项目:①对光反射检查(需报告检查结果);②心脏触诊检查(需口述检查内容,报告检查结果);③腹部移动性浊音检查(需报告检查结果)。

考试时间:15分钟

评分标准(总分20分)

一、对光反射检查(需报告检查结果)(4分)

(一)直接对光反射检查方法正确(1.5分)

用手电筒照射被检者一侧瞳孔,观察该侧瞳孔变化(0.5分);快速移开光源后再次观察该侧瞳孔变化(0.5分)。用上述方法检查另侧瞳孔(0.5分)。

(二)间接对光反射检查方法正确(1.5分)

手或遮挡物在被检者鼻梁处遮挡光线,用手电筒照射一侧瞳孔,观察对侧瞳孔变化(0.5分);快速移开光源后再次观察对侧瞳孔变化(0.5分)。用上述方法检查另侧瞳孔(0.5分)。

(三)检查结果正确(1分)

双眼直接对光反射正常(正常人):受到光线刺激后瞳孔立即缩小,移开光源后瞳孔迅速复原(0.5分)。

双眼间接对光反射正常(正常人):一侧瞳孔受到光线照射后,另一侧瞳孔立即缩小,移开光源,瞳孔复原(0.5分)。

二、心脏触诊检查(需口述检查内容,报告检查结果)(6分)

(一)考生站位正确,告知被检者体位、姿势正确(0.5分)

告知被检者取坐位或仰卧位,充分暴露前胸部,考生站在被检者前面或右侧。

(二)检查内容和方法正确,动作规范(4.5分)

心尖搏动及心前区搏动:考生用右手全手掌置于心前区(0.5分),示指、中指指腹并拢触诊(1分)。

震颤:用手掌尺侧(小鱼际)在各瓣膜区(1.5分)和胸骨左缘第③4肋间(0.5分)触诊。

心包摩擦感:在心前区或胸骨左缘第③4肋间用小鱼际或并拢四指的掌面触诊。嘱被检者屏住呼吸,检查心包摩擦感有无变化(1分)。

(三)检查结果正确(1分)

报告检查结果:心尖搏动的具体位置(正常成人心尖搏动位于第5肋间,左锁骨中线内侧0.5~1.0cm),有无增强或减弱(0.5分)。心前区有无异常搏动、有无触及震颤和心包摩擦感(0.5分)。

三、腹部移动性浊音检查(需报告检查结果)(6分)

(一)考生站位正确,告知被检者体位、姿势正确(0.5分)

告知被检者取仰卧位,双腿屈曲,暴露腹部,腹部放松,考生站在被检者右侧。

(二)检查方法正确,动作规范(5分)

考生自被检者腹中部脐水平向左侧腹部叩诊,直至出现浊音,左手扳指不离开腹壁(1分),请被检者右侧卧(1分),再继续叩诊,若叩诊音呈鼓音,则为移动性浊音阳性(1分)。自该处继续向腹下侧叩诊,直至再度出现浊音(1分);再请被检者左侧卧,同样方法叩击。

(三)检查结果正确(0.5分)

报告检查结果:移动性浊音阳性或阴性(正常人移动性浊音检查为阴性)。

四、提问(2分)

(一)瞳孔检查有哪些内容(1分)?

答:观察瞳孔大小、性状、双侧瞳孔是否对称、集合反射、对光反射。

(二)正常膝反射的表现是什么(1分)?

答:表现为叩击股四头肌肌腱时引起股四头肌收缩,下肢伸展动作。

五、职业素质(2分)

(一)体检前能向被检者告知。与被检者沟通时态度和蔼,体检中动作轻柔,能体现爱护被检者的意识。体检结束后能告知,有体现关爱被检者的动作(1分)

(二)着装(工作服)整洁,仪表举止大方,语言文明,体检认真细致,表现出良好的职业素质(1分)

56号题:

请你对被检者进行下列体格检查并回答提问。

体格检查考试项目:①腋窝淋巴结检查(需口述检查内容和报告检查结果);②肝脏触诊(单、双手触诊)(需报告检查结果);③跟腱反射(卧位姿势、跪位姿势两种检查方法任选一种,需报告正常表现和检查结果)。

考试时间:15分钟

评分标准(总分20分)

一、腋窝淋巴结检查(需口述检查内容和报告检查结果)(6分)

(一)考生站位正确,告知被检者体位、姿势正确(0.5分)

告知被检者取坐位或仰卧位,考生站在被检者前面或右侧。

(二)检查方法正确,动作规范(2.5分)

检查左侧时,考生左手握被检者左手,将其前臂稍外展(1分),右手三指(示、中、环指)并拢,稍弯曲,由浅入深触诊被检者左侧腋窝淋巴结(0.5分)。

两侧均需检查,以左手检查右腋窝,步骤同左侧(0.5分)。

(三)检查内容、部位正确(2.5分)

腋窝的5组淋巴结群(腋尖群、中央群、胸肌群、肩胛下群、外侧群)均应触诊。

腋尖群:位于腋窝顶部(0.5分)。

中央群:位于腋窝内侧壁近肋骨及前锯肌处(0.5分)。

胸肌群:位于胸大肌下缘深部(0.5分)。

肩胛下群:位于腋窝后皱襞深部(0.5分)。

外侧群:位于腋窝外侧壁(0.5分)。

(四)检查结果正确(0.5分)

报告检查结果:是否触及淋巴结。

二、肝脏触诊(单、双手触诊)(需报告检查结果)(8分)

(一)考生站位正确,告知被检者体位、姿势正确(0.5分)

告知被检者取仰卧位,双腿屈曲,暴露腹部,腹部放松,做腹式呼吸,考生站在被检者右侧。

(二)检查方法正确,动作规范(7分)

1.单手触诊(4分)

考生右手四指并拢,掌指关节伸直,平行地放在被检者右侧腹部脐水平线上,用示、中指末端桡侧进行触诊(1分)。被检者呼气时,手指压向腹深部,吸气时,手指向前上迎触下移的的肝缘(1分)。如此反复进行,并逐渐向肋缘方向滑动,直至触及肝下缘或右肋缘(2分)。

2.双手触诊(3分)

考生右手位置同单手触诊(1分),左手托住被捡者右腰部,拇指张开置于季肋部,触诊时左手向上推(1分),右手触诊方法同单手触诊(1分)。

(三)检查结果正确(0.5分)

报告检查结果:肝脏肋下是否触及。

三、跟腱反射(卧位姿势、跪位姿势两种检查方法任选一种,需报告正常表现和检查结果)(2分)

(一)检查方法正确、动作规范(1分)

1.卧位姿势检查

(1)告知被检者体位、姿势正确(0.5分)。

被检者取仰卧位,外展下肢并屈曲髋、膝关节。

(2)检查方法正确,动作规范(0.5分)。

考生左手推压被检者足部,使其踝关节背屈成直角,右手持叩诊锤叩击跟腱。

2.跪位姿势检查

(1)告知被检者体位、姿势正确(0.5分)。

被检者双膝跪位并背对考生,臀部上抬,双侧踝关节自然悬垂。

(2)检查方法正确,动作规范(0.5分)。

考生右手持叩诊锤叩击跟腱。

(考生需检查双侧反射,若只查一侧扣0.5分)

(二)报告正常表现和检查结果正确(1分)

跟腱反射正常表现为叩击跟腱时,引发腓肠肌收缩,足向跖面屈曲(0.5分)。

报告检查结果:双侧跟腱反射对称引出(0.5分)。

四、提问(2分)

(一)男性,48岁,两周来尿量明显减少,明显腹胀和双下肢水肿。既往有慢性乙型肝炎病史10余年。该患者腹部叩诊检查时可能发现的主要阳性体征是什么(1分)?

答:腹部移动性浊音阳性。

(二)Murphy征阳性常见于什么疾病(1分)?

答:常见于急性胆囊炎。

五、职业素质(2分)

(一)体检前能向被检者告知。与被检者沟通时态度和蔼,体检中动作轻柔,能体现爱护被检者的意识。体检结束后能告知,有体现关爱被检者的动作(1分)

(二)着装(工作服)整洁,仪表举止大方,语言文明,体检认真细致,表现出良好的职业素质(1分)

57号题:

请你对被检者进行下列体格检查并回答提问。

体格检查考试项目:①腹部移动性浊音检查(需报告检查结果);②心前区视诊检查(需口述检查内容);③肝脏触诊(单、双手触诊)(需报告检查结果)

考试时间:15分钟

评分标准(总分20分)

一、腹部移动性浊音检查(需报告检查结果)(6分)

(一)考生站位正确,告知被检者体位、姿势正确(0.5分)

告知被检者取仰卧位,双腿屈曲,暴露腹部,腹部放松,考生站在被检者右侧。

(二)检查方法正确,动作规范(5分)

考生自被检者腹中部脐水平向左侧腹部叩诊,直至出现浊音,左手扳指不离开腹壁(1分)。请被检者右侧卧(1分),再继续叩诊,若叩诊音呈鼓音,则为移动性浊音阳性(1分),自该处继续向腹下侧叩诊,直至再度出现浊音(1分);再请被检者左侧卧,同样方法叩击(1分)。

(三)检查结果正确(0.5分)

报告检查结果:移动性浊音阳性或阴性(正常人移动性浊音检查为阴性)。

二、心前区视诊检查(需口述检查内容)(2分)

(一)考生站位正确,告知被检者体位、姿势正确(0.5分)告知被检者取坐位或仰卧位,充分暴露前胸部,考生站在被检者前面或右侧。

(二)检查内容和方法正确(1.5分)

考生俯视被检者心前区,必要时可将视线与胸廓同高(0.5分),观察心前区有无隆起与凹陷,有无异常搏动(0.5分),心尖搏动的位置、强度与范围(0.5分)。

三、肝脏触诊(单、双手触诊)(需报告检查结果)(8分)

(一)考生站位正确,告知被检者体位、姿势正确(0.5分)

告知被检者取仰卧位,双腿屈曲,暴露腹部,腹部放松,做腹式呼吸,考生站在被检者右侧。

(二)检查方法正确,动作规范(7分)

1.单手触诊(4分)

考生将右手四指并拢,掌指关节伸直,平行地放在被检者右侧腹部脐水平线上,用示、中指末端桡侧进行触诊(1分),嘱做腹式呼吸,被检者呼气时,手指压向腹深部,吸气时,手指向前上迎触下移的肝下缘(1分)。如此反复进行,并逐渐向肋缘方向滑动,直至触及肝下缘或右肋缘(2分)。

2.双手触诊(3分)

考生右手位置同单手触诊(1分),左手托住被捡者右腰部,拇指张开置于季肋部,触诊时左手向上推(1分),右手触诊方法同单手触诊(1分)。

(三)检查结果正确(0.5分)

报告检查结果:肝脏肋下是否触及。

四、提问(2分)

(一)男性,50岁。慢性乙肝炎病史多年,腹胀、尿少2个月,腹部视诊时可能有哪些发现(1分)?

答:可能有腹部膨隆、腹壁静脉曲张。

(二)请说出心前区触及连续性震颤的临床意义(1分)

答:见于动脉导管未闭。

五、职业素质(2分)

(一)体检前能向被检者告知。与被检者沟通时态度和蔼,体检中动作轻柔,能体现爱护被检者的意识。体检结束后能告知,有体现关爱被检者的动作(1分)

(二)着装(工作服)整洁,仪表举止大方,语言文明,体检认真细致,表现出良好的职业素质(1分)

58号题:

请你对被检者进行下列体格检查并回答提问。

体格检查考试项目:①甲状腺检查(需口述视诊内容和报告检查结果,前面触诊和后面触诊可任选一);②脾脏触诊(双手触诊)(需报告检查结果);③跟腱反射(卧位姿势、跪位姿势两种检查方法任选一种,需报告正常表现和检查结果)。

考试时间:15分钟

评分标准(总分20分)

一、甲状腺检查(需口述视诊内容和报告检查结果,前面触诊和后面触诊可任选一)(6分)

(一)视诊(口述内容):观察甲状腺大小,是否对称(1分)

(二)触诊方法正确,动作规范(4分)

1.甲状腺侧叶触诊(3分)

后面触诊:告知被检者取坐位,考生站在其后,一手示、中指施压于一侧甲状软骨,将气管推向对侧(1分),另一手拇指在对侧胸锁乳突肌后缘向前推挤甲状腺,示、中指在其前缘触诊甲状腺(1分)。检查过程中,嘱被检者做吞咽动作,重复检查,用同样方法检查另一侧甲状腺(1分)。

前面触诊:告知被检者取坐位,考生面对被检者,考生一手拇指施压于一侧甲状软骨,将气管推向对侧(1分),另另一手示、中指在对侧胸锁乳突肌后缘向前推挤甲状腺,拇指在胸锁乳突肌前缘触诊(1分),嘱被检者做吞咽动作,并随吞咽动作进行触诊。用同样方法检查另一侧甲状腺(1分)。

2.甲状腺峡部触诊(1分)

考生面对被检者,用拇指(或站在被检者后面用示指)自胸骨上切迹向上触摸,可触到气管前甲状腺组织,判断有无增厚,嘱被检者做吞咽动作。

(三)听诊方法正确,动作规范(0.5分)

考生用听诊器钟形体件放于甲状腺部位,两侧均需检查。

(四)检查结果正确(0.5分)

报告检查结果:甲状腺是否肿大,有无结节、震颤,听诊有无杂音。

二、脾脏触诊(双手触诊)(需报告检查结果)(8分)

(一)考生站位正确,告知被检者体位、姿势正确(1分)

告知被检者取仰卧位,双腿屈曲,暴露腹部,腹部放松,做腹式呼吸,考生站在被检者右侧(0.5分);告知被检者取右侧卧位时,右下肢伸直,左下肢屈曲(0.5分)。

(二)检查方法正确,动作规范(6.5分)

1.仰卧位触诊(4分)

考生左手掌置于被检者左腰部第9~11肋处,将其脾脏从后面托起(1分),右手掌平放于脐部(1分),右手三指(示、中、环指)伸直并拢,与肋缘大致呈垂直方向(1分),从脐水平开始,配合被检者腹式呼吸,用示、中指末端桡侧进行触诊,直至触及脾缘或左肋缘(1分)。

2.侧卧位触诊(2.5分)

嘱被检者右侧卧位,考生左手掌置于被检者左腰部第9~11肋处,将其脾脏从腰背部向腹部推(0.5分),右手三指(示、中、环指)伸直并拢,与肋缘大致呈垂直方向(1分),配合腹式呼吸,用示、中指末端桡侧进行触诊,直至触及脾下缘或左肋缘(1分)。

(三)检查结果正确(0.5分)

报告检查结果:脾脏肋下是否触及。

三、跟腱反射(卧位姿势、跪位姿势两种检查方法任选一种,需报告正常表现和检查结果)(2分)

(一)检查方法正确、动作规范(1分)

1.卧位姿势检查

(1)告知被检者体位、姿势正确(0.5分)。

被检者取仰卧位,外展下肢并屈曲髋、膝关节。

(2)检查方法正确,动作规范(0.5分)。

考生左手推压被检者足部,使其踝关节背屈成直角,右手持叩诊锤叩击跟腱。

2.跪位姿势检查

(1)告知被检者体位、姿势正确(0.5分)。

被检者双膝跪位并背对考生,臀部上抬,双侧踝关节自然悬垂。

(2)检查方法正确,动作规范(0.5分)。

考生右手持叩诊锤叩击跟腱(考生需检查双侧反射,若只查一侧扣0.5分)。

(二)报告正常表现和检查结果正确(1分)

跟腱反射正常表现为叩击跟腱时,引发腓肠肌收缩,足向跖面屈曲(0.5分)。

报告检查结果:双侧跟腱反射对称引出(0.5分)。

四、提问(2分)

(一)正常成人脊柱有几个生理弯曲？其突起方向如何(1分)？
答:正常成人脊柱有颈曲(颈段轻度前凸)、胸曲(前段轻度后凸)、腰曲(腰段明显前凸)、骶曲(骶椎后凸)。
(二)浮髌试验阳性表现是什么?
答:按压髌骨时有浮动感。

五、职业素质(2分)

(一)体检前能向被检者告知。与被检者沟通时态度和蔼,体检中动作轻柔,能体现爱护被检者的意识。体检结束后能告知,有体现关爱被检者的动作(1分)。
(二)着装(工作服)整洁,仪表举止大方,语言文明,体检认真细致,表现出良好的职业素质(1分)。

59号题:

请你对被检查者进行下列体格检查并回答提问。

体格检查考试项目:①对光反射检查(需报告检查结果);②心脏听诊检查(需口述检查内容,报告检查结果);③腹部移动性浊音检查(需报告检查结果)。

考试时间:15分钟

评分标准(总分20分)

一、对光反射检查(需报告检查结果)(4分)

(一)直接对光反射检查方法正确(1.5分)
用手电筒照射被检者一侧瞳孔,观察该侧瞳孔变化(0.5分);快速移开光源后再次观察该侧瞳孔变化(0.5分)。用上述方法检查另一侧瞳孔(0.5分)。
(二)间接对光反射检查方法正确(1.5分)
手或遮挡物在被检者鼻梁处遮挡光线,用手电筒照射一侧瞳孔,观察对侧瞳孔变化(0.5分);快速移开光源后再次观察对侧瞳孔变化(0.5分)。用上述方法检查另一侧瞳孔(0.5分)。
(三)检查结果正确(1分)
双眼直接对光反射正常(正常人):受到光线刺激后瞳孔立即缩小,移开光源后瞳孔迅速复原(0.5分)。
双眼间接对光反射正常(正常人):一侧瞳孔受到光线照射后,另一侧瞳孔立即缩小,移开光源,瞳孔复原(0.5分)。

二、心脏听诊检查(需指出听诊区部位和名称,报告检查内容和结果)(6分)

(一)考生站位正确,告知被检者体位、姿势正确(0.5分)
告知被检者取坐位或仰卧位,充分暴露前胸部,考生站在被检者前面或右侧。
(二)听诊区部位和听诊顺序、时间及内容正确(5.5分)
1.心脏瓣膜听诊区部位正确(2.5分)
心脏瓣膜听诊区为4个瓣膜5个区:二尖瓣区(心尖区)位于心尖搏动最强点(0.5分),肺动脉瓣区位于胸骨左缘第2肋间(0.5分),主动脉瓣区位于胸骨右缘第2肋间(0.5分),主动脉瓣第二听诊区位于胸骨左缘第3肋间(0.5分),三尖瓣区位于胸骨左缘第4、5肋间(0.5分)。
2.听诊顺序和时间正确(1分)
通常按逆时针方向依次听诊:从心尖区(二尖瓣区)开始→肺动脉瓣区→主动脉瓣区→主动脉瓣第二听诊区→三尖瓣区(0.5分)。心尖区听诊时间不少于30秒(0.5分)。若有心率不齐时,听诊时间不少于1分钟。
3.检查内容和结果正确(2分)

报告检查内容和结果:每分钟实测心率次数,以多少次/分表示(0.5分)。心率是否规整(0.5分),心音有无异常(0.5分),有无额外心音、心脏杂音和心包摩擦音(0.5分)。

三、腹部移动性浊音检查(需报告检查结果)(6分)

(一)考生站位正确,告知被检者体位、姿势正确(0.5分)

告知被检者取仰卧位,双腿屈曲,暴露腹部,腹部放松,考生站在被检者右侧。

(二)检查方法正确,动作规范(5分)

考生自被检者腹中部脐水平向左侧腹部叩诊,直至出现浊音,左手扳指不离开腹壁(1分),请被检者右侧卧(1分),再继续叩诊,若叩诊音呈鼓音,则为移动性浊音阳性(1分),自该处继续向腹下侧叩诊,直至再度出现浊音(1分);再请被检者左侧卧,同样方法叩击(1分)。

(三)检查结果正确(0.5分)

报告检查结果:移动性浊音阳性或阴性(正常人移动性浊音检查为阴性)。

四、提问(2分)

(一)脉压增大常见于哪些临床病症(1分)?

答:脉压增大常见于甲状腺功能亢进、主动脉瓣关闭不全和动脉硬化等(答出2项即可得1分)。

(二)请描述Kernig征的阳性表现(1分)

答:正常人曲髋后膝关节可伸至135°或以上,如伸膝受阻伴疼痛或下肢屈肌牵拉痉挛者为阳性。

五、职业素质(2分)

(一)体检前能向被检者告知。与被检者沟通时态度和蔼,体检中动作轻柔,能体现爱护被检者的意识。体检结束后能告知,有体现关爱被检者的动作(1分)

(二)着装(工作服)整洁,仪表举止大方,语言文明,体检认真细致,表现出良好的职业素质(1分)

60号题:

请你对被检者进行下列体格检查并回答提问。

体格检查考试项目:①腋窝淋巴结检查(需口述检查内容和报告检查结果);②胸廓扩张度(前)检查(需报告检查结果);③肝脏触诊(单、双手触诊)(需报告检查结果)。

考试时间:15分钟

评分标准(总分20分)

一、腋窝淋巴结检查(需口述检查内容和报告检查结果)(6分)

(一)考生站位正确,告知被检者体位、姿势正确(0.5分)

告知被检者取坐位或仰卧位,考生站在被检者前面或右侧。

(二)检查方法正确,动作规范(2.5分)

检查左侧时,考生左手握被检者左手,将其前臂稍外展(1分),右手三指(示、中、环指)并拢,稍弯曲,由浅入深触诊被检者左侧腋窝淋巴结(0.5分)。

两侧均需检查,以左手检查右腋窝,步骤同左侧(1分)。

(三)检查内容、部位正确(2.5分)

腋窝的5组淋巴结群(腋尖群、中央群、胸肌群、肩胛下群、外侧群)均应触诊。

腋尖群:位于腋窝顶部(0.5分)。

中央群:位于腋窝内侧壁近肋骨及前锯肌处(0.5分)。

胸肌群:位于胸大肌下缘深部(0.5分)。

肩胛下群:位于腋窝后皱襞深部(0.5分)。

外侧群:位于腋窝外侧壁(0.5分)。

(四)检查结果正确(0.5分)

报告检查结果:是否触及淋巴结。

二、胸廓扩张度(前)检查(需口述检查内容)(2分)

(一)考生站位正确,告知被检者体位、姿势正确(0.5分)

告知被检者取坐位或仰卧位,充分暴露前胸部,考生站在被检者前面或右侧。

(二)检查内容正确,动作规范(1分)

考生双手放在被检者胸廓前侧部,双拇指分别沿两侧肋缘指向剑突,拇指尖在前正中线两侧对称部位,手掌和伸展的手指置于前侧胸壁(0.5分),嘱被检者作深呼吸运动,利用双手掌感觉并观察双侧呼吸运动强度和一致性(0.5分)。

(三)检查结果正确(0.5分)

报告检查结果:(正常人)两侧胸廓呈对称性的张缩。

三、肝脏触诊(单、双手触诊,需报告检查结果)(8分)

(一)考生站位正确,告知被检者体位、姿势正确(0.5分)

告知被检者取仰卧位,双腿屈曲,暴露腹部,腹部放松,做腹式呼吸,考生站在被检者右侧。

(二)检查方法正确,动作规范(7分)

1.单手触诊(4分)

考生将右手四指并拢,掌指关节伸直,平行地放在被检者右侧腹部脐水平线上,用示、中指末端桡侧进行触诊(1分),嘱做腹式呼吸,被检者呼气时,手指压向腹深部,吸气时,手指向上迎触下移的肝下缘(1分)。如此反复进行,并逐渐向肋缘方向滑动,直至触及肝下缘或右肋缘(2分)。

2.双手触诊(3分)

考生右手位置同单手触诊(1分),左手托住被捡者右腰部,拇指张开置于季肋部,触诊时左手向上推(1分),右手触诊方法同单手触诊(1分)。

(三)检查结果正确(0.5分)

报告检查结果:肝脏肋下是否触及。

四、提问(2分)

(一)哮喘患者发作时可出现严重呼气性呼吸困难,胸部听诊时有哪些重要的的体征(1分)?

答:两肺满布哮鸣音或呼吸音明显减弱。

(二)板状腹有何临床意义(1分)?

答:多见于急性胃肠穿孔或腹腔脏器破裂(0.5分)所致急性弥漫性腹膜炎(0.5分)。

五、职业素质(2分)

(一)体检前能向被检者告知。与被检者沟通时态度和蔼,体检中动作轻柔,能体现爱护被检者的意识。体检结束后能告知,有体现关爱被检者的动作(1分)

(二)着装(工作服)整洁,仪表举止大方,语言文明,体检认真细致,表现出良好的职业素质(1分)

61号题:

请你对被检者进行下列体格检查并回答提问。
体格检查考试项目:①甲状腺检查(需口述视诊内容和报告检查结果,前面触诊和后面触诊可任选一);②心前区视诊检查(需口述检查结果);③脾脏触诊(双手触诊)(需报告检查结果)。
考试时间:15分钟
评分标准(总分20分)
一、甲状腺检查(需口述视诊内容和报告检查结果,前面触诊和后面触诊可任选一)(6分)
(一)视诊(口述内容):观察甲状腺大小,是否对称(1分)
(二)触诊方法正确,动作规范(4分)
1.甲状腺侧叶触诊(3分)
后面触诊:告知被检者取坐位,考生站在其后,一手示、中指施压于一侧甲状软骨,将气管推向对侧(1分),另一手拇指在对侧胸锁乳突肌后缘向前推挤甲状腺,示、中指在其前缘触诊甲状腺(1分),检查过程中,嘱被检者做吞咽动作,重复检查,用同样方法检查另一侧甲状腺(1分)。
前面触诊:告知被检者取坐位,考生面对被检者,考生一手拇指施压于一侧甲状软骨,将气管推向对侧(1分),另一手示、中指在对侧胸锁乳突肌后缘向前推挤甲状腺,拇指在胸锁乳突肌前缘触诊(1分),嘱被检者做吞咽动作,并随吞咽动作进行触诊。用同样方法检查另一侧甲状腺(1分)。
2.甲状腺峡部触诊(1分)
考生面对被检者,用拇指(或站在被检者后面用示指)自胸骨上切迹向上触摸,可触到气管前甲状腺组织,判断有无增厚,嘱被检者做吞咽动作。
(三)听诊方法正确,动作规范(0.5分)
考生用听诊器钟形体件放于甲状腺部位,两侧均需检查。
(四)检查结果正确(0.5分)
报告检查结果:甲状腺是否肿大,有无结节、震颤,听诊有无杂音。
二、心前区视诊检查(需口述检查内容)(2分)
(一)考生站位正确,告知被检者体位、姿势正确(0.5分)
告知被检者取坐位或仰卧位,充分暴露前胸部,考生站在被检者前面或右侧。
(二)检查内容和方法正确(1.5分)
考生俯视被检者心前区,必要时可将视线与胸廓同高(0.5分),观察心前区有无隆起与凹陷,有无异常搏动(0.5分),心尖搏动的位置、强度与范围(0.5分)。
三、脾脏触诊(双手触诊)(需报告检查结果)(8分)
(一)考生站位正确,告知被检者体位、姿势正确(1分)
告知被检者取仰卧位,双腿屈曲,暴露腹部,腹部放松,做腹式呼吸,考生站在被检者右侧(0.5分);告知被检者取右侧卧位时,右下肢伸直,左下肢屈曲(0.5分)。

(二)检查方法正确,动作规范(6.5分)

1.仰卧位触诊(4分)

考生左手掌置于被检者左腰部第9~11肋处,将其脾脏从后向前托起(1分),右手掌平放于脐部(1分),右手三指(示、中、环指)伸直并拢,与肋缘大致呈垂直方向(1分),从脐水平开始,配合被检者腹式呼吸,用示、中指末端桡侧进行触诊,直至触及脾下缘或左肋缘(1分)。

2.侧卧位触诊(2.5分)

嘱被检者右侧卧位,考生左手掌置于被检者左腰部第9~11肋处,将其脾脏从腰背部向腹部推(0.5分),右手三指(示、中、环指)伸直并拢,与肋缘大致呈垂直方向(1分),配合腹式呼吸,用示、中指末端桡侧进行触诊,直至触及脾下缘或左肋缘(1分)。

(三)检查结果正确(0.5分)

报告检查结果:脾脏肋下是否触及。

四、提问(2分)

(一)男性,49岁。两周来尿量明显减少,明显腹胀和双下肢水肿。既往有慢性乙型肝炎病史10余年。该患者触诊肝脏时可能有什么发现(1分)?

答:触及肝脏时肝质地硬,边缘较薄,表面尚光滑,或不能触及肝脏。

(二)肋缘触及肝脏,如何规范地表述其大小(1分)?

答:以右锁骨中线肋下多少厘米表示。

五、职业素质(2分)

(一)体检前能向被检者告知。与被检者沟通时态度和蔼,体检中动作轻柔,能体现爱护被检者的意识。体检结束后能告知,有体现关爱被检者的动作(1分)

(二)着装(工作服)整洁,仪表举止大方,语言文明,体检认真细致,表现出良好的职业素质(1分)

62号题:

请你对被检查者进行下列体格检查并回答提问。

体格检查考试项目:①对光反射检查(需报告检查结果);②心脏听诊检查(需指出听诊区部位和名称,报告检查内容和结果);③腹壁紧张度和腹部压痛、反跳痛检查(需报告检查结果)。

考试时间:15分钟

评分标准(总分20分)

一、对光反射检查(需报告检查结果)(4分)

(一)直接对光反射检查方法正确(1.5分)

用手电筒照射被检者一侧瞳孔,观察该侧瞳孔变化(0.5分);快速移开光源后再次观察该侧瞳孔变化(0.5分)。用上述方法检查另侧瞳孔(0.5分)。

(二)间接对光反射检查方法正确(1.5分)

手或遮挡物在被检者鼻梁处遮挡光线,用手电筒照射一侧瞳孔,观察对侧瞳孔变化(0.5分);快速移开光源后再次观察对侧瞳孔变化(0.5分)。用上述方法检查另侧瞳孔(0.5分)。

(三)检查结果正确(1分)

双眼直接对光反射正常(正常人):受到光线刺激后瞳孔立即缩小,移开光源后瞳孔迅速复原(0.5分)。

双眼间接对光反射正常(正常人):一侧瞳孔受到光线照射后,另一侧瞳孔立即缩小,移开光源,瞳孔复原(0.5分)。

二、心脏听诊检查(需指出听诊区部位和名称,报告检查内容和结果)(6分)

(一)考生站位正确,告知被检者体位、姿势正确(0.5分)

告知被检者取坐位或仰卧位,充分暴露前胸部,考生站在被检者前面或右侧。

(二)听诊区部位和听诊顺序、时间及内容正确(5.5分)

1.心脏瓣膜听诊区部位正确(2.5分)

心脏瓣膜听诊区为4个瓣膜5个区:二尖瓣区(心尖区)位于心尖搏动最强点(0.5分),肺动脉瓣区位于胸骨左缘第2肋间(0.5分),主动脉瓣区位于胸骨右缘第2肋间(0.5分),主动脉瓣第二听诊区位于胸骨左缘第3肋间(0.5分),三尖瓣区位于胸骨左缘第4、5肋间(0.5分)。

2.听诊顺序和时间正确(1分)

通常按逆时针方向依次听诊:从心尖区(二尖瓣区)开始→肺动脉瓣区→主动脉瓣区→主动脉瓣第二听诊区→三尖瓣区(0.5分)。

心尖区听诊时间不少于30秒(0.5分)。若有心率不齐时,听诊时间不少于1分钟。

3.检查内容和结果正确(2分)

报告检查内容和结果:每分钟实测心率次数,以多少次/分表示(0.5分)。心率是否规整(0.5分),心音有无异常(0.5分),有无额外心音、心脏杂音和心包摩擦音(0.5分)。

三、腹壁紧张度和腹部压痛、反跳痛检查(需报告检查结果)(6分)

(一)考生站位正确,告知被检者体位、姿势正确(0.5分)

告知被检者取仰卧位,双腿屈曲,暴露腹部,腹部放松,考生站在被检者右侧。

(二)检查方法正确,动作规范(5分)

1.腹壁紧张度(2分)

考生先将全手掌放于被检者腹壁上,让被检者适应片刻,此时可感受被检者腹壁紧张强度,然后以轻柔动作开始触诊(1分)。检查完一个区域后,考生的手应提起并离开腹壁,再以上述方法检查下一区域(0.5分)。一般先从左下腹开始,逆时针方向进行触诊,最后检查病痛部位(0.5分)。

2.腹部压痛、反跳痛(3分)

考生先将全手掌放于被检者腹壁上,让被检者适应片刻,然后用手指指腹压于腹壁观察被检者有无疼痛反应(1分);当出现疼痛时,手指在远处停留片刻(1分),然后迅速将手指抬起观察被检者疼痛有无骤然加重(1分)。

(三)检查结果正确(0.5分)

报告检查结果:有无腹壁紧张和压痛、反跳痛(正常人腹软,无腹部压痛和反跳痛)。

四、提问(2分)

(一)男性,23岁。2天来呕吐咖啡样液体约110毫升,黑便3次。既往十二指肠溃疡病史6年。最可能提示该患者持续消化道出血的腹部体征是什么(1分)?

答:肠鸣音活跃(答肠鸣音亢进得0.5分)。

(二)消化性溃疡患者急性胃穿孔,腹部叩诊检查时发现的重要阳性体征可能是什么(1分)?

答:肝浊音界缩小或消失。

五、职业素质(2分)

（一）体检前能向被检者告知。与被检者沟通时态度和蔼,体检中动作轻柔,能体现爱护被检者的意识。体检结束后能告知,有体现关爱被检者的动作(1分)

（二）着装(工作服)整洁,仪表举止大方,语言文明,体检认真细致,表现出良好的职业素质(1分)

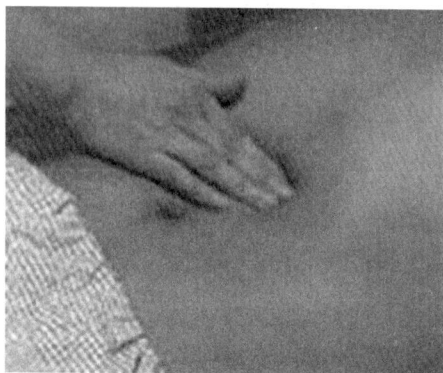

63 号题:

请你对被检者进行下列体格检查并回答提问。

体格检查考试项目:①腋窝淋巴结检查(需口述检查内容和报告检查结果);②肝脏触诊(单、双手触诊)(需报告检查结果);③手部及其关节视诊检查(需口述视诊内容)。

考试时间:15分钟

评分标准(总分20分)

一、腋窝淋巴结检查(需口述检查内容和报告检查结果)(6分)

（一）考生站位正确,告知被检者体位、姿势正确(0.5分)
告知被检者取坐位或仰卧位,考生站在被检者前面或右侧。

（二）检查方法正确,动作规范(2.5分)
检查左侧时,考生左手握被检者左手,将其前臂稍外展(1分),右手三指(示、中、环指)并拢,稍弯曲,由浅入深触诊被检者左侧腋窝淋巴结(0.5分)。
两侧均需检查,以左手检查右腋窝,步骤同左侧(1分)。

（三）检查内容、部位正确(2.5分)
腋窝的5组淋巴结群(腋尖群、中央群、胸肌群、肩胛下群、外侧群)均应触诊。
腋尖群:位于腋窝顶部(0.5分)。
中央群:位于腋窝内侧壁近肋骨及前锯肌处(0.5分)。
胸肌群:位于胸大肌下缘深部(0.5分)。
肩胛下群:位于腋窝后皱襞深部(0.5分)。
外侧群:位于腋窝外侧壁(0.5分)。

（四）检查结果正确(0.5分)
报告检查结果:是否触及淋巴结。

二、肝脏触诊(单、双手触诊)(需报告检查结果)(8分)

（一）考生站位正确,告知被检者体位、姿势正确(0.5分)
告知被检者取仰卧位,双腿屈曲,暴露腹部,腹部放松,做腹式呼吸,考生站在被检者右侧。

（二）检查方法正确,动作规范(7分)

1.单手触诊(4分)

考生将右手四指并拢,掌指关节伸直,平行地放在被检者右侧腹部脐水平线上,用示、中指末端桡侧进行触诊(1分),嘱做腹式呼吸,被检者呼气时,手指压向腹深部,吸气时,手指向上迎触下移的肝下缘(1分)。如此反复进行,并逐渐向肋缘方向滑动,直至触及肝下缘或右肋缘(2分)。

2.双手触诊(3分)

考生右手位置同单手触诊(1分),左手托住被捡者右腰部,拇指张开置于季肋部,触诊时左手向上推(1分),右手触诊方法同单手触诊(1分)。

(三)检查结果正确(0.5分)

报告检查结果:肝脏肋下是否触及。

三、手部及其关节视诊检查(须口述视诊内容)(2分)

(一)考生站位正确,告知被检者体位、姿势正确(0.5分)

告知被检查者取立位、坐位或仰卧位,双手自然放松并充分暴露,考生站在被检查者前面或右侧。

(二)视诊检查内容正确(1.5分)

被检者双手有无红肿、皮肤破损、皮下出血,有无肌萎缩等(0.5分):手指末端有无发绀、苍白,有无杵状指、反甲(匙状甲)(0.5分)双手指关节有无畸形、肿胀、活动受限等(0.5分)

四、提问(2分)

(一)男性,49岁。两周来尿量明显减少,明显腹胀和双下肢水肿。既往有慢性乙型肝炎病史10余年。该患者腹壁静脉曲张明显,其血流方向如何(1分)?

答:脐上的静脉血流方向是由下向上,脐下的静脉血流方向是由上向下。

(二)右下腹压痛和反跳痛阳性常见于何种疾病(1分)?

答:常见于急性阑尾炎或女性右侧输卵管炎(0.5分,答出一个即可得0.5分)伴局部腹膜炎(0.5分)。

五、职业素质(2分)

(一)体检前能向被检者告知。与被检者沟通时态度和蔼,体检中动作轻柔,能体现爱护被检者的意识。体检结束后能告知,有体现关爱被检者的动作(1分)

(二)着装(工作服)整洁,仪表举止大方,语言文明,体检认真细致,表现出良好的职业素质(1分)

64号题:

请你对被检者进行下列体格检查并回答提问。

体格检查考试项目:①扁桃体检查(需口述检查内容);②乳房触诊检查(使用女性胸部模具,需口述检查内容,报告检查结果);③腹部移动性浊音检查(需报告检查结果)。

考试时间:15分钟

评分标准(总分20分)

一、扁桃体检查(需口述检查内容)(4分)

(一)检查方法正确(2分)

告知被检查者取坐位,头略后仰,嘱其口张大并发长"啊"音(0.5分),此时考生用压舌板在在被检者舌前2/3与后1/3交界处迅速下压(1分),在光照的配合下观察扁桃体(0.5分)。

(二)检查内容正确(2分)

观察扁桃体有无红肿(0.5分),判断扁桃体肿大的程度(0.5分),其分泌物颜色、形状(0.5分),有无苔片状假膜(0.5分)。

二、乳房触诊检查(使用女性胸部模具,需报告检查结果)(6分)

(一)考生站位正确(0.5分)

充分暴露被检者前胸,考生站在其前面或右侧。

(二)检查方法正确,动作规范(4.5分)

考生的手指和手掌平置在乳房上,用指腹轻施压力,以旋转或来回滑动进行触诊(1分)。双侧乳房触诊先由健侧开始,后检查患者(0.5分)。检查左侧乳房时由外上象限开始,沿顺时针方向由浅入深触诊,直至4个象限检查完毕(1分),最后触诊乳头(1分)。检查右侧乳房也从外上象限开始,沿逆时针方向进行触诊(1分)。

(三)检查结果正确(1分)

报告检查结果:双侧乳房有无触(压)痛,有无包块及其大小、位置。硬度、活动度、压痛(0.5分),乳头有无触痛,有无硬结、弹性消失(0.5分)。

三、腹部移动性浊音检查(需报告检查结果)(6分)

(一)考生站位正确,告知被检者体位、姿势正确(0.5分)

告知被检者取仰卧位,双腿屈曲,暴露腹部,腹部放松,考生站在被检者右侧。

(二)检查方法正确,动作规范(5分)

考生自被检者腹中部脐水平向左侧腹部叩诊,直至出现浊音,左手扳指不离开腹壁(1分)。请被检者右侧卧(1分),再继续叩诊,若叩诊音呈鼓音,则为移动性浊音阳性(1分)。自该处继续向腹下侧叩诊,直至再度出现浊音(1分);再请被检者左侧卧,同样方法叩击(1分)。

(三)检查结果正确(0.5分)

报告检查结果:移动性浊音阳性或阴性(正常人移动性浊音检查为阴性)。

四、提问(2分)

(一)男性,25岁。午饭后觉腹部不适,傍晚出现右下腹隐痛,来院急诊,腹部触诊时应重点注意哪些内容(1分)?

答:腹部有无压痛,右下腹有无反跳痛和肌紧张。

(二)近期出现乳头内缩最常见的原因是什么(1分)?

答:近期出现乳头内缩最可能的原因为乳腺癌或炎症。

五、职业素质(2分)

(一)体检前能向被检者告知。与被检者沟通时态度和蔼,体检中动作轻柔,能体现爱护被检者的意识。体检结束后能告知,有体现关爱被检者的动作(1分)

(二)着装(工作服)整洁,仪表举止大方,语言文明,体检认真细致,表现出良好的职业素质(1分)

65号题:

请你对被检者进行下列体格检查并回答提问。
体格检查考试项目:①腋窝淋巴结检查(需口述检查内容和报告检查结果);②脾脏触诊(双手触诊)(需报告检查结果)。③手部及其关节视诊检查(需口述视诊内容)。
考试时间:15分钟
评分标准(总分20分)

一、腋窝淋巴结检查(需口述检查内容和报告检查结果)(6分)

(一)考生站位正确,告知被检者体位、姿势正确(0.5分)

告知被检者取坐位或仰卧位,考生站在被检者前面或右侧。

(二)检查方法正确,动作规范(2.5分)

检查左侧时,考生左手握被检者左手,将其前臂稍外展(1分),右手三指(示、中、环指)并拢,稍弯曲,由浅入深触诊被检者左侧腋窝淋巴结(0.5分)。

两侧均需检查,以左手检查右腋窝,步骤同左侧(0.5分)。

(三)检查内容、部位正确(2.5分)

腋窝的5组淋巴结群(腋尖群、中央群、胸肌群、肩胛下群、外侧群)均应触诊。

腋尖群:位于腋窝顶部(0.5分)。

中央群:位于腋窝内侧壁近肋骨及前锯肌处(0.5分)。

胸肌群:位于胸大肌下缘深部(0.5分)。

肩胛下群:位于腋窝后皱襞深部(0.5分)。

外侧群:位于腋窝外侧壁(0.5分)。

(四)检查结果正确(0.5分)

报告检查结果:是否触及淋巴结。

二、脾脏触诊(双手触诊)(需报告检查结果)(8分)

(一)考生站位正确,告知被检者体位、姿势正确(1分)

告知被检者取仰卧位,双腿屈曲,暴露腹部,腹部放松,做腹式呼吸,考生站在被检者右侧(0.5分);告知被检者取右侧卧位时,右下肢伸直,左下肢屈曲(0.5分)。

(二)检查方法正确,动作规范(6.5分)

1.仰卧位触诊(4分)

考生左手掌置于被检者左腰部第9~11肋处,将其脾脏从后面托起(1分),右手掌平放于脐部(1分),右手三指(示、中、环指)伸直并拢,与肋缘大致呈垂直方向(1分),从脐水平开始,配合被检者腹式呼吸,用示、中指末端桡侧进行触诊,直至触及脾缘或左肋缘。

2.侧卧位触诊(2.5分)

嘱被检者右侧卧位,考生左手掌置于被检者左腰部第9~11肋处,将其脾脏从腰背部向腹部推(0.5分),右手三指(示、中、环指)伸直并拢,与肋缘大致呈垂直方向(1分),配合腹式呼吸,用示、中指末端桡侧进行触诊,直至触及脾下缘或左肋缘(1分)。

(三)检查结果正确(0.5分)

报告检查结果:脾脏肋下是否触及。

三、手部及其关节视诊检查(需口述视诊内容)(2分)

(一)考生站位正确,告知被检者体位、姿势正确(0.5分)

告知被检者取立、坐位或仰卧位,双手自然放松并充分暴露,考生站在被检者前面或右侧。

(二)视诊检查内容正确(1.5分)

被检者双手有无红肿、皮肤破损、皮下出血,有无肌萎缩等(0.5分);手指末端有无发绀、苍白,有无杵状指,反甲(匙状甲)(0.5分)。双手指关节有无畸形、肿胀、活动受限等(0.5分)。

四、提问(2分)

(一)体检时第7颈椎棘突临床定位价值是什么(1分)?

答:第7颈椎棘突作为计数胸椎的标志。

(二)什么情况下应该避免脊柱活动?

答:脊柱可疑骨折或关节脱位时应该避免脊柱活动。

五、职业素质(2分)

(一)体检前能向被检者告知。与被检者沟通时态度和蔼,体检中动作轻柔,能体现爱护被检者的意识。体检结束后能告知,有体现关爱被检者的动作(1分)

(二)着装(工作服)整洁,仪表举止大方,语言文明,体检认真细致,表现出良好的职业素质(1分)

66号题:

请你对被检查者进行下列体格检查并回答提问。

体格检查考试项目:①对光反射检查(需报告检查结果);②肺部听诊检查(需口述检查结果);③甲状腺检查(需口述视诊内容和报告检查结果,前面触诊和后面触诊可任选一)。

考试时间:15分钟

评分标准(总分20分)

一、对光反射检查(需报告检查结果)(4分)

(一)直接对光反射检查方法正确(1.5分)

用手电筒照射被检者一侧瞳孔,观察该侧瞳孔变化(0.5分);快速移开光源后再次观察该侧瞳孔变化(0.5分)。用上述方法检查另侧瞳孔(0.5分)。

(二)间接对光反射检查方法正确(1.5分)

手或遮挡物在被检者鼻梁处遮挡光线,用手电筒照射一侧瞳孔,观察对侧瞳孔变化(0.5分);快速移开光源后再次观察对侧瞳孔变化(0.5分)。用上述方法检查另侧瞳孔(0.5分)。

(三)检查结果正确(1分)

双眼直接对光反射正常(正常人):受到光线刺激后瞳孔立即缩小,移开光源后瞳孔迅速复原(0.5分)。

双眼间接对光反射正常(正常人):一侧瞳孔受到光线照射后,另一侧瞳孔立即缩小,移开光源,瞳孔复原(0.5分)。

二、肺部听诊检查(需报告检查结果)(6分)

(一)考生站位正确,告知被检者体位、姿势正确(0.5分)

告知被检者取仰卧位或坐位,充分暴露前胸部和背部,考生站在被检者右侧(坐位时站在被检者前面和后面)。

(二)检查方法正确,动作规范(4.5分)

1.考生用听诊器的膜型体件置于胸壁,听诊顺序由肺尖开始,自上而下,由前胸到侧胸、背部(1分),左右两侧对称部位进行比较(0.5分),每处至少听1~2个呼吸周期(0.5分)。要求被检者均匀而平静地呼吸,必要时嘱被检者深呼吸、屏气或咳嗽(0.5分)

2.语音共振检查

嘱被检者用一般声音强度重复发"yi"长音(或耳语"1、2、3"),考生用听诊器的膜型体件在被检者胸壁由上而下,左右两侧对称部位对比听诊(1分)。

3.胸膜摩擦音检查

考生将听诊器的膜型体件置于被检者前下侧胸部进行听诊,嘱被检者屏住呼吸和深呼吸时重复听诊(1分)。

(三)检查结果正确(1分)

报告检查结果:双肺呼吸音是否清晰,有无增强或减弱,有无异常呼吸音,有无啰音,有无胸膜摩擦音,语音共振有无增强或减弱。

三、甲状腺检查(需口述视诊内容和报告检查结果,前面触诊和后面触诊可任选一)(6分)

(一)视诊(口述内容)

观察甲状腺大小,是否对称(1分)

(二)触诊方法正确,动作规范(4分)

1.甲状腺侧叶触诊(3分)

后面触诊:告知被检者取坐位,考生站在其后,一手示、中指施压于一侧甲状软骨,将气管推向对侧(1分),另一手拇指在对侧胸锁乳突肌后缘向前推挤甲状腺,示、中指在其前缘触诊甲状腺(1分)。检查过程中,嘱被检者做吞咽动作,重复检查,用同样方法检查另一侧甲状腺(1分)。

前面触诊:告知被检者取坐位,考生面对被检者,考生一手拇指施压于一侧甲状软骨,将气管推向对侧(1分),另另一手示、中指在对侧胸锁乳突肌后缘向前推挤甲状腺,拇指在胸锁乳突肌前缘触诊(1分),嘱被检者做吞咽动作,并随吞咽动作进行触诊。用同样方法检查另一侧甲状腺(1分)。

2.甲状腺峡部触诊(1分)

考生面对被检者,用拇指(或站在被检者后面用示指)自胸骨上切迹向上触摸,可触到气管前甲状腺组织,判断有无增厚,嘱被检者做吞咽动作。

(三)听诊方法正确,动作规范(0.5分)

考生用听诊器钟形体件放于甲状腺部位,两侧均需检查。

(四)检查结果正确(0.5分)

报告检查结果:甲状腺是否肿大,有无结节、震颤,听诊有无杂音。

四、提问(2分)

(一)夏季,女孩,8岁。发热3天伴瞌睡来急诊,体检时重点检查哪些项目(1分)?

答:生命征、意识状态、心肺听诊、脑膜刺激征、病理反射。

(二)请描述 Babinski 征的阳性表现(1分)

答:阳性表现为拇趾背伸,其余四趾呈扇形张开。

五、职业素质(2分)

(一)体检前能向被检者告知。与被检者沟通时态度和蔼,体检中动作轻柔,能体现爱护被检者的意识。体检结束后能告知,有体现关爱被检者的动作(1分)

(二)着装(工作服)整洁,仪表举止大方,语言文明,体检认真细致,表现出良好的职业素质(1分)

67 号题:

请你对被检查者进行下列体格检查并回答提问。

体格检查考试项目:①对光反射检查(需报告检查结果);②乳房触诊检查(使用女性胸部模具,需口述检查内容,报告检查结果);③腹部移动性浊音检查(需报告检查结果)。

考试时间:15分钟

评分标准(总分20分)

一、对光反射检查(需报告检查结果)(4分)

(一)直接对光反射检查方法正确(1.5分)

用手电筒照射被检者一侧瞳孔,观察该侧瞳孔变化(0.5分);快速移开光源后再次观察该侧瞳孔变化(0.5分)。用上述方法检查另侧瞳孔(0.5分)。

(二)间接对光反射检查方法正确(1.5分)

手或遮挡物在被检者鼻梁处遮挡光线,用手电筒照射一侧瞳孔,观察对侧瞳孔变化(0.5分);快速移开光源后再次观察对侧瞳孔变化(0.5分)。用上述方法检查另侧瞳孔(0.5分)。

(三)检查结果正确(1分)

双眼直接对光反射正常(正常人):受到光线刺激后瞳孔立即缩小,移开光源后瞳孔迅速复原(0.5分)。

双眼间接对光反射正常(正常人):一侧瞳孔受到光线照射后,另一侧瞳孔立即缩小,移开光源,瞳孔复原(0.5分)。

二、乳房触诊检查(使用女性胸部模具,需口述检查内容,报告检查结果)(6分)

(一)考生站位正确(0.5分)

充分暴露被检者前胸,考生站在其前面或右侧。

(二)检查方法正确,动作规范(4.5分)

考生的手指和手掌平置在乳房上,用指腹轻施压力,以旋转或来回滑动进行触诊(1分)。双侧乳房触诊先由健侧开始,后检查患者(0.5分)。检查左侧乳房时由外上象限开始。沿顺时针方向由浅入深触诊,直至4个象限检查完毕(1分),最后触诊乳头(1分)。检查右侧乳房也从外上象限开始,沿逆时针方向进行触诊(1分)。

(三)检查结果正确(1分)

报告检查结果:双侧乳房有无触(压)痛,有无包块及其大小、位置。硬度、活动度、压痛(0.5分),乳头有无触痛,有无硬结、弹性消失(0.5分)。

三、腹部移动性浊音检查(需报告检查结果)(6分)

(一)考生站位正确,告知被检者体位、姿势正确(0.5分)

告知被检者取仰卧位,双腿屈曲,暴露腹部,腹部放松,考生站在被检者右侧。

(二)检查方法正确,动作规范(5分)

考生自被检者腹中部脐水平向左侧腹部叩诊,直至出现浊音,左手板指不离开腹壁(1分)。请被检者右侧卧(1分),再继续叩诊,若叩诊音呈鼓音,则为移动性浊音阳性(1分),自该处继续向腹下侧叩诊,直至再度出现浊音(1分);再请被检者左侧卧,同样方法叩击(1分)。

(三)检查结果正确(0.5分)

报告检查结果:移动性浊音阳性或阴性(正常人移动性浊音检查为阴性)。

四、提问(2分)

(一)女性,25岁。游泳时突发头痛3小时急诊,初步诊断蛛网膜下腔出血,既往体健。体检时可能有哪些神经系统体征(1分)?

答:颈项强直(0.5分),Kernig征阳性,Brudzinski阳性(0.5分)。

(二)近期出现乳头内缩最常见的原因是什么(1分)?

答:近期出现乳头内缩最可能的原因为乳腺癌或炎症。

五、职业素质(2分)

(一)体检前能向被检者告知。与被检者沟通时态度和蔼,体检中动作轻柔,能体现爱护被检者的意识。体检结束后能告知,有体现关爱被检者的动作(1分)

(二)着装(工作服)整洁,仪表举止大方,语言文明,体检认真细致,表现出良好的职业素质(1分)

第三考站　基本操作

1号题:

临床情景:王先生,33岁。转移性右下腹痛3天,加重5小时。腹痛呈持续性伴恶心、呕吐。查体:体温37.8℃,麦氏点有固定压痛、反跳痛。拟经麦氏切口手术治疗。已完成术前准备。王先生仰卧于手术台上。
要求:请用碘伏为患者(医学模拟人)进行手术区域皮肤消毒,并铺手术巾、手术单。 考试时间:10分钟
评分标准(总分20分)(全过程任何步骤违反无菌操作原则,一处扣2分)
一、消毒前准备(2分)
(1)戴帽子、口罩(头发、鼻孔不外露)(0.5分)。 (2)手术野皮肤暴露范围正确:上自乳头连线水平,下至大腿中段,两侧至腋后线(1分)。 (3)手术刷手(可口述)(0.5分。)
二、消毒操作过程(8分)
(1)考生一手端盛有碘伏棉球的消毒碗,另一手持卵圆钳,站立于患者右侧(1分)。 (2)首先将碘伏滴入肚脐眼内,涂擦时绕过肚脐。涂擦完毕,翻过卵圆钳用棉球的另一侧将肚脐内的消毒液蘸干(第2遍和第3遍可不再专门沾肚脐,也可以和第1遍相同)(2分)。 (3)以麦氏切口为中心,自上而下、由内而外消毒皮肤(1分)。每一次涂擦之间不留空白区(1分)。共消毒3遍,每遍均不超过前一遍范围(1分)。 (4)消毒过程中,一直保持卵圆钳头端低于握持端(1分)。 (5)消毒范围上自乳头连线,下至大腿上、中三分之一交界处,右侧至腋后线,左侧至腋前线(1分)。
三、铺巾操作过程(6分)
(1)用四块无菌巾,内折少许,铺盖在拟定切口四周,反折部靠近切口。铺巾后手术野皮肤暴露不要过于宽大(2分)。 (2)先铺考生对侧或患者会阴侧无菌巾,最后铺靠近考生侧的无菌巾。用四把巾钳固定(2分)。 (3)铺中单(考官协助):在拟定切口上下方各铺一块中单(1分)。 (4)铺大单(考官协助):铺大单时先将洞口对准拟定切口,然后将大单头端盖过麻醉架,两侧和足端下垂超过手术台边30cm(1分)。
四、提问(2分)
碘伏消毒的优点是什么? 答:不需要脱碘,刺激性小,适用于各个部位的消毒。
五、职业素质(2分)
(1)在操作过程中,无菌观念强,动作轻柔规范,体现爱护患者的意识(1分)。 (2)着装整洁,仪表端庄,举止大方,语言文明,认真细致,表现出良好的职业素质(1分)。

2号题:

临床情景:张女士,53岁。右下腹痛3天,伴下坠感,逐渐加重。既往有类似病史,查体:体温37.8℃,右下腹有压痛,双合诊发现右侧盆腔5cm×5cm肿块,触痛明显。拟经右下腹旁正中切口手术治疗,已完成术前准备,张女士仰卧于手术台上。

要求:请用碘伏为患者(医学模拟人)进行手术区域皮肤消毒,并铺手术巾、手术单。

考试时间:10分钟

评分标准(总分20分)(全过程任何步骤违反无菌操作原则,一处扣2分)

一、消毒前准备(2分)

(1)戴帽子、口罩(头发、鼻孔不外露)(0.5分)。

(2)手术野皮肤暴露范围正确:上自乳头连线水平,下至大腿中段,两侧至腋后线(1分)。

(3)手术刷手(可口述)(0.5分)。

二、消毒操作过程(8分)

(1)考生一手端盛有2%碘酊或70%酒精棉球的消毒碗,一手持卵圆钳,站立于患者右侧(1分)。

(2)第1遍用碘酊涂擦,首先将碘酊滴入肚脐内,涂擦时绕过肚脐。涂擦完毕,翻过卵圆钳用棉球的另一侧将肚脐内的消毒液蘸干。晾干后第2遍和第三遍用70%酒精棉球涂擦脱碘(2分)。

(3)以右下腹旁正中切口为中心,自上而下、由内及外消毒皮肤(1分)。各次消毒涂抹之间不留空白区(1分)。

(4)每遍消毒均不超过前次范围(1分)。

(5)消毒过程中,一直保持卵圆钳头端低于握持端(1分)。

(6)消毒范围上自乳头连线,下至大腿上、中三分之一交界处,两侧至腋中线(1分)。

三、铺巾操作过程(6分)

(1)用四块无菌巾,内折少许,铺盖在拟定切口四周,反折部靠近切口。铺巾后手术野皮肤暴露不要过于宽大(2分)。

(2)先铺考生对侧或患者会阴侧无菌巾,最后铺靠近考生侧的无菌巾。用四把巾钳固定(2分)。

(3)铺中单(考官协助):在拟定切口上下方各铺一块中单(1分)。

(4)铺大单(考官协助):铺大单时先将洞口对准拟定切口,然后将大单头端盖过麻醉架,两侧和足端下垂超过手术台边30cm(1分)。

四、提问(2分)

应用2%碘酊进行皮肤消毒后,为什么要用70%酒精脱碘?

答:用酒精脱碘可以避免在皮肤表面滞留时间过长而损伤表皮。

五、职业素质(2分)

(1)在操作过程中,无菌观念强,动作轻柔规范,体现爱护患者的意识(1分)。

(2)着装整洁,仪表端庄,举止大方,语言文明,认真细致,表现出良好的职业素质(1分)。

3号题:

临床情景:刘女士,26岁。转移性右下腹痛2天,全腹痛7小时全腹肌紧张,有压痛、反跳痛。拟于右侧经腹直肌切口手术治疗,已完成术前准备,刘女士仰卧于手术台上。

要求:请用碘伏为患者(医学模拟人)进行手术区域皮肤消毒,并铺手术巾、手术单。

考试时间:10分钟

评分标准(总分20分)(全过程任何步骤违反无菌操作原则,一处扣2分)

一、消毒前准备(2分)

(1)戴帽子、口罩(头发、鼻孔不外露)(0.5分)。

(2)手术野皮肤暴露范围正确:上自乳头连线水平以上,下至大腿中段,两侧至腋后线(1分)。

(3)手术刷手(可口述)(0.5分。)

二、消毒操作过程(8分)

(1)考生一手端盛有碘伏棉球的消毒碗,另一手持卵圆钳,站立于患者右侧(1分)。

(2)首先将碘伏滴入肚脐眼内,涂擦时绕过肚脐。涂擦完毕,翻过卵圆钳用棉球的另一侧将肚脐内的消毒液蘸干(第2遍和第3遍可不再专门沾肚脐,也可以和第1遍相同)(2分)。

(3)以右侧经腹直肌切口为中心。自上而下、由内而外消毒皮肤(1分)。各次消毒涂擦之间不留空白区(1分)。

(4)共消毒3遍,每遍均不超过前一遍范围(1分)。

(5)消毒过程中,一直保持卵圆钳头端低于握持端(1分)。

(6)消毒范围上自乳头连线,下至大腿上、中三分之一交界处,两侧至腋中线(1分)。

三、铺巾操作过程(6分)

(1)用四块无菌巾,内折少许,铺盖在拟定切口四周,反折部靠近切口。铺巾后手术野皮肤暴露不要过于宽大(2分)。

(2)先铺考生对侧或患者会阴侧无菌巾,最后铺靠近考生侧的无菌巾。用四把巾钳固定(2分)。

(3)铺中单(考官协助):在拟定切口上下方各铺一块中单(1分)。

(4)铺大单(考官协助):铺大单时先将洞口对准拟定切口,然后将大单头端盖过麻醉架,两侧和足端下垂超过手术台边30cm(1分)。

四、提问(2分)

腹部手术术前准备工作中,备皮工作主要包括哪些?

答:消毒范围内的皮肤清洗、毛发剔除以及肚脐内的清洁、消毒。

五、职业素质(2分)

(1)在操作过程中,无菌观念强,动作轻柔规范,体现爱护患者的意识(1分)。

(2)着装整洁,仪表端庄,举止大方,语言文明,认真细致,表现出良好的职业素质(1分)。

4号题:

临床情景:赵先生,40岁。突发上腹痛6小时。腹肌紧张,立位腹平片膈下见游离气体。拟行上腹部剖腹探查术。已完成术前准备,赵先生仰卧于手术台上。

要求:请用碘伏为患者(医学模拟人)进行手术区域皮肤消毒,并铺手术巾、手术单。

考试时间:10分钟

评分标准(总分20分)(全过程任何步骤违反无菌操作原则,一处扣2分)

一、消毒前准备(2分)

(1)戴帽子、口罩(头发、鼻孔不外露)(0.5分)。

(2)手术野皮肤暴露范围正确:上自乳头连线水平以上,下至大腿中段,两侧至腋后线(1分)。

(3)手术刷手(可口述)(0.5分。)

二、消毒操作过程(8分)

(1)考生一手端盛有碘伏棉球的消毒碗,另一手持卵圆钳,站立于患者右侧(1分)。

(2)首先将碘伏滴入肚脐眼内,涂擦时绕过肚脐。涂擦完毕,翻过卵圆钳用棉球的另一侧将肚脐内的消毒液蘸干(第2遍和第3遍可不再专门沾肚脐,也可以和第1遍相同)(2分)。

(3)以上腹部探查切口为中心。自上而下、由内及外消毒皮肤(1分)。各次消毒涂擦之间不留空白区(1分)。

(4)共消毒3遍,每遍均不超过前次范围(1分)。

(5)消毒过程中,一直保持卵圆钳头端低于握持端(1分)。

(6)消毒范围上自乳头连线,下至大腿上、中三分之一交界处,两侧至腋中线(1分)。

三、铺巾操作过程(6分)

(1)用四块无菌巾,内折少许,铺盖在拟定切口四周,反折部靠近切口。铺巾后手术野皮肤暴露不要过于宽大(2分)。

(2)先铺考生对侧或患者会阴侧无菌巾,最后铺靠近考生侧的无菌巾。用四把巾钳固定(2分)。

(3)铺中单(考官协助):在拟定切口上下方各铺一块中单(1分)。

(4)铺大单(考官协助):铺大单时先将洞口对准拟定切口,然后将大单头端盖过麻醉架,两侧和足端下垂超过手术台边30cm(1分)。

四、提问(2分)

在成人脐部消毒时,可选择什么消毒液?

答:可以用碘伏,也可以选用碘酊、酒精等消毒液。

五、职业素质(2分)

(1)在操作过程中,无菌观念强,动作轻柔规范,体现爱护患者的意识(1分)。

(2)着装整洁,仪表端庄,举止大方,语言文明,认真细致,表现出良好的职业素质(1分)。

5号题:

临床情景:您正在准备参加一台腹腔镜胆囊切除手术。
要求:请用肥皂水刷手法进行刷手。
考试时间:10分钟
评分标准(总分20分)(全过程任何步骤违反无菌操作原则,一处扣2分)

一、刷手前的准备(2分)

(1)换鞋、换刷手衣、戴帽子、口罩(头发、鼻孔不外露)(1分)。

(2)将刷手衣衣袖挽至肘上10cm处(1分)。

二、刷手及擦干操作过程(10分)

(1)刷手:考生用消毒毛刷消毒肥皂水刷手,按指尖、手、腕、前臂至肘上10cm处顺序进行(2分)。两上肢各部位按顺序交替进行刷洗(1分)。

(2)刷完一次后用清水将肥皂水冲去(1分)。冲洗时保持拱手姿势(1分)。共刷洗3遍,每遍3分钟(可口述)(1分)。

(3)擦手:折叠无菌小毛巾成三角形,尖端朝下,由手部向上臂(肘上6cm处)顺序擦干(2分)。

(4)先擦干一只手臂,翻转毛巾或更加换毛巾再擦另一只手臂(1分)。擦过肘部的毛巾不能再接触手和前臂(1分)。

三、浸泡及晾干过程(4分)

(1)将手、前臂到肘上6cm处浸泡在70%酒精内(2分)。

(2)浸泡时间5分钟(可口述)(1分)。

(3)手臂浸泡后保持拱手姿势,待其自然晾干(1分)。

四、提问(2分)

(1)肥皂水刷手时,特别要注意哪些部位的刷洗?(1分)

答:特别要注意甲缘、甲沟、指缝及肘部的刷洗。

(2)手术刷手时,是否需要应用无菌生理盐水冲洗?为什么?(1分)

答:不需要。刷手过程主要是为了清洁手臂,而不是消毒。

五、职业素质(2分)

(1)在操作过程中,无菌观念强,动作轻柔规范(1分)。

(2)着装整洁,仪表端庄,举止大方,语言文明,认真细致,表现出良好的职业素质(1分)。

6(A)号题:

临床情景:您作为参加疝修补手术的住院医师,已完成手臂消费。

要求:请穿无菌手术衣(前交叉式),戴无菌手套。术后,因需要立即参与下一台手术,请脱去手术衣及手套,准备接台手术。

考试时间:10分钟

评分标准(总分20分)(全过程任何步骤违反无菌操作原则,一处扣2分)

一、穿无菌手术衣、戴无菌手套过程(10分)

(1)拿起叠放着的手术衣,双手不能触及下面的手术衣(1分)。

(2)双手分别提起手术衣的衣领两端,抖开手术衣,有腰带的一面向外(1分)。

(3)将手术衣略向上抛起,顺势双手向前上方同时插入袖筒,助手在身后协助穿手术衣,使双手伸出袖口(1分)。

(4)身体略向前倾,使腰带悬垂离开手术衣(1分),双手交叉提起左右腰带向后递,由助手在身后接住并打结(2分)。

(5)穿手术衣过程中,手及前臂不能高过双肩,不能低于腰部(1分)。

(6)戴无菌手套(3分):

①左手自手套袋内捏住手套翻折部,取出手套;右手插入右手手套内(1分)。

②已戴手套的右手(除拇指外)四指插入左手手套翻折部,左手插入手套内,将左手手套翻折部翻至手术衣袖口上(1分)。

③用戴好手套的左手四指插入右手手套的翻折部,将翻折部翻至右手手术衣袖口上(1分)。

二、脱手术衣、手套的过程(6分)

(1)嘱助手在背后解开腰带及领结等(1分)。

(2)嘱助手面对考生,拉住考生手术衣衣领,向前翻转拉下手术衣,使手套套口翻转于手腕部(1分)。

(3)考生一手插入另一手手套的翻转部,扯下手套(1分);已脱掉手套的手捏住另一手手套的内面,扯下第二只手套(1分)。

(4)双手不能接触手套的外侧面(2分)。

三、提问(2分)

穿包背式手术衣时,应该先系腰带还是先戴无菌手套?为什么?

答:应先戴无菌手套,因为腰带系于腰前,是绝对无菌区域。

235

四、职业素质(2分)

(1)在操作过程中,无菌观念强,动作轻柔规范(1分)。

(2)着装整洁,仪表端庄,举止大方,语言文明,认真细致,表现出良好的职业素质(1分)。

6(B)号题:

临床情景:您作为参加疝修补手术的住院医师,已完成手臂消费。

要求:请穿无菌手术衣(包背式)。术后,因需要立即参与下一台手术,请脱去手术衣及手套,准备接台手术。

考试时间:10分钟

评分标准(总分20分)(全过程任何步骤违反无菌操作原则,一处扣2分)

一、穿无菌手术衣、戴无菌手套过程(10分)

(1)拿起叠放着的手术衣,双手不能触及下面的手术衣(1分)。

(2)双手分别提起手术衣的衣领两端,抖开手术衣,有腰带的一面向外(1分)。

(3)将手术衣略向上抛起,顺势双手向前上方同时插入袖筒,助手在身后协助穿手术衣,使双手伸出袖口(1分)。

(4)戴无菌手套(3分):

①左手自手套袋内捏住手套翻折部,取出手套,右手插入右手手套内(1分)。

②已戴手套的右手(除拇指外)四指插入左手手套翻折部,左手插入手套内,将左手手套翻折部翻至手术衣袖口上(1分)。

③用戴好手套的左手四指插入右手手套的翻折部,将翻折部翻至右手手术衣袖口上(1分)。

(5)解开打结的腰带,握住左侧腰带,将右侧腰带递给助手(1分),助手用无菌钳夹住,考生转身一周,接住助手夹持的腰带,自行打结在腰间(2分)。

(6)穿手术衣过程中,手及前臂不能高过双肩,不能低于腰部(1分)。

二、脱手术衣、手套的过程(6分)

(1)考生自行解开腰带,由助手在背后解开领结(1分)。

(2)助手面对考生,拉住考生手术衣衣领,向前翻转拉下手术衣,使手套套口翻转于手腕部(1分)。

(3)考生一手插入另一手手套的翻转部,扯下手套(1分);已脱掉手套的手捏住另一手手套的内面,扯下第二只手套(1分)。

(4)双手不能接触手套的外侧面(2分)。

三、提问(2分)

穿前交叉式手术衣时,应该先系腰带还是先戴无菌手套?为什么?

答:应先系腰带,因为腰带由助手系于背后,避免传递时污染无菌手套。

四、职业素质(2分)

(1)在操作过程中,无菌观念强,动作轻柔规范(1分)。

(2)着装整洁,仪表端庄,举止大方,语言文明,认真细致,表现出良好的职业素质(1分)。

7号题:

临床情景:王先生,24岁。发现左上臂皮下肿块3年,近期稍增大,体检扪及局部3cm×2cm肿块,质软,边界清,初步诊断为脂肪瘤,拟行脂肪瘤切除术。

要求:请为患者(医学模拟人或模具)行切开、缝合的操作(切口长 3cm,间断缝合 3 针,不做肿瘤切除)

考试时间:10 分钟

评分标准(总分 20 分)(全过程任何步骤违反无菌操作原则,一处扣 2 分)

一、操作前准备(4 分)

(1)戴帽子、口罩(头发、鼻孔不外露),手术刷手(口述)(1 分)。

(2)以预定切口为中心从内向外行手术区域的常规消毒 3 遍,范围正确,手术区铺洞巾(1 分)。

(3)戴无菌手套(1 分)。

(4)选择合适的手术刀片、三角针、缝线(1 分)

二、切开、缝合操作过程(6 分)

(1)用 2%利多卡因行局部浸润麻醉(1 分)。

(2)安装刀片正确(1 分)。

(3)用拇指和示指在切口两侧固定皮肤(1 分);在模具上做皮肤切开,执刀方法正确(1 分);切开的手法正确(垂直下刀,水平走刀,垂直出刀)(1 分)。

(4)切口长度适中,切口整齐,深度均匀(1 分)。

(5)缝合前先用 70%酒精棉球消毒切口旁皮肤,一手持有齿镊,另一手持持针器,握持方法正确,持针器夹针位置正确(于缝针的中后 1/3~1/4 处)(1 分)。

(6)缝合伤口:缝合手法正确(垂直进针,沿缝针弧度挽出),不留死腔(2 分);打结手法正确,松紧适度,剪线手法正确,线头长短适中(1 分)。

(7)针距、边距恰当(1 分),皮肤对合整齐(1 分)。

三、提问(2 分)

(1)皮肤切开时,为什么术者常常绷紧皮肤(1 分)?

答:为了固定皮肤,这样切口可以更加整齐。

(2)腹腔内丝线结扎后,剪线线头应保留多长(1 分)?

答:应保留 2mm。

四、职业素质(2 分)

(1)在操前应以和蔼的态度告知患者手术的目的,取得患者的配合。操作时注意无菌观念,动作轻柔规范,体现爱护患者的意识,操作结束后告知患者相关注意事项(1 分)。

(2)着装整洁,仪表端庄,举止大方,语言文明,认真细致,表现出良好的职业素质(1 分)。

8 号题:

临床情景:赵先生,46 岁。接受皮脂囊肿切除术,目前已切除皮脂囊肿。

要求:请上台为患者(医学模拟人或模具)行切口皮肤缝合、打结的操作(单纯间断缝合 5 针,用单手打结法打结)。

考试时间:10 分钟

评分标准(总分 20 分)(全过程任何步骤违反无菌操作原则,一处扣 2 分)

一、操作前准备(4 分)

(1)戴帽子、口罩(头发、鼻孔不外露)。完成手术刷手(口述)(1 分)。

(2)戴无菌手套(1 分)。

(3)选择三角针,选择合适的缝线(1 分)。

(4)用 70%酒精棉球消毒切口皮肤(1 分)。

二、缝合、打结操作过程(12分)

(1)持有齿镊方法正确,提起缝合皮缘(1分)。

(2)持针器握持方法正确,持针器夹针位置正确(于缝针的中后1/3~1/4处)(2分)。

(3)缝合伤口:缝合手法正确(垂直进针,沿缝针弧度挽出),不留死腔(2分)。

(4)打结手法正确:结扎线来回方向交错,第一个结与第二个结方向相反(2分)。结扎牢固可靠,不滑脱,松紧适度(2分)。

(5)剪线手法正确,线头长短适中(1分)。

(6)针距、边距恰当(1分),皮肤对合整齐(1分)。

三、提问(2分)

(1)常用的内翻缝合法有哪几种(1分)?

答:垂直褥式内翻缝合法、水平褥式内翻缝合法以及荷包口内翻缝合法。(答出任意两项得1分)

(2)在胸、腹腔内行深部打结,主要应用哪一种打结方法?为什么(1分)?

答:主要用双手打结法。因为这种方法结扎更可靠。

四、职业素质(2分)

(1)在操作前能以和蔼的态度告知患者操作的目的,取得患者的配合。操作时注意无菌观念,动作轻柔规范,体现爱护患者的意识,操作结束后告知患者相关注意事项(1分)。

(2)着装整洁,仪表端庄,举止大方,语言文明,认真细致,表现出良好的职业素质(1分)。

9号题:

临床情景:赵先生,28岁。接受脂肪瘤切除术,目前已切除脂肪瘤。
要求:请上台为患者(医学模拟人或模具)行切口皮肤缝合、打结的操作(由于缝合部位张力较大,请单纯间断缝合3针。用器械打外科结)。 考试时间:10分钟 评分标准(总分20分)(全过程任何步骤违反无菌操作原则,一处扣2分)

一、操作前准备(4分)

(1)戴帽子、口罩(头发、鼻孔不外露)。完成手术刷手(口述)(1分)。

(2)戴无菌手套(1分)。

(3)选择三角针,选择合适的缝线(1分)。

(4)用70%酒精棉球消毒切口皮肤(1分)。

二、缝合、打结操作过程(12分)

(1)持有齿镊方法正确,提起缝合皮缘(1分)。

(2)持针器握持方法正确,持针器夹针位置正确(于缝针的中后1/3~1/4处)(2分)。

(3)缝合伤口:缝合手法正确(垂直进针,沿缝针弧度挽出),不留死腔(2分)。

(4)打结手法正确:用持针器打结,结扎线来回方向交错,第一个结时连续缠绕两次,打第二个结时仅缠绕一次。形成外科结(2分)。结扎牢固可靠,不滑脱,松紧适度(2分)。

(5)剪线手法正确,线头长短适中(1分)。

(6)针距、边距恰当(1分),皮肤对合整齐(1分)。

三、提问(2分)

常用的外翻缝合法有哪几种？(2分)

答:间断垂直褥式外翻缝合法、间断水平褥式外翻缝合法以及连续外翻缝合法。(答出任意两项得1分)

四、职业素质(2分)

(1)在操前能以和蔼的态度告知患者操作的目的,取得患者的配合。操作时注意无菌观念,动作轻柔规范,体现爱护患者的意识,操作结束后告知患者相关注意事项(1分)。

(2)着装整洁,仪表端庄,举止大方,语言文明,认真细致,表现出良好的职业素质(1分)。

10号题：

临床情景:孙先生,33岁。事故中右侧大腿软组织损伤1.5小时。伤口长7cm,深达肌层,有渗血,并有轻度污染。

要求:请为患者(医学模拟人或模具)行清创术,并单纯间断缝合2针。

考试时间:10分钟

评分标准(总分20分)(全过程任何步骤违反无菌操作原则,一处扣2分)

一、操作前准备(4分)

(1)戴帽子、口罩(头发、鼻孔不外露),洗手(口述)(1分)。

(2)戴无菌手套(1分)。

二、清创、缝合操作过程(12分)

(1)用无菌纱布覆盖伤口,用肥皂水刷洗伤口周围皮肤(1分)。

(2)移去伤口纱布,用3%双氧水及生理盐水反复冲洗伤口,初步检查伤口(2分)。

(3)脱手套,消毒手臂(口述)(1分)。

(4)伤口周围皮肤消毒2~3遍,操作规范,范围正确,铺洞巾(1分)。

(5)戴无菌手套(1分)。

(6)用2%利多卡因沿切口行局部浸润麻醉(1分)。

(7)修剪创缘皮肤,去除可能存在的异物及失活组织(2分)。用3%双氧水和生理盐水再次冲洗伤口(1分)。

(8)缝合操作:缝合手法正确(垂直进针,沿缝针弧度挽出),不留死腔(2分)。

(9)用70%酒精棉球消毒伤口周围皮肤(1分)。用无菌纱布或棉垫覆盖伤口,胶布固定(1分)。

三、提问(2分)

开放性损伤的伤口具备什么条件可以一期缝合?

答:①通常伤后6~8小时内清创一般都可一期缝合,如果伤口污染较轻且不超过8~12小时,经彻底清创后可考虑一期缝合(1分)。②头面部的伤口,一般在伤后24~48小时以内经清创可行一期缝合(1分)。

四、职业素质(2分)

(1)在操前能以和蔼的态度告知患者操作的目的,取得患者的配合。操作时注意无菌观念,动作轻柔规范,体现爱护患者的意识,操作结束后告知患者相关注意事项(1分)。

(2)着装整洁,仪表端庄,举止大方,语言文明,认真细致,表现出良好的职业素质(1分)。

11号题：

临床情景:张先生,58岁。发现右侧腰部皮下肿块3年,近期稍增大,体检扪及5cm×4cm包块,质软,边界清,初步诊断为脂肪瘤,拟行脂肪瘤切除术。

要求:请为患者(医学模拟人或模具)行切开、缝合的操作(切口长 3cm,间断缝合 3 针,不做肿瘤切除)

考试时间:10 分钟

评分标准(总分 20 分)(全过程任何步骤违反无菌操作原则,一处扣 2 分)

一、操作前准备(4 分)

(1)戴帽子、口罩(头发、鼻孔不外露),手术刷手(口述)(1 分)。

(2)以预定切口为中心从内向外行手术区域的常规消毒 3 遍,范围正确,手术区铺洞巾(1 分)。

(3)戴无菌手套(1 分)。

(4)选择合适的手术刀片、三角针、缝线(1 分)。

二、切开、缝合操作过程(6 分)

(1)用 2%利多卡因行局部浸润麻醉(1 分)。

(2)安装刀片正确(1 分)。

(3)用拇指和示指在切口两侧固定皮肤(1 分);在模具上做皮肤切开,执刀方法正确(1 分);切开的手法正确(垂直下刀,水平走刀,垂直出刀)(1 分)。

(4)切口长度适中,切口整齐,深度均匀(1 分)。

(5)缝合前先用 70%酒精棉球消毒切口旁皮肤,一手持有齿镊,另一手持持针器,握持方法正确,持针器夹针位置正确(于缝针的中后 1/3~1/4 处)(1 分)。

(6)缝合伤口:缝合手法正确(垂直进针,沿缝针弧度挽出),不留死腔(2 分);打结手法正确,松紧适度,剪线手法正确,线头长短适中(1 分)。

(7)针距、边距恰当(1 分),皮肤对合整齐(1 分)。

三、提问(2 分)

为什么缝合伤口时不能过浅? (2 分)

答:缝合过浅会留下组织间空隙,造成积血、积液,不利于伤口愈合。

四、职业素质(2 分)

(1)操前能以和蔼的态度告知患者操作的目的,取得患者的配合。操作时注意无菌观念,动作轻柔规范,体现爱护患者的意识,操作结束后告知患者相关注意事项(1 分)。

(2)着装整洁,仪表端庄,举止大方,语言文明,认真细致,表现出良好的职业素质(1 分)。

12 号题:

临床情景:王先生,52 岁。接受左侧大腿肿块切除术,目前已切除肿块。

要求:请上台为患者(医学模拟人或模具)行切口皮肤缝合、打结的操作(单纯间断缝合 5 针。用单手打外科结)。

考试时间:10 分钟

评分标准(总分 20 分)(全过程任何步骤违反无菌操作原则,一处扣 2 分)

一、操作前准备(4 分)

(1)戴帽子、口罩(头发、鼻孔不外露),手术刷手(口述)(1 分)。

(2)戴无菌手套(1 分)。

(3)选择三角针,选择合适的缝线(1 分)。

(4)用 70%酒精棉球消毒切口皮肤(1 分)。

二、缝合、打结操作过程(12 分)

(1)持有齿镊方法正确,提起缝合皮缘(1分)。

(2)持针器握持方法正确,持针器夹针位置正确(于缝针的中后1/3~1/4处)(2分)。

(3)缝合伤口:缝合手法正确(垂直进针,沿缝针弧度挑出),不留死腔(2分)。

(4)打结手法正确:结扎线来回方向交错,第一个结与第二个结方向相反(2分)。结扎牢固可靠,不滑脱,松紧适度(2分)。

(5)剪线手法正确,线头长短适中(1分)。

(6)针距、边距恰当(1分),皮肤对合整齐(1分)。

三、提问(2分)

常用的单纯缝合法除单纯间断缝合法外,还有哪几种(2分)?
答:单纯连续缝合法、"8"字形缝合法以及连续锁扣缝合法(锁边缝合法)。(答出任意两项得2分)

四、职业素质(2分)

(1)在操前能以和蔼的态度告知患者操作的目的,取得患者的配合。操作时注意无菌观念,动作轻柔规范,体现爱护患者的意识,操作结束后告知患者相关注意事项(1分)。

(2)着装整洁,仪表端庄,举止大方,语言文明,认真细致,表现出良好的职业素质(1分)。

13号题:

临床情景:刘先生,30岁。接受左侧大腿肿块切除术,目前肿块已切除。

要求:请上台为患者(医学模拟人或模具)行切口皮肤缝合、打结的操作(请单纯间断缝合3针。用器械打外科结)。

考试时间:10分钟

评分标准(总分20分)(全过程任何步骤违反无菌操作原则,一处扣2分)

一、操作前准备(4分)

(1)戴帽子、口罩(头发、鼻孔不外露)。完成手术刷手(口述)(1分)。

(2)戴无菌手套(1分)。

(3)选择三角针,选择合适的缝线(1分)。

(4)用70%酒精棉球消毒切口皮肤(1分)。

二、缝合、打结操作过程(12分)

(1)持有齿镊方法正确,提起缝合皮缘(1分)。

(2)持针器握持方法正确,持针器夹针位置正确(于缝针的中后1/3~1/4处)(2分)。

(3)缝合伤口:缝合手法正确(垂直进针,沿缝针弧度挑出),不留死腔(2分)。

(4)器械打结法正确:用持针器打结,结扎线来回方向交错,第一个结时连续缠绕两次,打第二个结时仅缠绕一次,形成外科结(2分)。结扎牢固可靠,不滑脱,松紧适度(2分)。

(5)剪线手法正确,线头长短适中(1分)。

(6)针距、边距恰当(1分),皮肤对合整齐(1分)。

三、提问(2分)

(1)术中剪线时丝线线头应保留多长?(1分)
答:丝线线头应保留2mm。

(2)当结扎区域具有张力时可选用哪种结扎方法?(1分)
答:有张力时可选用打外科结的方法。

四、职业素质(2分)

(1)操前能以和蔼的态度告知患者操作的目的,取得患者的配合。操作时注意无菌观念,动作轻柔规范,体现爱护患者的意识,操作结束后告知患者相关注意事项(1分)。

(2)着装整洁,仪表端庄,举止大方,语言文明,认真细致,表现出良好的职业素质(1分)。

14 号题:

临床情景:宋先生,51 岁。事故中左侧大腿前部软组织损伤 3 小时。伤口长 5cm,深达肌层,有渗血,并有轻度污染。
要求:请为患者(医学模拟人或模具)行清创术,并单纯间断缝合 2 针。 考试时间:10 分钟 评分标准(总分 20 分)(全过程任何步骤违反无菌操作原则,一处扣 2 分)

一、操作前准备(4分)

(1)戴帽子、口罩(头发、鼻孔不外露),洗手(口述)(1分)。

(2)戴无菌手套(1分)。

二、清创、缝合操作过程(14分)

(1)用无菌纱布覆盖伤口,用肥皂水刷洗伤口周围皮肤(1分)。

(2)移去伤口纱布,用3%双氧水及生理盐水反复冲洗伤口,初步检查伤口(2分)。

(3)脱手套,消毒手臂(口述)(1分)。

(4)伤口周围皮肤消毒 2~3 遍,操作规范,范围正确,铺洞巾(1分)。

(5)戴无菌手套(1分)。

(6)用2%利多卡因沿切口行局部浸润麻醉(1分)。

(7)修剪创缘皮肤,去除可能存在的异物及失活组织(2分)。用3%双氧水和生理盐水再次冲洗伤口(1分)。

(8)缝合操作:缝合手法正确(垂直进针,沿缝针弧度挽出),不留死腔(2分)。

(9)用70%酒精棉球消毒伤口周围皮肤(1分)。用无菌纱布或棉垫覆盖伤口,胶布固定(1分)。

三、提问(2分)

(1)能否使用电刀切开皮肤?为什么?(1分)

答:不推荐。因为电刀的电损伤可能会因小血管凝固致皮肤坏死或影响愈合,也增加切口疤痕。

(2)术中剪线时可吸收缝线线头应保留多长?(1分)

答:可吸收缝线线头应保留 3~4mm。

四、职业素质(2分)

(1)操前能以和蔼的态度告知患者操作的目的,取得患者的配合。操作时注意无菌观念,动作轻柔规范,体现爱护患者的意识,操作结束后告知患者相关注意事项(1分)。

(2)着装整洁,仪表端庄,举止大方,语言文明,认真细致,表现出良好的职业素质(1分)。

15 号题:

临床情景:黄先生,24 岁。右侧前臂被车床切割伤 2 小时。查体:右侧前臂外侧有一伤口,长约 4cm,深及皮下组织,伤口污染严重。
要求:请为患者(医学模拟人或模具)行清创术。 考试时间:10 分钟 评分标准(总分 20 分)(全过程任何步骤违反无菌操作原则,一处扣 2 分)

一、操作前准备(4分)
(1)戴帽子、口罩(头发、鼻孔不外露),洗手(口述)(1分)。
(2)戴无菌手套(1分)。
二、清创操作过程(14分)
(1)用无菌纱布覆盖伤口,用肥皂水刷洗伤口周围皮肤(1分)。
(2)移去伤口纱布,用3%双氧水及生理盐水反复冲洗伤口,初步检查伤口(2分)。
(3)脱手套并消毒自己手臂(口述)(1分)。
(4)伤口周围皮肤消毒2~3遍,操作规范,范围正确,铺洞巾(1分)。
(5)戴无菌手套(1分)。
(6)用2%利多卡因沿切口行局部浸润麻醉(1分)。
(7)清理伤口:修剪创缘皮肤,去除可能存在的异物及失活组织(2分),用3%双氧水及生理盐水再次冲洗伤口(1分),伤口内置引流物(2分)。
(8)清创后伤口处理:用70%酒精棉球消毒伤口周围皮肤(1分),无菌纱布或棉垫覆盖伤口,胶布固定(1分)。
三、提问(2分)
(1)皮肤切开时,为什么术者常绷紧其皮肤?(1分) 答:为了固定皮肤,这样切口可以更加整齐。 (2)清创时特别要检查哪些组织有无损伤?(1分) 答:要检查有无血管、神经、肌腱及骨骼损伤。
四、职业素质(2分)
(1)操前能以和蔼的态度告知患者操作的目的,取得患者的配合。操作时注意无菌观念,动作轻柔规范,体现爱护患者的意识,操作结束后告知患者相关注意事项(1分)。
(2)着装整洁,仪表端庄,举止大方,语言文明,认真细致,表现出良好的职业素质(1分)。

16号题:

临床情景:祁先生,38岁。工伤导致右前臂损伤,于现场检查见右前臂有反常活动,伤口有活动性出血。
要求:请用止血带、夹板等为患者(医学模拟人)行止血、固定处理。 考试时间:10分钟 评分标准(总分20分)(全过程任何步骤违反无菌操作原则,一处扣2分)
一、操作前准备(4分)
(1)快速检测患者的主要生命征(口述)(1分)。
(2)准备止血带、夹板等(1分)。
二、止血、固定操作过程(14分)
(1)止血带位置选择:右上臂上1/3处(2分)。
(2)绕扎止血带:在扎止血带处放置衬垫物(1分),绕扎松紧程度以控制出血、右侧桡动脉摸不到搏动为宜(1分)。
(3)在标志牌上记录使用止血带的开始时间(2分)。
(4)充分暴露右前臂,伤口创面用无菌纱布或棉垫覆盖并固定(1分)。
(5)夹板长度超过肘关节和腕关节,置于前臂四侧(2分)。

(6)固定前用毛巾等软物铺垫在夹板与肢体间(2分)。

(7)用绷带困扎固定夹板,上端固定至上臂下端固定至手掌(1分)。

(8)先捆扎下部,以减轻水肿,松紧度以绷带上下可移动1cm为宜(2分)。

三、提问(2分)

(1)压迫止血有哪些方法?(1分)

答:指压止血法、加压包扎止血法、填塞止血法以及止血带止血法。(答出任意两项得1分)

(2)加压包扎止血法有什么禁忌?(1分)

答:伤口内有碎骨片或主要神经干暴露于伤口内,禁用此法,以免加重损伤。

四、职业素质(2分)

(1)操前能以和蔼的态度告知患者操作的目的,取得患者的配合。关注患者的疼痛程度并给予适当的处理,缓解焦虑紧张的情绪。操作时注意无菌观念,动作轻柔规范,体现爱护患者的意识,操作结束后告知患者相关注意事项(1分)。

(2)着装整洁,仪表端庄,举止大方,语言文明,认真细致,表现出良好的职业素质(1分)。

17号题:

临床情景:赵先生,38岁。车祸导致右上臂损伤半小时,右上臂伤口可见出血。

要求:请用止血带及三角巾进行现场急救(使用医学模拟人或模具)。

考试时间:10分钟

评分标准(总分20分)(全过程任何步骤违反无菌操作原则,一处扣2分)

一、操作前准备(4分)

(1)快速检测患者的主要生命体征(口述)(1分)。

(2)检查患者:暴露右上臂,了解伤口及畸形等情况(2分)。

(3)准备无菌敷料、绷带及三角巾等(1分)。

二、伤口填塞止血及三角巾固定操作过程(12分)

(1)充分暴露伤口,除去伤口周围污物,检查伤口情况(1分)。

(2)用无菌敷料填塞出血伤口(2分)。

(3)用绷带加压包扎,松紧度以达到止血为宜(2分)。

(4)三角巾折叠成燕尾式(2分)。

(5)三角巾中央放置于右前臂的中下1/3处(2分)。

(6)三角巾两端在颈后打结,将前臂悬吊于胸前(2分)。

(7)另用一条三角巾围绕右上臂于左腋下打结,固定右侧肩、肘关节于胸壁(1分)。

三、提问(2分)

(1)压迫止血有哪些方法?(1分)

答:指压止血法、加压包扎止血法、填塞止血法以及止血带止血法。(答出任意两项得1分)

(2)请问四肢外伤时动脉出血有什么特点?(1分)

答:多呈喷射状出血,速度快、量大、色鲜红,出血频率与脉搏一致。

四、职业素质(2分)

(1)操前能以和蔼的态度告知患者操作的目的,取得患者的配合。关注患者的疼痛程度并给予适当的处理,缓解焦虑紧张的情绪。操作时动作轻柔规范,体现爱护患者的意识,操作结束后告知患者相关注意事项(1分)。

(2)着装整洁,仪表端庄,举止大方,语言文明,认真细致,表现出良好的职业素质(1分)。

18 号题:

临床情景:余先生,32 岁。腰部皮下 4cm×3cm 大小脓肿。

要求:请为患者(医学模拟人或模具)行脓肿切开术。

考试时间:10 分钟

评分标准(总分 20 分)(全过程任何步骤违反无菌操作原则,一处扣 2 分)

一、操作前准备(4分)

(1)戴帽子、口罩(头发、鼻孔不外露),手术刷手(口述)(1分)。

(2)以预定切口为中心从**外向内**行手术区域的常规消毒 3 遍,范围正确(1分)

(3)戴无菌手套(1分)。

(4)手术区铺洞巾(1分)。

二、脓肿切开操作过程(12分)

(1)用 2% 利多卡因行局部浸润麻醉(1分)。

(2)正确安装刀片(1分)。

(3)在脓肿中央用反挑式执刀法作皮肤切开(2分),排出脓液,用手指伸入脓腔,探查其形状及大小(2分)。根据探查结果用刀延长切口至脓肿边界,以引流通畅为原则(2分)。

(4)3% 双氧水冲洗脓腔,再用无菌生理盐水冲净双氧水(2分)。

(5)脓腔内填塞凡士林纱布,松紧度以不出血为准(1分)。

(6)无菌纱布覆盖伤口,胶布固定(1分)。

三、提问(2分)

(1)如何判断深部感染时脓肿已经形成?(1分)

答:穿刺抽出脓液(0.5分)或影像学检查发现脓肿形成(0.5分)。

(2)脓肿切开原则是什么?(1分)

答:切口要足够大(0.5分),要考虑患者站立及仰卧时的最低位引流(0.5分)。

四、职业素质(2分)

(1)操前能以和蔼的态度告知患者操作的目的,取得患者的配合。操作时注意无菌观念,动作轻柔规范,体现爱护患者的意识,操作结束后告知患者相关注意事项(1分)。

(2)着装整洁,仪表端庄,举止大方,语言文明,认真细致,表现出良好的职业素质(1分)。

19 号题:

临床情景:司先生,35 岁。右侧大腿外侧 2cm×2cm 皮下脓肿。

要求:请为患者(医学模拟人或模具)行脓肿切开术。

考试时间:10 分钟

评分标准(总分 20 分)(全过程任何步骤违反无菌操作原则,一处扣 2 分)

一、操作前准备(4分)

(1)戴帽子、口罩(头发、鼻孔不外露),手术刷手(口述)(1分)。

(2)以预定切口为中心从外向内行手术区域的常规消毒3遍,范围正确(1分)。

(3)戴无菌手套(1分)。

(4)手术区铺洞巾(1分)。

二、脓肿切开操作过程(12分)

(1)用2%利多卡因行局部浸润麻醉(1分)。

(2)正确安装尖头刀片(1分)。

(3)在脓肿中央用反挑式执刀法作皮肤切开(2分),排出脓液,用手指伸入脓腔,探查其形状及大小(2分)。根据探查结果用刀延长切口至脓肿边界,以引流通畅为原则(2分)。

(4)3%双氧水冲洗脓腔,再用无菌生理盐水冲净双氧水(2分)。

(5)脓腔内填塞凡士林纱布,松紧度以不出血为准(1分)。

(6)无菌纱布覆盖伤口,胶布固定(1分)。

三、提问(2分)

(1)经过关节的脓肿切开时一般采用什么切口,为什么?(1分)

答:一般采用横行切口,因为纵行切口疤痕挛缩会影响关节活动。

(2)应在何时取出脓肿切口内填塞的凡士林纱布?(1分)

答:应在手术后24~28小时取出凡士林纱布,更换放置引流物引流。

四、职业素质(2分)

(1)操前能以和蔼的态度告知患者操作的目的,取得患者的配合。操作时注意无菌观念,动作轻柔规范,体现爱护患者的意识,操作结束后告知患者相关注意事项(1分)。

(2)着装整洁,仪表端庄,举止大方,语言文明,认真细致,表现出良好的职业素质(1分)。

20号题:

临床情景:孙先生,49岁。臀部4cm×4cm皮下脓肿。
要求:请为患者(医学模拟人或模具)行脓肿切开术。
考试时间:10分钟
评分标准(总分20分)(全过程任何步骤违反无菌操作原则,一处扣2分)
一、操作前准备(4分)
(1)戴帽子、口罩(头发、鼻孔不外露),手术刷手(口述)(1分)。
(2)以预定切口为中心从外向内行手术区域的常规消毒3遍,范围正确(1分)。
(3)戴无菌手套(1分)。
(4)手术区铺洞巾(1分)。
二、脓肿切开操作过程(12分)
(1)用2%利多卡因行局部浸润麻醉(1分)。
(2)正确安装尖头刀片(1分)。
(3)在脓肿中央用反挑式执刀法作皮肤切开(2分),排出脓液,用手指伸入脓腔,探查其形状及大小(2分)。根据探查结果用刀延长切口至脓肿边界,以引流通畅为原则(2分)。
(4)3%双氧水冲洗脓腔,再用无菌生理盐水冲净双氧水(2分)。
(5)脓腔内填塞凡士林纱布,松紧度以不出血为准(1分)。
(6)无菌纱布覆盖伤口,胶布固定(1分)。

三、提问(2分)

(1)小切口切开时,一般采用什么执刀法? (1分)

答:一般采用执笔式。

(2)脓肿切开引流后,填塞凡士林纱布的目的是什么? (1分)

答:是为了局部压迫止血。

四、职业素质(2分)

(1)操前能以和蔼的态度告知患者操作的目的,取得患者的配合。操作时注意无菌观念,动作轻柔规范,体现爱护患者的意识,操作结束后告知患者相关注意事项(1分)。

(2)着装整洁,仪表端庄,举止大方,语言文明,认真细致,表现出良好的职业素质(1分)。

21号题:

临床情景:皮女士,34岁。因甲状腺腺瘤行右侧甲状腺次全切除术。术后第3天。

要求:请为患者(医学模拟人或模具)切口换药。

考试时间:10分钟

评分标准(总分20分)(全过程任何步骤违反无菌操作原则,一处扣2分)

一、操作前准备(4分)

(1)戴帽子、口罩(头发、鼻孔不外露),洗手(口述)(1分)。

(2)患者取仰卧位,充分暴露手术切口部位(1分)。

(3)材料准备:两只换药碗(盘)、两把镊子、适量的70%酒精棉球和敷料等(2分)。

二、换药过程(12分)

(1)用手移去外层敷料(1分),内层敷料用镊子夹起,将其放置在盛污物的换药碗(盘)内(2分)。

(2)一把镊子接触伤口,另一把镊子传递换药碗中的清洁物品(3分);操作过程中,镊子头部应低于手持部以避免污染(2分)。

(3)观察伤口的情况(口述)。用70%酒精棉球消毒伤口周围皮肤2遍(2分)。

(4)无菌敷料覆盖伤口并固定。粘贴胶布的方向应与躯干长轴垂直,长短适宜(2分)。

三、提问(2分)

(1)换药的目的是什么? (1分)

答:为了观察并处理伤口,促使伤口更好愈合。

(2)换药中发现伤口的肉芽过度生长,应如何处理? (1分)

答:可将其剪除,再用生理盐水棉球擦拭,压迫止血(0.5分)。也可用硝酸银溶液烧灼,再用生理盐水擦拭(0.5分)。

四、职业素质(2分)

(1)操前能以和蔼的态度告知患者操作的目的,取得患者的配合。操作时注意无菌观念,动作轻柔规范,体现爱护患者的意识,操作结束后告知患者相关注意事项(1分)。

(2)着装整洁,仪表端庄,举止大方,语言文明,认真细致,表现出良好的职业素质(1分)。

22号题:

临床情景:王女士,52岁。因右上臂皮脂囊肿行囊肿切除术。术后第2天。

要求:请为患者(医学模拟人或模具)切口换药。

考试时间:10分钟

评分标准(总分20分)(全过程任何步骤违反无菌操作原则,一处扣2分)

一、操作前准备(4分)
(1)戴帽子、口罩(头发、鼻孔不外露)(1分)。
(2)患者取仰卧位,充分暴露手术切口部位,洗手(口述)(1分)。
(3)材料准备:两只换药瓶(盘)、两把镊子、适量的70%酒精棉球和敷料等(2分)。

二、换药过程(12分)
(1)用手移去外层敷料(1分),内层敷料用镊子夹起,将其放置在盛污物的换药碗(盘)内(2分)。
(2)一把镊子接触伤口,另一把镊子传递换药碗中的清洁物品(3分);操作过程中,镊子头部应低于手持部以避免污染(2分)。
(3)观察伤口的情况(口述)。用70%酒精棉球消毒伤口周围皮肤2遍(2分)。
(4)无菌敷料覆盖伤口并固定。粘贴胶布的方向应与躯干长轴垂直,长短适宜(2分)。

三、提问(2分)
(1)换药中发现伤口的肉芽水肿,应如何处理?(1分)
答:可用3%~5%的高渗氯化钠溶液局部湿敷。
(2)肥胖患者阑尾切除术后第5天,发现敷料上有淡黄色渗出物,伤口可能出现了什么问题?(1分)
答:可能有切口感染(0.5分)或脂肪液化(0.5分)。

四、职业素质(2分)
(1)操作前能以和蔼的态度告知患者操作的目的,取得患者的配合。操作时注意无菌观念,动作轻柔规范,体现爱护患者的意识,操作结束后告知患者相关注意事项(1分)。
(2)着装整洁,仪表端庄,举止大方,语言文明,认真细致,表现出良好的职业素质(1分)。

23号题:

临床情景:安先生,30岁。因右侧腹股沟斜疝行无张力修补术。术后第3天。

要求:请为患者(医学模拟人或模具)切口换药。

考试时间:10分钟

评分标准(总分20分)(全过程任何步骤违反无菌操作原则,一处扣2分)

一、操作前准备(4分)
(1)戴帽子、口罩(头发、鼻孔不外露)(1分)。
(2)患者取仰卧位,充分暴露手术切口部位,洗手(口述)(1分)。
(3)材料准备:两只换药碗(盘)、两把镊子、适量的70%酒精棉球和敷料等(2分)。

二、换药过程(12分)
(1)用手移去外层敷料(1分),内层敷料用镊子夹起,将其放置在盛污物的换药碗(盘)内(2分)。
(2)一把镊子接触伤口,另一把镊子传递换药碗中的清洁物品(3分);操作过程中,镊子头部应低于手持部以避免污染(2分)。
(3)观察伤口的情况(口述)。用70%酒精棉球消毒伤口周围皮肤2遍(2分)。
(4)无菌敷料覆盖伤口并固定。粘贴胶布的方向应与躯干长轴垂直,长短适宜(2分)。

三、提问(2分)

(1)脓肿切开引流后,填塞凡士林纱布的目的是什么?(1分)

答:是为了局部压迫止血。

(2)术中剪线时血管缝线线头应保留多长?(1分)

答:血管缝线线头应保留5~8mm(1分)。

四、职业素质(2分)

(1)操前能以和蔼的态度告知患者操作的目的,取得患者的配合。操作时注意无菌观念,动作轻柔规范,体现爱护患者的意识,操作结束后告知患者相关注意事项(1分)。

(2)着装整洁,仪表端庄,举止大方,语言文明,认真细致,表现出良好的职业素质(1分)。

24 号题:

临床情景:李女士,40 岁。胃癌术后第 7 天,目前需切口拆线。

要求:请为患者(医学模拟人或模具)切口拆线。

考试时间:10 分钟

评分标准(总分20分)(全过程任何步骤违反无菌操作原则,一处扣2分)

一、操作前准备(4分)

(1)戴帽子、口罩(头发、鼻孔不外露),洗手(口述)(1分)。

(2)患者取仰卧位,充分暴露手术切口部位(1分)。

(3)材料准备:两只换药碗(盘)、两把镊子、线剪、适量的 70%酒精棉球和敷料等(2分)。

二、拆线过程(12分)

(1)用手移去外层敷料(1分),内层敷料用镊子夹起,将其放置在盛污物的换药碗(盘)内(2分)。

(2)一把镊子接触伤口,另一把镊子传递换药碗中的清洁物品(2分);操作过程中,镊子头部应低于手持部以避免污染(1分)。

(3)用 70%酒精棉球消毒伤口周围皮肤 2 遍(1分)。

(4)用镊子轻轻提起线结,使原来在皮下的一小段缝线露出,另一手持线剪,贴着皮肤将新露出的缝线段剪断(2分)。

(5)持镊将缝线抽出,抽线的方向朝向伤口侧(2分)。

(6)拆线后检查伤口愈合情况,用 70%酒精棉球重新消毒伤口一次(1分)。

(7)无菌敷料覆盖伤口并固定,粘贴胶布的方向应与躯干长轴垂直,长短适宜(1分)。

三、提问(2分)

(1)头颈部切口一般术后第几天拆线?(1分)

答:术后第 3~5 天拆线。

(2)拆线时为什么要提起线结,剪断新露出的缝线段?(1分)

答:皮肤表面的缝线可能有细菌污染,这样抽线时可避免细菌污染线道。

四、职业素质(2分)

(1)操作前能以和蔼的态度告知患者操作的目的,取得患者的配合。操作时注意无菌观念,动作轻柔规范,体现爱护患者的意识,操作结束后告知患者相关注意事项(1分)。

(2)着装整洁,仪表端庄,举止大方,语言文明,认真细致,表现出良好的职业素质(1分)。

25 号题:

临床情景:王先生,33 岁。肠系膜囊肿切除术后第 6 天,目前需切口拆线。

要求:请为患者(医学模拟人或模具)切口拆线。

考试时间:10分钟

评分标准(总分20分)(全过程任何步骤违反无菌操作原则,一处扣2分)

一、操作前准备(4分)
(1)戴帽子、口罩(头发、鼻孔不外露),洗手(口述)(1分)。
(2)患者取仰卧位,充分暴露手术切口部位(1分)。
(3)材料准备:两只换药碗(盘)、两把镊子、线剪、适量的70%酒精棉球和敷料等(2分)。

二、拆线过程(12分)
(1)用手移去外层敷料(1分),内层敷料用镊子夹起,将其放置在盛污物的换药碗(盘)内(2分)。
(2)一把镊子接触伤口,另一把镊子传递换药碗中的清洁物品(2分);操作过程中,镊子头部应低于手持部以避免污染(1分)。
(3)用70%酒精棉球消毒伤口周围皮肤2遍(1分)。
(4)用镊子轻轻提起线结,使原来在皮下的一小段缝线露出,另一手持线剪,贴着皮肤将新露出的缝线段剪断(2分)。
(5)持镊将缝线抽出,抽线的方向朝向伤口侧(2分)。
(6)拆线后检查伤口愈合情况,用70%酒精棉球重新消毒伤口一次(1分)。
(7)无菌敷料覆盖伤口并固定,粘贴胶布的方向应与躯干长袖垂直,长短适宜(1分)。

三、提问(2分)
(1)伤口的减张缝线一般术后第几天拆线? (1分)
答:术后第14天拆线。
(2)拆线时为什么要提起线结,剪断新露出的缝线段? (1分)
答:皮肤表面的缝线可能有细菌污染,这样抽线时可避免细菌污染线道。

四、职业素质(2分)
(1)操作前能以和蔼的态度告知患者操作的目的,取得患者的配合。操作时注意无菌观念,动作轻柔规范,体现爱护患者的意识,操作结束后告知患者相关注意事项(1分)。
(2)着装整洁,仪表端庄,举止大方,语言文明,认真细致,表现出良好的职业素质(1分)。

26号题:

临床情景:钱先生,53岁。剖腹探查术后第10天,目前需切口拆线。
要求:请为患者(医学模拟人或模具)切口拆线。 考试时间:10分钟 评分标准(总分20分)(全过程任何步骤违反无菌操作原则,一处扣2分)
一、操作前准备(4分)
(1)戴帽子、口罩(头发、鼻孔不外露),洗手(口述)(1分)。
(2)患者取仰卧位,充分暴露手术切口部位(1分)。
(3)材料准备:两只换药碗(盘)、两把镊子、线剪、适量的70%酒精棉球和敷料等(2分)。
二、拆线过程(12分)

(1)用手移去外层敷料(1分),内层敷料用镊子夹起,将其放置在盛污物的换药碗(盘)内(2分)。

(2)一把镊子接触伤口,另一把镊子传递换药碗中的清洁物品(2分);操作过程中,镊子头部应低于手持部以避免污染(1分)。

(3)用70%酒精棉球消毒伤口周围皮肤2遍(1分)。

(4)用镊子轻轻提起线结,使原来在皮下的一小段缝线露出,另一手持线剪,贴着皮肤将新露出的缝线段剪断(2分)。

(5)持镊将缝线抽出,抽线的方向朝向伤口侧(2分)。

(6)拆线后检查伤口愈合情况,用70%酒精棉球重新消毒伤口一次(1分)。

(7)无菌敷料覆盖伤口并固定,粘贴胶布的方向应与躯干长轴垂直,长短适宜(1分)。

三、提问(2分)

(1)头颈部切开一般术后第几天拆线?(1分)

答:术后第3~5天拆线。

(2)换药时,发现伤口周围皮肤轻度红肿,可以用70%的酒精纱布湿敷吗?(1分)

答:可以。

四、职业素质(2分)

(1)操作前能以和蔼的态度告知患者操作的目的,取得患者的配合。操作时注意无菌观念,动作轻柔规范,体现爱护患者的意识,操作结束后告知患者相关注意事项(1分)。

(2)着装整洁,仪表端庄,举止大方,语言文明,认真细致,表现出良好的职业素质(1分)。

27号题:

临床情景:赵先生,69岁。患冠心病、慢性心力衰竭,目前感胸闷、憋气,需要吸氧治疗。

要求:请为患者(医学模拟人或模具)行单侧鼻导管吸氧。

考试时间:10分钟

评分标准(总分20分)(全过程任何步骤违反无菌操作原则,一处扣2分)

一、操作前准备(6分)

(1)将治疗台(盘)置于床旁,向患者解释吸氧目的(1分)。

(2)戴帽子、口罩(头发、鼻孔不外露)、洗手(口述)(1分)。

(3)用手电筒检查患者鼻腔,用湿棉签清洁两侧鼻孔(1分)。

(4)查看氧气表,确定氧气瓶内的氧气量(1分)。

(5)安装湿化瓶,连接氧气管及鼻导管(2分)。

二、单侧鼻导管吸氧操作过程(10分)

(1)先打开氧气瓶开关,再打开流量表开关(2分)。

(2)将鼻导管插入水杯中,检查导管是否通畅,并润滑鼻导管前端(2分)。

(3)将鼻导管插入一侧鼻孔内,其深度为鼻尖至耳垂或外耳道口距离的2/3(2分)。

(4)用胶布将鼻导管固定于鼻翼和面颊部,清洁患者面部(1分)。

(5)观察吸氧情况,视病情调节氧流量(2分)。

(6)记录开始给氧时间、氧流量(1分)。

三、提问(2分)

(1)吸氧时患者鼻腔干燥可如何处理?(1分)

答:用棉签蘸温水擦拭鼻腔或用甘油湿润鼻腔。

(2)应用鼻塞吸氧,有什么优缺点?(1分)

答:鼻塞吸氧主要的优点是简单、方便,不影响咳痰和进食(0.5分)。缺点为氧浓度不恒定,易受患者呼吸的影响(0.5分)。

四、职业素质(2分)
(1)操作前能以和蔼的态度告知患者操作的目的,取得患者的配合。操作时注意无菌观念,动作轻柔规范,体现爱护患者的意识,操作结束后告知患者相关注意事项(1分)。
(2)着装整洁,仪表端庄,举止大方,语言文明,认真细致,表现出良好的职业素质(1分)。

28号题:

临床情景:马女士,50岁。患急性心肌梗死,需要吸氧治疗。
要求:请为患者(医学模拟人)行面罩吸氧。
考试时间:10分钟
评分标准(总分20分)(全过程任何步骤违反无菌操作原则,一处扣2分)

一、操作前准备(6分)
(1)将治疗台(盘)置于床旁,向患者解释吸氧目的(1分)。
(2)戴帽子、口罩(头发、鼻孔不外露);洗手(口述)(1分)。
(3)用手电筒检查患者鼻腔,用湿棉签清洁两侧鼻孔(1分)。
(4)查看氧气表,确定氧气瓶内的氧气量(1分)。
(5)安装湿化瓶,连接氧气管及鼻导管(2分)。

二、面罩吸氧操作过程(10分)
(1)先打开氧气瓶开关,再打开流量表开关(2分)。
(2)将氧气管连接于面罩的进气孔上(2分)。
(3)置面罩于患者口鼻部,调整好位置,松紧带固定,松紧适度(2分)。
(4)观察吸氧情况,视病情调节氧流量(2分)。
(5)记录开始给氧时间、氧流量(1分)。

三、提问(2分)
(1)吸氧时为什么要应用湿化瓶?(1分)
答:为了保持患者吸入的气体湿度,防止气道干燥引起不适及黏膜损伤。
(2)应用面罩吸氧有哪些优缺点?(1分)
答:面罩吸氧主要优点是吸氧浓度相对稳定,可按需调节,对鼻黏膜的刺激小(0.5分)。缺点是在一定程度上影响患者的咳痰、进食(0.5分)。

四、职业素质(2分)
(1)操作前能以和蔼的态度告知患者操作的目的,取得患者的配合。操作时注意无菌观念,动作轻柔规范,体现爱护患者的意识,操作结束后告知患者相关注意事项(1分)。
(2)着装整洁,仪表端庄,举止大方,语言文明,认真细致,表现出良好的职业素质(1分)。

29号题:

临床情景:张女士,81岁。患肺癌5年,目前处于晚期衰竭状态,需要吸氧治疗。

要求:请为患者(医学模拟人)行鼻塞法吸氧。

考试时间:10分钟

评分标准(总分20分)(全过程任何步骤违反无菌操作原则,一处扣2分)

一、操作前准备(6分)

(1)将治疗台(盘)置于床旁,向患者解释吸氧目的(1分)。

(2)戴帽子、口罩(头发、鼻孔不外露);洗手(口述)(1分)。

(3)用手电筒检查患者鼻腔,用湿棉签清洁两侧鼻孔(1分)。

(4)查看氧气表,确定氧气瓶内的氧气量(1分)。

(5)安装湿化瓶,连接氧气管及鼻塞(2分)。

二、鼻塞法吸氧操作过程(10分)

(1)先打开氧气瓶开关,再打开流量表开关(2分)。

(2)检查鼻塞是否通畅(2分)。

(3)将鼻塞置于一侧鼻前庭内,鼻塞大小以恰能塞住鼻孔为宜(2分)。

(4)用胶布固定鼻塞,清洁患者面部(1分)。

(5)观察吸氧情况,视病情调节氧流量(2分)。

(6)记录开始给氧时间、氧流量(1分)。

三、提问(2分)

(1)慢性呼吸衰竭的患者给氧治疗时,吸氧的原则是什么? (1分)

答:原则上给予低浓度吸氧。

(2)停止吸氧时,先取下鼻塞,再关流量表。对吗? 为什么?? (1分)

答:对(0.5分)。这样可以避免由于关闭流量表操作不当造成患者的不适(0.5分)。

四、职业素质(2分)

(1)操作前能以和蔼的态度告知患者操作的目的,取得患者的配合。操作时注意无菌观念,动作轻柔规范,体现爱护患者的意识,操作结束后告知患者相关注意事项(1分)。

(2)着装整洁,仪表端庄,举止大方,语言文明,认真细致,表现出良好的职业素质(1分)。

30号题:

临床情景:徐先生,72岁。直肠癌根治术后第5天。出现咳嗽、气喘、痰多且粘稠,难以咳出,影响呼吸,需吸痰治疗。

要求:请为患者(医学模拟人)吸痰。

考试时间:10分钟

评分标准(总分20分)(全过程任何步骤违反无菌操作原则,一处扣2分)

一、操作前准备(6分)

(1)将治疗台(盘)放置床旁,患者取半卧位或仰卧位(1分)。

(2)吸痰器接通电源,检查吸引器性能是否良好,吸引管是否通畅,调节负压在 $40 \sim 53.3$ kpa(2分)。

(3)戴帽子、口罩(头发、鼻孔不外露)和手套,铺治疗巾(1分)。

二、吸痰操作过程(12分)

(1)连接吸痰管,试吸少量生理盐水确定其通畅并湿润导管(1分)。

(2)一手反折吸痰管末端(使用控制侧孔装置的,打开侧孔),另一手持吸痰管前端,从口腔插入至口咽部(2分)。

(3)松开吸痰管末端反折(使用控制侧孔装置的,按压侧孔),吸尽口腔和咽喉部分泌物(2分)。

(4)更换吸痰管(1分)。

(5)再次反折吸痰管末端(使用控制侧孔装置的,打开侧孔),另一手持吸痰管前端,在无负压的状态下经一侧鼻孔在患者吸气时插入至气管深部(2分)。

(6)吸痰时以轻巧的动作左右旋转、上下提插,以便吸尽气管内痰液(2分)。

(7)吸痰后抽吸生理盐水冲洗管道,关闭吸引器开关(1分)。

(8)处理吸痰管、脱手套。整理操作器械(1分)。

三、提问(2分)

(1)吸痰时患者恶心、咳嗽,无紫绀等缺氧症状时,该如何处理?(1分)

答:调整吸痰管的深度,减少对咽喉部的刺激,在患者吸气时插到气管深部抽吸。

(2)吸痰时插入吸痰管时,为什么要反折吸痰管?(1分)

答:为了关闭负压,以防造成不适或损伤气道黏膜。

四、职业素质(2分)

(1)操作前能以和蔼的态度告知患者操作的目的,取得患者的配合。操作时注意无菌观念,动作轻柔规范,体现爱护患者的意识,操作结束后告知患者相关注意事项(1分)。

(2)着装整洁,仪表端庄,举止大方,语言文明,认真细致,表现出良好的职业素质(1分)。

31号题:

临床情景:英先生,38岁。因腹痛、腹胀伴呕吐1天急诊入院。该患者一年前曾行阑尾切除术。经检查诊断为:粘连性肠梗阻。

要求:请为患者(医学模拟人)插胃管,行胃肠减压。

考试时间:10分钟

评分标准(总分20分)

一、操作前准备(5分)

(1)戴帽子、口罩(头发、鼻孔不外露),洗手(口述)(1分)。

(2)物品准备:盛水的治疗碗、胃管、手套、棉签、纱布、治疗巾、20ml注射器、石蜡油、弯盘、别针、听诊器和胶布等(1分)。

(3)协助患者取半卧位:戴手套,铺治疗巾,置弯盘于患者口角旁(2分)。

(4)检查患者鼻腔,用湿棉签清洁鼻孔(1分)。

二、插胃管操作过程(11分)

(1)取出胃管,测量需要插入的长度(或看清刻度)(1分)。用石蜡油纱布或石蜡油棉球涂抹需要插入的胃管部分(1分)。

(2)沿选定的鼻孔插入胃管,插入14~16cm(咽喉部)时,嘱患者做吞咽动作,并在吞咽时顺势将胃管向前推进,直至预定长度(约55~60cm)(2分)。

(3)检查胃管是否盘曲在口中(1分)。

(4)检查胃管是否在胃腔内(选用以下3种方法之一即可)(2分)。

1.抽取胃液法:经胃管抽出胃液。

2.气过水声法:将听诊器放在患者上腹部,快速经胃管向胃内注入10ml左右空气,听到气过水声。

3.气泡逸出法:胃管末端置于盛水的治疗碗内,如无气泡逸出,可排除误插入气管。

(5)确定胃管在胃内后,擦去口鼻处分泌物,脱手套。用胶布将胃管固定于鼻翼及面颊部,用别针将胃管固定于枕旁或衣领处(2分)。

(6)将胃管末端接负压引流器,撤治疗巾,清洁患者面部(2分)。

三、提问(2分)

昏迷患者插胃管时,应采取怎样的方法?

答:首先让患者头部后仰,当胃管插入会厌部时使患者下颌靠近胸骨,加大咽部通道弧度,再插入胃管。

四、职业素质(2分)

(1)操作前能以和蔼的态度告知患者操作的目的,取得患者的配合。操作时注意无菌观念,动作轻柔规范,体现爱护患者的意识,操作结束后告知患者相关注意事项(1分)。

(2)着装整洁,仪表端庄,举止大方,语言文明,认真细致,表现出良好的职业素质(1分)。

32号题:

临床情景:李先生,46岁。呕血伴黑便3天。患乙型肝炎13年。诊断为门静脉高压症、食管胃底静脉曲张破裂出血。该患者现仰卧于病床上,生命体征尚平稳。

要求:请用三腔二囊管为患者(医学模拟人)止血。

考试时间:10分钟

评分标准(总分20分)

一、操作前准备(4分)

(1)戴帽子、口罩(头发、鼻孔不外露),洗手(口述)(1分)。

(2)物品准备:三腔二囊管、50ml注射器、血管钳3把、石蜡油、无菌纱布、沙袋或盐水瓶等(2分)。

(3)戴手套(0.5分),检查患者鼻腔,用湿棉签清洁鼻孔(0.5分)。

二、插胃管操作过程(11分)

(1)检查三腔二囊管有无漏气,充气后气囊是否偏移,并标记充气量(1分)。

(2)抽尽双囊中的气体,用血管钳夹闭(1分)。

(3)用石蜡油纱布或石蜡油棉球充分涂抹三腔二囊管(1分)。

(4)将前端自患者一侧鼻孔插入,到达咽部时嘱患者吞咽配合,插入至50~65cm,确定胃囊已在胃内(2分)。

(5)用注射器向胃囊注入空气150~200ml(或参照产品说明书),使胃囊充气,即用血管钳将此管腔夹闭(2分)。

(6)将三腔二囊管向外牵拉,末端系上牵引绳,再以0.5kg重的沙袋(或盐水瓶)通过固定于床架上的滑轮牵引(2分)。

(7)经观察仍未能止血者,再向食管囊内注入空气100~150ml(或参照产品说明书),随即夹闭此管腔(2分)。

(8)记录气囊充气压迫的开始时间(1分)。

三、提问(2分)

(1)使用三腔二囊管时为什么先在胃囊内注气?(1分)

答:胃囊内注气后牵拉可以控制胃底部的出血情况(0.5分),另外,可避免食管气囊充气滑脱,造成呼吸梗阻(0.5分)。

(2)患者首次应用三腔二囊管时,可以持续压迫多长时间?(1分)

答:首次可以持续压迫24小时。

四、职业素质(2分)

(1)操作前能以和蔼的态度告知患者操作的目的,取得患者的配合。操作时注意无菌观念,动作轻柔规范,体现爱护患者的意识,操作结束后告知患者相关注意事项(1分)。

(2)着装整洁,仪表端庄,举止大方,语言文明,认真细致,表现出良好的职业素质(1分)。

33(A)号题:

临床情景:李先生,68岁。因尿潴留入院,拟诊为前列腺肥大。需要为该患者导尿。

要求:请用普通导尿管为患者(医学模拟人)留置导尿。

考试时间:10分钟

评分标准(总分20分)(全过程中任何步骤违反无菌操作原则,一处扣2分)

一、操作前准备(3分)

(1)嘱患者取仰卧位(0.5分)

(2)戴帽子、口罩(头发、鼻孔不外露)、洗手(口述)、戴手套(1分)。

(3)用肥皂水棉球清洗患者阴茎及阴囊,需翻开包皮清洗(1.5分)

二、留置导尿操作过程(13分)

(1)用消毒棉球自尿道口向外旋转擦拭,消毒至阴茎根部及其周围,消毒2~3遍(2分)。

(2)更换无菌手套(1分)。

(3)铺洞巾,仅暴露阴茎(1分)。

(4)用无菌润滑油涂抹导尿管前端(1分),导尿管末端用血管钳夹闭,置于消毒弯盘中(1分)。

(5)无菌纱布裹住阴茎并提起,用消毒棉球再次擦拭尿道口(2分)。

(6)右手持镊子将导尿管慢慢插入尿道约20~22cm(2分),松开血管钳,见尿液流出(1分)。

(7)缓慢退出至无尿液流出时,再插入约2cm(1分)。

(8)用胶布固定导尿管于阴茎及周围皮肤上。导尿管末端接引流袋(1分)。

三、提问(2分)

(1)女性导尿时,要注意避免误入插入哪个部位?(1分)

答:要避免误入插入阴道。

(2)长期留置导尿的患者,如何训练保持膀胱的功能?(1分)

答:应间断夹闭导尿管,每3~4小时开放一次,保持膀胱充盈,训练膀胱功能。

四、职业素质(2分)

(1)操作前能以和蔼的态度告知患者留置导尿的目的,以便取得患者的配合。操作时注意无菌观念,动作轻柔规范,体现爱护患者的意识,操作结束后告知患者相关注意事项(1分)。

(2)着装整洁,仪表端庄,举止大方,语言文明,认真细致,表现出良好的职业素质(1分)。

33(B)号题:

临床情景:周先生,69岁。因尿潴留入院,拟诊为前列腺肥大。需要为该该患者导尿。

要求:请用 Folly 导尿管为患者(医学模拟人)留置导尿。

考试时间:10分钟

评分标准(总分20分)(全过程中任何步骤违反无菌操作原则,一处扣2分)

一、操作前准备(3分)
(1)嘱患者取仰卧位(0.5分)
(2)戴帽子、口罩(头发、鼻孔不外露),洗手(口述),戴手套(1分)。
(3)用肥皂水棉球清洗患者阴茎及阴囊,需翻开包皮清洗(1.5分)

二、留置导尿操作过程(13分)
(1)用消毒棉球自尿道口向外旋转擦拭,消毒至阴茎根部及其周围,消毒2~3遍(2分)。
(2)更换无菌手套(1分)。
(3)铺洞巾,仅暴露阴茎(1分)。
(4)用注射器检查导尿管囊是否漏气(1分)。
(5)用无菌润滑油涂抹导尿管前端(1分),导尿管末端用血管钳夹闭,置于消毒弯盘中(1分)。
(6)无菌纱布裹住阴茎并提起,用消毒棉球再次擦拭尿道口(1分)。
(7)右手持镊子将导尿管慢慢插入尿道约20~22cm,松开血管钳,见尿液流出(1分)。
(8)再插入导尿管7~10cm(保证球囊完整进入膀胱)(2分)。
(9)经导尿管侧管注入生理盐水15~20ml于球囊内(1分),缓慢向外牵引导尿管至遇到阻力时为止,导尿管末端接引流袋(1分)。

三、提问(2分)
(1)女性导尿时,要注意避免误入插入哪个部位?（1分）
答:要避免误插入阴道。
(2)长期留置导尿的患者,如何训练保持膀胱的功能?（1分）
答:应间断夹闭导尿管,每3~4小时开放一次,保持膀胱充盈,训练膀胱功能。

职业素质(2分)
(1)操作前能以和蔼的态度告知患者留置导尿的目的,以便取得患者的配合。操作时注意无菌观念,动作轻柔规范,体现爱护患者的意识,操作结束后告知患者相关注意事项(1分)。
(2)着装整洁,仪表端庄,举止大方,语言文明,认真细致,表现出良好的职业素质(1分)。

34(A)号题:

临床情景:张女士,48岁。车祸导致腰部损伤,伤后不能自行排尿。检查膀胱上极达脐,需要为该患者导尿。
要求:请用为患者(医学模拟人)留置导尿。
考试时间:10分钟
评分标准(总分20分)(全过程中任何步骤违反无菌操作原则,一处扣2分)

一、操作前准备(3分)
(1)患者取仰卧位,两腿屈膝外展,臀下垫油布或中单(0.5分)
(2)戴帽子、口罩(头发、鼻孔不外露),洗手(口述),戴手套(1分)。
(3)用肥皂水棉球常规清洗外阴(1.5分)。

二、留置导尿操作过程(13分)
(1)用消毒棉球消毒外阴2~3遍,先阴阜、两侧大小阴唇、尿道外口,最后肛门部,自上而下、由外及内消毒(2分)。
(2)更换无菌手套(1分),铺洞巾露出尿道口(1分)。

(3)用无菌润滑油涂抹导尿管前端(1分),导尿管末端用血管钳夹闭,置于消毒弯盘中(1分)。

(4)以左手拇指、示指翻开小阴唇暴露尿道口,由内而外、自上而下消毒尿道口和小阴唇(2分)。

(5)右手持镊子将导尿管慢慢插入尿道约6~8cm(2分),松开血管钳,见尿液流出(2分)。

(6)缓慢退出至无尿液流出时,再插入约2cm(1分)。

(7)用胶布固定导尿管于周围皮肤上。导尿管末端接引流袋(1分)。

三、提问(2分)
(1)长时间留置导尿管,需多长时间更换一次导尿管?(1分)
答:一般5~7天更换一次。
(2)男性导尿时,为什么要将阴茎提起?(1分)
答:为了减少前尿道弯曲弧度,便于导尿管插入。

四、职业素质(2分)
(1)操作前能以和蔼的态度告知患者留置导尿的目的,以便取得患者的配合。操作时注意无菌观念,动作轻柔规范,体现爱护患者的意识,操作结束后告知患者相关注意事项(1分)。
(2)着装整洁,仪表端庄,举止大方,语言文明,认真细致,表现出良好的职业素质(1分)。

34(B)号题:

临床情景:王女士,50岁。车祸导致腰部损伤,伤后不能自行排尿。检查膀胱上级达脐,需要为该患者导尿。
要求:请用Folly导尿管为患者(医学模拟人)留置导尿。
考试时间:10分钟
评分标准(总分20分)(全过程中任何步骤违反无菌操作原则,一处扣2分)

一、操作前准备(3分)
(1)患者取仰卧位,两腿屈膝外展,臀下垫油布或中单(0.5分)
(2)戴帽子、口罩(头发、鼻孔不外露),洗手(口述),戴手套(1分)。
(3)用肥皂水棉球常规清洗外阴(1.5分)。

二、留置导尿操作过程(13分)
(1)用消毒棉球消毒外阴2~3遍,先阴阜、两侧大小阴唇、尿道外口,最后肛门部,自上而下、由外及内消毒(2分)。
(2)更换无菌手套(1分),铺洞巾露出尿道口(1分)。
(3)用注射器检查导尿管囊是否漏气(1分)。
(4)用无菌润滑油涂抹导尿管前端(1分),导尿管末端用血管钳夹闭,置于消毒弯盘中(1分)。
(5)以左手拇指、示指翻开小阴唇暴露尿道口,由内而外、自上而下消毒尿道口和小阴唇(2分)。
(6)右手持镊子将导尿管慢慢插入尿道约6~8cm(2分),松开血管钳,见尿液流出(2分)。
(7)再插入导尿管7~10cm(保证球囊完整进入膀胱)(2分)。
(8)经导尿管侧管注入生理盐水15~20ml于球囊内(1分),缓慢向外牵引导尿管至遇到阻力时为止,导尿管末端接引流袋(1分)。

三、提问(2分)
(1)长时间留置导尿管,需多长时间更换一次导尿管?(1分)
答:一般5~7天更换一次。
(2)男性导尿时,为什么要将阴茎提起?(1分)
答:为了减少前尿道弯曲弧度,便于导尿管插入。

四、职业素质(2分)

(1)操作前能以和蔼的态度告知患者留置导尿的目的,以便取得患者的配合。操作时注意无菌观念,动作轻柔规范,体现爱护患者的意识,操作结束后告知患者相关注意事项(1分)。

(2)着装整洁,仪表端庄,举止大方,语言文明,认真细致,表现出良好的职业素质(1分)。

35号题:

临床情景:赵先生,80岁,咳嗽、咳痰25多年,加重伴发热、呼吸困难4天。诊断为慢性阻塞性肺疾病、肺部感染。为进一步了解病情,需做血气分析。

要求:请为患者(医学模拟人或模具)行股动脉穿刺采血。

考试时间:10分钟

评分标准(总分20分)(全过程中任何步骤违反无菌操作原则,一处扣2分)

一、操作前准备(5分)

(1)戴帽子、口罩(头发、鼻孔不外露),洗手(口述)(1分)。

(2)取仰卧位,穿刺侧下肢外展外旋位(1分)。

(3)用肝素生理盐水或枸橼酸钠生理盐水冲洗注射器(1分)。

(4)用消毒棉球在腹股沟区股动脉处由内向外消毒2遍(1分)。

(5)戴无菌手套(或左手手指消毒:用消毒棉球消毒左手示指、中指末端指节)(1分)。

二、动脉穿刺操作过程(11分)

(1)穿刺点定位:左手示指、中指在腹股沟区股动脉搏动明显处(腹股沟韧带中点下方)定位(2分)。

(2)右手持注射器,在两指间垂直刺入(2分)。见鲜红色血液直升入注射器(2分)。

(3)抽取需用量的动脉血(1分)。

(4)快速拔出注射器,立即插入软木塞或橡皮塞(2分)。

(5)压迫穿刺点至少5分钟(口述),穿刺点覆盖敷料、标本立即送检(2分)

三、提问(2分)

(1)抽动脉血行血气分析时,为什么穿刺后要立即将针头插入软木塞?(1分)

答:为了防止气体进入注射器,影响血气分析的结果。

(2)抽动脉血行血气分析前,为什么要使注射器肝素化?(1分)

答:为了防止血液凝固,影响血气分析的结果。

四、职业素质(2分)

(1)操作前能以和蔼的态度告知患者动脉穿刺的目的,以便取得患者的配合。操作时注意无菌观念,动作轻柔规范,体现爱护患者的意识,操作结束后告知患者相关注意事项(1分)。

(2)着装整洁,仪表端庄,举止大方,语言文明,认真细致,表现出良好的职业素质(1分)。

36号题:

临床情景:徐先生,42岁,膀胱癌准备手术治疗。术前检查。

要求:请为患者(医学模拟人或模具)行静脉采血检查。

考试时间:10分钟

评分标准(总分20分)(全过程中任何步骤违反无菌操作原则,一处扣2分)

一、操作前准备(5分)

(1)戴帽子、口罩(头发、鼻孔不外露),洗手(口述)(1分)。

(2)局部肢体放置妥当,暴露采血部位(1分)。

(3)在采血部位近心端用止血带(2分)。

(4)用消毒棉球对静脉穿刺区域由内向外消毒2遍(1分)。

二、静脉穿刺操作过程(11分)

(1)用左手固定好肢体及穿刺部位(2分)。

(2)右手持注射器,在预定穿刺点穿刺(2分)。穿刺针向静脉30°~45°角缓慢刺入(2分)。抽出暗红色血液(1分)。

(3)抽取需用量血液(1分)。

(4)左手放松止血带(2分)。

(5)迅速拔出穿刺针,用消毒棉球压迫穿刺点皮肤(2分).

(6)静脉血标本送检(1分)。

三、提问(2分)

(1)抽动脉血行血气分析前,为什么要使注射器肝素化?(1分)

答:为了防止血液凝固,影响血气分析的结果。

(2)肘部外伤大出血,止血带结扎的适当部位是哪里?(1分)

答:是上臂的上1/3处。

四、职业素质(2分)

(1)操作前能以和蔼的态度告知患者静脉穿刺的目的,以便取得患者的配合。操作时注意无菌观念,动作轻柔规范,体现爱护患者的意识,操作结束后告知患者相关注意事项(1分)。

(2)着装整洁,仪表端庄,举止大方,语言文明,认真细致,表现出良好的职业素质(1分)。

37号题:

临床情景:魏先生,45岁。胸闷半月,加重3天。检查发现右侧胸腔中等量积液,准备抽取胸水作进一步检查。

要求:请为患者(医学模拟人)行诊断性胸腔穿刺。

考试时间:10分钟

评分标准(总分20分)(全过程中任何步骤违反无菌操作原则,一处扣2分)

一、操作前准备(5分)

(1)戴帽子、口罩(头发、鼻孔不外露),洗手(口述)(1分)。

(2)患者取坐位,面向椅背,两前臂置于椅背上,前额伏于前臂上(1分)。

(3)选择常用的穿刺点之一并在体表定位(右侧肩胛下角线或腋后线第7~8肋间,腋中线第6~7肋间,腋前线第5肋间的下一肋骨上缘)(2分)。

(4)常规消毒皮肤:以穿刺点为中心消毒2遍,范围正确(1分)。

二、胸腔穿刺操作过程(11分)

(1)戴无菌手套(1分)。

(2)铺洞巾(1分)。

(3)用2%利多卡因自穿刺点皮肤至胸膜壁层进行逐层浸润麻醉(1分)。

(4)用血管钳夹闭与穿刺针座连接的橡皮管(1分),以左手示指与中指固定穿刺部位的皮肤(1分)。

(5)右手持穿刺针在局麻部位缓慢垂直进针,有突破感后让助手在橡皮管尾端接上注射器,松开血管钳,用血管钳协助固定穿刺针(2分),用注射器缓慢抽取积液(1分)。

(6)用注射器抽取适量胸腔积液留取标本后,嘱助手用血管钳夹闭橡皮管,考生拔出穿刺针,按压穿刺点(2分)。

(7)穿刺点消毒,无菌纱布覆盖,胶布固定,标本送检(1分)。

三、提问(2分)

气胸患者的穿刺点选什么部位?

答:患侧锁骨中线第 2 肋间(1分)或腋中线第 4~5 肋间(1分)。

四、职业素质(2分)

(1)操作前能以和蔼的态度告知患者胸腔穿刺的目的,取得患者的配合。告知患者操作过程中如果感到头晕、心慌或胸痛,应及时告诉操作者。操作时注意无菌观念,动作轻柔规范,体现爱护患者的意识,操作结束后告知患者相关注意事项(1分)。

(2)着装整洁,仪表端庄,举止大方,语言文明,认真细致,表现出良好的职业素质(1分)。

38 号题:

临床情景:全先生,肝硬化 23 年,腹水严重。

要求:请为患者(医学模拟人)行腹腔穿刺术。

考试时间:10 分钟

评分标准(总分 20 分)(全过程中任何步骤违反无菌操作原则,一处扣 2 分)

一、操作前准备(5分)

(1)戴帽子、口罩(头发、鼻孔不外露),洗手(口述)(1分)。

(2)患者取仰卧位或侧卧位(1分)。

(3)选择常用的穿刺点之一并在体表定位(仰卧位,左下腹部脐与髂前上棘中、外 1/3 交点,脐与耻骨联合连线中点上方 1 厘米,偏左偏右 1.5 厘米处;侧卧位:脐水平线与腋前线或腋中线交点)(2分)。

(4)常规消毒皮肤:以穿刺点为中心消毒 2 遍,范围正确(1分)。

二、腹腔穿刺操作过程(11分)

(1)戴无菌手套(1分)。

(2)铺洞巾(1分)。

(3)用 2% 利多卡因自穿刺点皮肤至腹膜壁层进行逐层浸润麻醉(1分)。

(4)穿刺针橡皮管末端用血管钳夹闭置于消毒盘中,左手固定穿刺部位皮肤,右手持穿刺针。经麻醉处垂直刺入皮肤后,以 45~60 度角斜刺入皮下 1~2cm,再呈垂直角度刺入腹腔,此时针尖抵抗感消失,连接无菌注射器,放开橡皮管末端的夹子(3分)。

(5)助手用血管钳固定针头,用注射器缓慢抽取积液(2分)。

(6)放液后,拔出穿刺针按压穿刺点(1分)。穿刺点消毒,无菌纱布覆盖,胶布固定(1分)。

(7)用腹带加压包扎腹部(1分)。

三、提问(2分)

腹腔大量放液时,如何操作才能避免腹水漏出和休克的发生?

答:穿刺时,进针要斜行。穿过腹壁各层时穿刺位置不同,可减少腹水漏出(1分);抽液不能过快,穿刺后应将预先置好的腹带束紧,以防内脏血管扩张引起休克(1分)。

四、职业素质(2分)

(1)操作前能以和蔼的态度告知患者操作的目的,取得患者的配合。告知患者操作过程中如果感到头晕、心慌或胸痛,应及时告诉操作者。操作时注意无菌观念,动作轻柔规范,体现爱护患者的意识,操作结束后告知患者相关注意事项(1分)。

(2)着装整洁,仪表端庄,举止大方,语言文明,认真细致,表现出良好的职业素质(1分)。

39 号题:

临床情景:患儿,男性,10 岁。头痛、发热 2 天,伴有喷射状呕吐。急诊室初步诊断为急性脑膜炎。需作脑脊液检查。
要求:请为患儿(医学模拟人)行腰椎穿刺并侧脑脊液压力。 考试时间:10 分钟 评分标准(总分 20 分)(全过程中任何步骤违反无菌操作原则,一处扣 2 分)

一、操作前准备(5 分)

(1)戴帽子、口罩(头发、鼻孔不外露),洗手(口述)(1 分)。

(2)模拟人侧卧于硬板床上,背部与床面垂直,头向前胸屈曲,两手抱膝紧贴腹部,使躯干呈弓形;或由助手在考生对面一手挽住模拟人头部,另手挽双下肢腘窝处并用力抱紧,使脊柱尽量后凸以增宽椎间隙,便于进针。(1 分)

(3)选择常用的穿刺点之一并在体表定位(一般以第 3～4 腰椎棘突间隙为穿刺点,即两侧髂后上棘最高点连线与后正中线的交会处,也可上移或下移一个腰椎间隙)(2 分)。

(4)常规消毒皮肤:以穿刺点为中心由内及外消毒 2 遍,范围正确(1 分)。

二、腰椎穿刺操作过程(11 分)

(1)戴无菌手套(1 分)。

(2)铺洞巾(1 分)。

(3)用 2%利多卡因自穿刺点皮肤至椎间韧带进行逐层浸润麻醉(1 分)。

(4)用左手固定穿刺点皮肤,右手持穿刺针以垂直背部或针尖稍斜向头部的方向缓慢刺入(2 分)。

(5)当感到穿刺阻力突然消失(即针头穿过韧带与硬脊膜),此时将针芯慢慢抽出,见有脑脊液流出(2 分)。

(6)测压与放液:接测压管测脑脊液压力并记录(1 分)。撤去测压管,用试管收集适量脑脊液送检(1 分)。

(7)收集脑脊液后将针芯插入,缓慢拔出穿刺针,按压穿刺点。消毒穿刺点,无菌纱布覆盖,胶布固定(1 分)。

(8)嘱患者去枕平卧 4～6 小时(1 分)。

三、提问(2 分)

腰椎穿刺时为什么让患者尽量抱膝使后背弯曲?
答:腰椎棘突之间的间隙扩大,利于穿刺。

四、职业素质(2 分)

(1)操作前能以和蔼的态度告知患者腰椎穿刺的目的,取得患者的配合。操作时注意无菌观念,动作轻柔规范,体现爱护患者的意识,操作结束后告知患者相关注意事项(1 分)。

(2)着装整洁,仪表端庄,举止大方,语言文明,认真细致,表现出良好的职业素质(1 分)。

40 号题:

临床情景:刘先生,30 岁,发热,胸骨下端压痛一年,为进一步诊断,准备给与骨髓检查。
要求:请为患者(医学模拟人)行骨髓穿刺。 考试时间:10 分钟 评分标准(总分 20 分)(全过程中任何步骤违反无菌操作原则,一处扣 2 分)

一、操作前准备(5 分)

(1)戴帽子、口罩(头发、鼻孔不外露),洗手(口述)(1 分)。

(2)患者取仰卧位或侧卧位(1 分)。

(3)选择常用的穿刺点之一,并在体表定位,选择穿刺点髂后上棘(患者俯卧位骶椎两侧,臀部上方最突出的部位)、髂前上棘穿刺点(患者仰卧位,髂前上棘后 1～2cm)、胸骨穿刺点(患者仰卧位,前正中线第 2 肋间水平)(2 分)。

(4)常规消毒皮肤:以穿刺点为中心由内及外消毒2遍,范围正确(1分)。

二、骨髓穿刺及涂片操作过程(11分)

(1)戴无菌手套(1分)。

(2)铺洞巾(1分)。

(3)用2%利多卡因自穿刺点皮肤至骨膜进行逐层浸润麻醉(1分)。

(4)将骨髓穿刺针固定器固定在适当的长度上(调节髂骨穿刺约1.5cm,胸骨穿刺1.0cm)用左手的拇指和示指固定穿刺部位(1分)。

(5)以右手持针向骨面垂直刺入,当针尖接触骨质时,沿着针体长轴左右旋转,缓慢刺入骨质,直至穿刺针阻力消失,且穿刺针已固定在骨内,提示已经进入骨髓腔(2分)。

(6)拔出针芯,放于无菌盘内;接上干燥的10ml或20ml注射器,用适当力量抽吸0.1~0.2ml骨髓液(2分)。

(7)将抽取的骨髓液滴于载玻片上,迅速涂片2~3张(1分)。

(8)抽吸完毕,将针芯重新插入;将穿刺针同针芯一起拔出按压穿刺点1~2分钟(1分),消毒穿刺点,无菌纱布覆盖,胶布固定(1分)。

三、提问(2分)

骨髓穿刺检查是否需要同时做一个凝血检查?为什么?

答:需要做凝血检查(1分),目的是排除病人有血友病(血友病是严禁骨穿)(1分)。

四、职业素质(2分)

(1)操作前能以和蔼的态度告知患者骨髓穿刺的目的,取得患者的配合。操作时注意无菌观念,动作轻柔规范,体现爱护患者的意识,操作结束后告知患者相关注意事项(1分)。

(2)着装整洁,仪表端庄,举止大方,语言文明,认真细致,表现出良好的职业素质(1分)。

41号题:

临床情景:王先生,51岁。从建筑脚手架(离地面约3.5米)上跌落,臀部着地,腰部剧痛,站立及翻身困难。怀疑其腰椎受到损伤,需要送到医院进一步诊断治疗。

要求:请为患者(医学模拟人)搬运并固定至担架上。

考试时间:10分钟

评分标准(总分20分)

一、操作前准备(3分)

(1)检测患者生命体征(口述)(2分)。

(2)现场选择搬运用具:准备硬质担架搬运(1分)。

二、搬运、固定操作过程(整个过程中考生应主动指挥,考官给与搬运配合)(13分)

(1)搬运时保持患者脊柱伸直位(不能屈曲或扭转)(2分)。

(2)三人(或四人)站在患者同一侧(2分)。

(3)搬运时的数人同时用力(2分)。

(4)施以平托法使者平稳移到担架上(3分)(禁用搂抱或一人抬头、一人抬足的搬运方法,若发现此种情况以上四项均不能得分。)

(5)固定:用带子将患者固定在担架上(一般用4条带子:胸、上臂水平,腰、前臂水平,大腿水平,小腿水平,各1条带子将患者绑在担架上)(4分,每根带子固定正确得1分)。

三、提问(2分)

(1)搬运颈椎损伤患者的头部时应该注意什么?(1分)

答:需要有一人专门托头部,并沿纵轴向上略加牵引。

(2)为什么要用硬板搬运脊柱损伤的患者?(1分)

答:脊柱损伤的患者在搬运过程中不能使脊柱弯曲和扭动,所以必须用硬板搬运。

四、职业素质(2分)

搬运前能以和蔼的态度告知患者搬运、固定的目的,取得患者的配合,缓解焦虑紧张情绪。搬运时动作轻柔规范,体现爱护患者的意识。固定结束后告知患者相关注意事项(1分)。

着装整洁,仪表端庄,举止大方,语言文明,认真细致,表现出良好的职业素质(1分)。

42 号题:

临床情景:王先生,26岁。在车祸中受伤,现场急救人员初步诊断为右小腿开放性骨折,伤口未见活动性出血。

要求:请为患者(医学模拟人)行现场伤口包扎并用夹板行骨折外固定。

考试时间:10分钟

评分标准(总分20分)

一、操作前准备(4分)

(1)检测患者生命体征(口述)(2分)。

(2)检查患肢:暴露右小腿,了解伤口及右下肢有无畸形和反常活动等情况(2分)。

二、伤口包扎及夹板外固定操作过程(12分)

(1)充分暴露伤口,除去伤口周围污物(2分)。

(2)伤口处覆盖无菌纱布或棉垫并包扎(2分)。

(3)选用2块夹板,其长度超过膝关节及踝关节,置于右小腿外侧和内侧(2分)。

(4)固定前用毛巾等软物铺垫在夹板与肢体间(2分)

(5)夹板上端固定至大腿,下端固定至踝关节及足底(2分),绷带捆扎,松紧度以绷带上下可移动1cm为宜(2分)。

三、提问(2分)

(1)四肢骨折现场急救外固定的目的是什么?(1分)

答:主要是对骨折临时固定,防止骨折断端活动刺伤血管、神经等周围组织造成继发性损伤(0.5分),并减少疼痛,便于抢救和搬运(0.5分)。

(2)考虑为静脉出血时,应该在患肢的何处应用止血带?(1分)

答:应该在出血灶的远端应用止血带。

职业素质(2分)

(1)操作前能以和蔼的态度告知患者包扎固定的目的,取得患者的配合,缓解焦虑紧张情绪。操作时动作轻柔规范,体现爱护患者的意识。操作结束后告知患者相关注意事项(1分)。

(2)着装整洁,仪表端庄,举止大方,语言文明,认真细致,表现出良好的职业素质(1分)。